国家出版基金项目
NATIONAL PUBLICATION FOUNDATION

平乐正骨系列丛书

总主编 郭艳幸 杜天信

李沛 郭珈宜 主编

平乐正骨诊断学

⑤

PINGLE GUO'S
ORTHOPAEDIC

中国中医药出版社
·北京·

图书在版编目（CIP）数据

平乐正骨诊断学 / 李沛，郭珈宜主编 . — 北京：中国中医药出版社，2018.12
（平乐正骨系列丛书）

ISBN 978 – 7 – 5132 – 5119 – 8

Ⅰ . ①平… Ⅱ . ①李… ②郭… Ⅲ . ①正骨手法 Ⅳ . ① R274.2

中国版本图书馆 CIP 数据核字（2018）第 162761 号

中国中医药出版社出版

北京市朝阳区北三环东路 28 号易亨大厦 16 层

邮政编码 100013

传真 010-64405750

保定市中画美凯印刷有限公司印刷

各地新华书店经销

开本 787 × 1092 1/16 印张 17 彩插 5.25 字数 444 千字

2018 年 12 月第 1 版 2018 年 12 月第 1 次印刷

书号 ISBN 978 – 7 – 5132 – 5119 – 8

定价 149.00 元

网址 www.cptcm.com

社 长 热 线 010-64405720

购 书 热 线 010-89535836

维 权 打 假 010-64405753

微信服务号 **zgzyycbs**

微商城网址 **https://kdt.im/LIdUGr**

官 方 微 博 **http://e.weibo.com/cptcm**

天猫旗舰店网址 **https://zgzyycbs.tmall.com**

如有印装质量问题请与本社出版部联系（010-64405510）

《平乐正骨诊断学》编委会

主　编　李　沛　郭珈宜

副主编　郭会卿　杜旭召　李　真　孙贵香
　　　　刘玉珂　刘尚才　崔宏勋　李　峰
　　　　杨　磊

编　委　孙贵香　刘玉珂　刘尚才　李　沛
　　　　李　真　李　峰　杜旭召　沈素红
　　　　肖碧跃　郭珈宜　郭会卿　郭建刚
　　　　杨　磊　杨生民　崔宏勋　易亚乔
　　　　赵庆安　胡　梅　唐军平　程真真

主　审　杨生民

正骨医学瑰宝 造福社会民生（陈序）

平乐郭氏正骨，享誉海内外，是我国中医正骨学科的光辉榜样，救治了大量骨伤患者，功德无量，是我国中医药界的骄傲。追溯平乐正骨脉络，实源于清代嘉庆年间，世代相传，医术精湛，医德高尚，励学育人，服务社会，迄今已有 220 余年历史。中华人民共和国成立以后，平乐正骨第五代传人高云峰先生将其家传秘方及医理技术传于天下，著书立说，服务民众。在先生的引领下，1958 年创建河南省平乐正骨学院，打破以往中医骨伤靠门内传授之模式，中医骨伤医疗技术首次作为一门学科进入大学及科学研究部门之殿堂，学子遍布祖国各地，形成平乐正骨系统科学理论与实践体系，在推动中医骨伤学科的传承与发展方面做出了重大的贡献。以平乐正骨第六代传人、著名骨伤科专家郭维淮教授为代表的平乐正骨人，更是不断创新、发展和完善，使"平乐正骨"进一步成为以理论架构完整、学术内涵丰富、诊疗经验独特、治疗效果显著等为优势的中医骨伤科重要的学术流派，确立其在中医骨伤科界的重要学术地位。由于平乐郭氏正骨的历史性贡献与影响，"平乐郭氏正骨法"于 2008 年 6 月被国务院列入国家第一批非物质文化遗产保护名录；2012 年，"平乐郭氏正骨流派"被国家中医药管理局批准为国家第一批中医学术流派传承工作室建设单位。

《平乐正骨系列丛书》从介绍平乐正骨的历史渊源、流派传承等发展经历入手，分别论述了平乐正骨理论体系、学术思想、学术特色及诊疗特色，包括伤科"七原则""六方法"，平乐正骨固定法、药物疗法、功能锻炼法等。此外，还生动论述了平乐正骨防治结合的养骨法、药膳法，以及平衡思想等新理念、新思路和新方法，囊括了平乐正骨骨伤科疾病护理法及诊疗规范，自成一体，独具特色。从传统的平乐正骨治伤经典入手，由点及面，把平乐正骨的预防规范、诊疗规范、护理规范、康复规范等立体而全面地呈献给社会，极具实用性及科学性。该书集我国著名的骨伤科学术流派——平乐正骨之大成，临床资料翔实、丰富、可靠，汇聚了几代平乐正骨人的心血，弥足珍贵。

该书系从预防入手，防治结合，宗气血之总纲，守平衡之大法，一些可贵的理论或理念第一次呈献给大家，进一步丰富、发展了平乐正骨理论体系，集理、法、方、药于一体，具有较强的系统性、创新性、实用性和科学性，丰富和完善了中医骨伤疾病诊疗体系，体现了平乐正骨中西并重、兼收并蓄、与时俱进的时代性和先进性。该书既可供同行参考学习，寓教于学，也可作为本学科的优秀教材。

随着世界医学的发展、人类疾病谱的变化，以及医学科学技术的进步，人们更加关注心理因素和社会因素对于疾病的影响，更加关注单纯医疗模式向"医疗、保健、预防"综合服务模式的转变。在为人民健康服务的过程中，平乐正骨始终坚持以患者需求为本，疗效为先，紧紧围绕健康需求，不断探索、创新与发展。今天，以杜天信院长及平乐正骨第七代传人郭艳幸教授为代表的平乐正骨人，秉承慎、廉、诚之医道医德，弘扬严谨勤勉之学风，继承发扬，严谨求实，博采众长，大胆创新，在总结、继承、更新以往学术理论和临床经验的基础上，对平乐正骨进行了更深层次的挖掘、创新，使得平乐正骨从理论到实践都进一步取得了重大突破。

纵观此系列丛书，内涵丰富，结构严谨，重点突出，实用性强，体现了"古为今用，西为中用"和中医药学辨证论治的特点，可以为中医骨伤科学提供重要文献，为临床医师提供骨伤科临床诊疗技术操作指南，为管理部门提供医疗质量管理的范例与方法，为从业者提供理论参考标准和规范，为人民大众提供防治疾病与养生的重要指导。

我深信此套丛书的出版，必将对中医骨伤科学乃至中医药学整体学术的继承与发展，做出新的贡献，是以为序。

陈可冀

中国科学院资深院士

中国中医科学院首席研究员

2018 年元月于北京西苑

继往开来绽新花（韦序）

受平乐郭氏正骨第7代传人、国家级非物质文化遗产项目中医正骨疗法（平乐郭氏正骨法）代表性传承人郭艳幸主任医师之邀，为其及杜天信教授为总主编的《平乐正骨系列丛书》做序，不由得使我想到了我的母校——河南平乐正骨学院，如果不是受三年自然灾害影响，今年就是她的"花甲之年"。

1955年冬天，平乐郭氏正骨第5代传人高云峰先生到北京参加全国政协会议，当毛泽东主席见到高云峰时，指着自己的胳膊向她说："就是这里折了，你能接起来吗？现在公开了，要好好培养徒弟，好好为人民服务！"毛主席的教导，给予高云峰先生多么大的鼓舞啊。她回到洛阳孟津平乐家中，不久就参加了工作，立下了要带好徒弟，使祖传平乐郭氏正骨技术惠及更多患者的决心。

在党和政府的关怀、支持下，于1956年9月成立了河南省平乐正骨医院（河南省洛阳正骨医院的前身），这是我国最早的一家中医骨伤专科医院，高云峰先生为首任院长。平乐郭氏正骨也因其技术优势与特色在全国产生了巨大影响，《河南日报》《健康报》《人民日报》为此做了相继报道，平乐郭氏正骨医术被誉为祖国医学宝库中的珍珠（见1959年10月17日《健康报》）。

1958年，为进一步满足广大人民群众对医疗保健事业日益增长的需求，把中医正骨医术提高到新的水平，经国家教育部和河南省政府有关部门批准，在平乐正骨医院的基础上，由高云峰先生主持成立了我的母校河南平乐正骨学院——全国第一所中医骨科大学，高云峰先生任院长。平乐正骨学院的成立，开辟了中医骨伤现代教育的先河，为中医骨伤科掀开了光辉灿烂的历史篇章，使中医骨伤由专有技术步入了科学的殿堂。高云峰先生是我国中医骨伤高等教育当之无愧的开拓者和奠基人。新中国成立后，中医骨伤的骨干力量由此源源不断地输送到祖国各地，成为各省公立医院骨伤科或学院骨伤系的创始人及学术带头人。因此，河南平乐正骨学院被学术界誉为中医骨伤的"黄埔军校"。同时，在学术界还有"平乐正骨半天下"的美誉。

1960 年 9 月上旬，我第一次乘火车，在经过两天两夜的旅程后，来到了位于洛阳市白马寺附近的河南平乐正骨学院，被分在本科甲二班，这个班虽然仅有 19 名学生，却是来自国内 14 个省、市、自治区的考生或保送生。日月如梭，50 多年前的那段珍贵的经历令我终生难忘，我带着中医骨伤事业的梦想从平乐正骨学院启航，直到如今荣获"国医大师"殊荣。

经过几代平乐正骨人的不懈努力，平乐正骨弟子遍及海内外，在世界各地生根、发芽、开花、结果，为无数患者带来福祉。如今的平乐正骨流派已成为枝繁叶茂的全国最大最具影响力的学术流派之一，河南省洛阳正骨医院也已成为一所集医疗、教学、科研、产业、康复、文化于一体的具有 3000 多张床位的三级甲等省级中医骨伤专科医院。站在新时代的起点，发展和创新平乐正骨、恢复高等教育是新一代平乐正骨人的肩负使命，也是我和其他获得平乐郭氏正骨"阳光雨露"者的梦想和愿望。

《平乐正骨系列丛书》共约 700 余万字，含 18 个分册，包含《平乐正骨发展简史》《平乐正骨史话》《平乐正骨基础理论》《平乐正骨平衡学》《平乐正骨常见病诊疗规范》《平乐正骨诊断学》《平乐正骨影像学》《平乐正骨骨伤学》《平乐正骨筋伤学》《平乐正骨骨病学》《平乐正骨手法学》《平乐正骨外固定法》《平乐正骨药物治疗学》《平乐正骨养骨学》《平乐正骨康复药膳》《平乐正骨康复法》《平乐正骨护理法》《平乐正骨骨伤常见疾病健康教育》等，是对 220 余年平乐正骨发展成果与临床经验的客观总结，具有鲜明的科学性、时代性和实用性。此套丛书图文并茂，特色突出，从平乐正骨学术思想到临床应用等，具体翔实地介绍了平乐正骨的诊疗方法和诊疗特色。平乐正骨有高等院校教育的过去和今天的辉煌，将来也必然能使这段光荣的历史发扬光大，结出累累硕果。《平乐正骨系列丛书》是中医骨伤从业者难得的一套好书，也是中医骨伤教学的好书，特别适用于高等医药院校各层次的本科生、研究生阅读。

特为此序！

韦贵康

国医大师

世界手法医学联合会主席

广西中医药大学终身教授

2018 年 6 月

百年正骨　承古拓新（孙序）

　　在河洛文化的发祥地、十三朝古都洛阳，这块有着厚重历史文化底蕴的沃土上，孕育成长着一株杏林奇葩，这就是有着 220 余年历史、享誉中外的平乐郭氏正骨。自郭祥泰于清嘉庆元年（1796）在平乐村创立平乐正骨以来，其后人秉承祖训，致力于家学的发展与创新，医术名闻一方。1956 年，平乐正骨第五代传人高云峰女士，在毛泽东主席的亲切勉励下，带领众弟子创办了洛阳专区正骨医院，1958 年创建平乐正骨学院，1959 年创建平乐正骨研究所，并自制药物为广大患者服务，使平乐正骨于 20 世纪 50 年代末即实现了医、教、研、产一体化，学子遍及华夏及亚、欧、美洲等地区和国家，成为当地学科的带头人和骨干力量，平乐正骨医术随之载誉国内外，实现了由医家向中医著名学术流派的完美转型。平乐郭氏正骨第六代传人郭维淮，作为首届国家级非物质文化遗产传承人，带领平乐正骨人，将平乐郭氏正骨传统医术与现代科学技术结合，走创新发展之路，使平乐郭氏正骨以特色鲜明、内涵丰富、理论系统、疗效独特等为优势，为"平乐正骨"理论体系的形成奠定了坚实的基础，为中医骨伤科学的发展做出了重要贡献。

　　《平乐正骨系列丛书》全面介绍了国家非物质文化遗产——平乐郭氏正骨的内容，全方位展现了平乐正骨的学术思想和特色。丛书包含 18 个分册，从介绍平乐正骨的历史渊源、流派传承等情况入手，分别论述了平乐正骨学术思想、学术特色、理论体系及诊疗特色，尤其是近年理论与方法的创新，如"平衡思想""七原则""六方法"等。丛书集 220 余年平乐正骨学术之精华，除骨伤、骨病、筋伤等诊疗系列外，还涵盖了平乐正骨发展史、基础理论、平衡学、正骨手法、固定法、康复法、护理法等，尤其是体现平乐郭氏正骨防治结合思想的养骨法、药膳法和健康教育等，具有鲜明的时代特点，符合现代医学的预防－医学－社会－心理之新医学模式，为广大患者带来了福音。

　　统观此丛书，博涉知病、多诊识脉、屡用达药，继承我国传统中医骨伤科学之精华，结合现代医学之先进理念，承古拓新，内容丰富，实用性强，对骨伤医生及研究者有很好的指导作用。全书自成一体，独具特色，是一套难能可贵的好书。

《平乐正骨系列丛书》由洛阳正骨医院、郑州骨科医院、深圳平乐骨伤科医院等平乐正骨主要基地的百余名专家共同撰著，参编专家均为长期工作在医、教、研一线，临床经验丰富的平乐正骨人；临床资料翔实、丰富、可靠，汇聚了几代平乐正骨人的心血，弥足珍贵。

叹正骨医术之精妙，殊未逊于西人，虽器械之用未备，而手法四诊之法既精，则亦足以赅括之矣。愿此书泽被百姓，惠及后世。

中华中医药学会副会长

中华中医药学会骨伤专业委员会主任委员

中国中医科学院首席专家

2018 年 3 月

施 序

    "平乐正骨"是我国中医骨伤学科著名流派之一，被列为国家级非物质文化遗产，发祥于我国河南省洛阳市孟津县平乐村，先祖郭祥泰自清代创始迄今已历七代，相传220余年，被民众誉为"大国医""神医"，翘楚中华，饮誉海内外。中医药学是一个伟大宝库，积聚了历代医家深邃的创新智慧、理论发明和丰富的临证经验。在如此灿若星河的中医药发展历史画卷中，"平乐正骨"俨然是一颗熠熠生辉的明珠。"洛阳春色擅中州，檀晕鞓红总胜流。"近220余年来，西学东进，加之列强欺凌，包括中医药在内的我国优秀民族传统文化屡遭打压。然而，"平乐正骨"面对腥风血雨依然挺立，诚为奇葩。我国中医骨伤同道在引以为傲的同时每每发之深省，激励今日之前行。

    "平乐正骨"自先祖郭祥泰始，后经郭树楷、郭树信相传不辍，代有建树，遂形成"人和堂""益元堂"两大支系。郭氏家族素以"大医精诚"自励，崇尚"医乃仁术"之宗旨，坚持德高济世、术优惠民为己任之价值取向和行为规范，弘扬"咬定青山不放松，立根原在破岩中。千磨万击还坚劲，任尔东西南北风"的创业精神，起废除伤、病愈膏肓、妙手回春等众多轶事传闻誉溢乡里域外，不绝于耳。"平乐正骨"植根民众，形成"南星""北斗"之盛况经久不衰。中华人民共和国成立后的60多年来，在中国共产党的中医政策指引下，更是蓬勃发展。在第五代传人高云峰女士和第六代传人郭维淮教授的推进下日臻完善，先后建立了公立洛阳正骨医院、平乐正骨学院、河南省平乐正骨研究所。河南省洛阳正骨医院以三级甲等医院的规模和医疗品质，每年吸引省内外乃至海外数以百万计的骨伤患者，为提升医院综合服务能力，他们积极开展中西医结合诊疗建设，不断扩大中医骨伤治疗范围和疗效水平。平乐正骨学院及以后的培训班为国家培育了数千名优秀骨伤高级人才，时至今日，他们中的大多数已成为我国中医骨伤科事业的学科带头人、领军人才或著名学者。改革开放以来，在总结临床经验的同时，引入现代科技和研究方法，河南省洛阳正骨研究所获得多项省和国家重大项目资助，也获得多项省和国家科技奖项，在诸多方面为我国当代中医骨伤事业发展做出了重大贡献，河南省洛阳正骨医院也被国家列为部级重点专科和全国四大基地之一。"天行健，君子以自强不息"，郭氏门人始终在逆境中搏击，在成功中开拓。以"平乐正骨"为品牌的洛阳正骨医院，在高云峰等历届院长的带领下，成功地将"平乐正骨"由民间医术转向中医现代化的诊疗体系，由传统医技转向科技创新的高端平台，由单纯口授身传的师承育人模式转向现代学校教育制度的我国高等中医骨伤人才培养的摇篮，从而实现了难能可贵的历史跨越。中医药事业的发展应以"机构建设为基础，人才培养为关键，学术发展为根本，科学管理为保障"，这是20世纪80年代国家中医药管理局向全国提出的指导方针，河南省洛阳正骨医院的实践和成功无疑证实了其正确性，而且是一个先进的范例。

牡丹为我国特产名贵花卉，唐盛于长安，至宋已有"洛阳牡丹甲天下"之说，世颂为"花王"。刘禹锡《赏牡丹》诗曰："庭前芍药妖无格，池上芙蕖净少情。唯有牡丹真国色，花开时节动京城。""平乐正骨"正是我国中医药百花园中一株盛开不衰的灿烂花朵，谨借此诗为之欢呼！

继承创新是中医药事业振兴的永恒主题。在流派的整理与传承中，继承是前提、是基础。"平乐正骨"以光辉灿烂的传统文化为底蕴，有着丰富的学术内涵和独具特色的临证经验。其崇尚"平衡为纲，整体辨证，筋骨并重，内外兼治，动静互补"的学术思想，不仅是数代郭氏传人的经验总结，而且也充分反映了其哲学智慧，从整体上阐明了中医药特色优势在"平乐正骨"防治疾病中的运用。整体辨证是中医学的基本观点，强调人与自然的统一，人自身也是一个统一的整体。中医学理论体系的形成渊薮于中国古典哲学，现代意义上的"自然"来自拉丁语Nature（被生育、被创造者），最初含义是指独立存在，是一种本能地在事物中起作用的力量。中国文人的自然观远在春秋时期即已形成，闪烁着哲学睿智。《道德经》曰："人法地，地法天，天法道，道法自然。"后人阮籍曰："道即自然。"《老子》还强调"柔弱胜刚强""天下莫柔弱于水，而攻坚强者莫之能胜，以其无以易之。弱之胜强，柔之胜刚，天下莫不知，莫能行"。相传出于孔子之手的《周易大传》提出刚柔的全面观点，认为"刚柔者，昼夜之象也""君子知微知彰，知柔知刚，万夫之望""刚柔相推而生变化""一阴一阳之谓道"。《素问·阴阳应象大论》进一步明确提出："阴阳者，天地之道也；万物之纲纪，变化之父母，生杀之本始，神明之府也。"天人相应的理念，加之四诊八纲观察分析疾病的中医学独有方法，不仅使整体辨证有可能实施，而且彰显了其优势。"平乐正骨"将这些深厚的哲理与骨伤临床结合，充分显示其文化底蕴和中医学的理论造诣。"骨为干，肉为墙"，无论从生理或病理角度，中医学总是将筋骨密切联系，宗筋束骨，在运动中筋骨是一个统一的整体，只有在动静力平衡的状态下才能达到最佳功能。"肝主筋""肾主骨""脾主肌肉"，"平乐正骨"提出的"筋骨并重，内外兼治"正是其学术思想的灵活应用。在我看来，"动静互补"比"动静结合"有着更显明的理论特征和实用价值。在骨伤疾病的防治中，动和静各有其正面和负面的作用，因而要发挥各自的正能量以避免消极影响，这样便需要以互补为目的形成两相结合的科学方法，如果违背了这一目的，动和静失去量的限制，结合仅是一种形式，甚至不利于损伤的修复。科学的思维，其延续往往不受光阴的限制，甚至有异曲同工之妙。现代研究证实，骨膜中的骨祖细胞对骨折愈合起着重要作用，肌肉是仅次于骨膜最接近骨表面的软组织，适当的肌肉收缩应力可以促进骨的发育和损伤愈合，肌肉中的丰富血管为骨提供了营养供应，肌肉的异常（包括功能异常）也会影响骨量和骨质。临床研究表明，即使不剥离骨膜，肌肉横断损伤也会延迟骨折愈合。因此，除骨膜和骨髓间充质的干细胞外，肌肉成为影响骨折愈合的又一重要组织，其中肌肉微环境的改变则是研究的重要方面。220 多年前的"平乐正骨"已在实践中体现了这种思维，并探索其规律。

基于上述的理论和实践，"平乐正骨"形成了一整套独具特色的诊疗方法，包括手法、内外药物治疗、练功导引等，将骨伤疾病的防治、康复、养生一体化。早在 20 世纪 50 年代，高云峰、郭维淮等前辈已将众多家传秘方和技术公诸于世。"平乐正骨"手到病除的技艺来自于郭氏历代传人的精心研究和积累，也与其注重学术交流、博采众长密切相关。"平乐正骨"的发源地也是少林寺伤科的发祥地。相传北魏孝文帝（495）时，少林寺始建于河南登封市北少室山五乳峰下。印度佛教徒菩提达摩曾在该寺面壁 9 年，传有"达摩十八手""心意拳"等。隋末少林寺僧助秦王李世民有功受封，寺院得到发展，逐渐形成与武术相结合的伤科技法，称为"少林寺武术伤科"，在唐代军营中推广应用，少林寺秘传内外损伤方亦得以流传。作为文化渊源，对"平乐正骨"不无影响。

洛阳之称首见于《战国策·苏秦以连横说秦》。早在距今六七千年前，该地区已发展到母系氏族繁荣阶段，著名的仰韶文化即发现于此。自周以来相继千年，成为中原地区历史上重要的政治、文化、经济、商贸、科技中心。在我国历史上有着重要地位的大批经典名著、科技发明多发迹于此。如《说文解字》《汉书》《白虎通义》《三国志》《博物志》《水经注》《新唐书》《资治通鉴》，以及"蔡侯纸""龙门石窟""唐三彩"等均为光灿千古之遗存。此外，如"建安七子"、三曹父子、"竹林七贤"、"金谷二十四友"、李白杜甫相会、程氏兄弟理学宣讲，以及白居易以香山居士自号，晚年居洛城 18 年等群贤毕至、人才荟萃。唐·卢照邻曾曰："洛阳富才雄。"北宋·司马光有诗曰："若问古今兴废事，请君只看洛阳城。"在如此人文资源丰富的地域诞生"德才兼高、方技超群"的"平乐正骨"应是历史的必然。以"平乐正骨"第七代传人杜天信教授、郭艳幸教授为首的团队肩负历史责任和时代使命，率领河南省洛阳正骨医院和河南省正骨研究院，在继承、创新、现代化、国际化的大道上快速发展，为我国中医骨伤学科建设和全面拓展提供了宝贵经验，做出了重大贡献，他们不负众望，成为"平乐正骨"的后继者、兴旺的新一代。汇积多年经验，经过认真谋划，杜天信教授、郭艳幸教授主编的《平乐正骨系列丛书》共 18 册即将出版，该套书图文并茂，洋洋大观，可敬可贺。当年西晋大文豪左思移居洛阳，筹构 10 年，遂著《三都赋》而轰动京城，转相录抄以致难觅一纸，遂有"洛阳纸贵"之典故脍炙人口，千年相传。本书问世，亦当赞誉有加，再现"洛阳纸贵"，为世人目睹"平乐正骨"百年光彩而呈献宝鉴。

不揣才疏，斯为序。

中医药高校教学名师
上海中医药大学脊柱病研究所名誉所长、终身教授
中华中医药学会骨伤分会名誉主任委员
乙未夏月

总前言

发源于河洛大地的平乐郭氏正骨医术是中医药学伟大宝库中的一颗明珠，起源于 1796 年，经过 220 余年的发展，平乐正骨以其特色鲜明、内涵丰富、理论系统、疗效独特、技术领先的优势及其所秉承的"医者父母心"的医德、医风，受到海内外学术界的广泛关注，并成为国内业界所公认的骨伤科重要学术流派。2008 年 6 月，平乐郭氏正骨法被载入国务院公布的第二批国家级非物质文化遗产名录和第一批国家级非物质文化遗产扩展项目名录。平乐正骨理论体系完整，并随着时代进步和科学发展而不断丰富，其整体性体现在理、法、方、药各具特色，诊、疗、养、护自成体系等方面。但从时代发展和科学进步的角度看，平乐正骨理论一方面需要系统总结与提炼，进一步规范化、系统化，删繁就简；另一方面需要创新与发展，突出其实用性及科学性。在国家大力倡导发展中医药事业的背景下，总结和全面展示平乐正骨这一宝贵的非物质文化遗产，使其造福更多患者，《平乐正骨系列丛书》应运而生。

发掘与继承、发展与创新是平乐正骨理论的显著特征。平乐正骨在中医及中西医结合治疗骨伤科疑难疾患方面，形成了自己的学术特色。其学术特征主要表现为"平衡为纲、整体辨证、筋骨并重、内外兼治、动静互补、防治结合、医患合作"七原则和"诊断方法、治伤手法、固定方法、药物疗法、功能疗法、养骨方法"六方法及"破瘀、活血、补气"等用药原则。这些原则和方法是平乐正骨的"法"和"纲"，指导着平乐正骨的临床研究与实践，为众多患者解除了痛苦。在不断传承发展过程中，平乐正骨理论体系更加系统、完善。

在新的医学模式背景下，平乐正骨的传承者重视生物、心理、社会因素对人体健康和疾病的综合作用和影响，从生物学和社会学多方面来理解人的生命，认识人的健康和疾病，探寻健康与疾病及其相互转化的机制，以及预防、诊断、治疗、康复的方法。作者结合中医养生理论及祖国传统文化，审视现代人生活、疾病变化特点，根据人类生、长、壮、老、已的规律，探索人类健康与疾病的本质，不断提高平乐正骨对筋骨系统的健康与疾病及其预防和治疗的理性认识水平，提出了平乐正骨的平衡思想，并将平乐正骨原"三原则""四方法"承扬和发展为"七原则""六方法"，形成了平乐正骨理论体系的基本构架。

作为平乐正骨医术的传承主体，河南省洛阳正骨医院（河南省骨科医院）及平乐正骨的传承者在挖掘、继承、创新平乐郭氏正骨医术的基础上，采取临床研究与基础研究相结合的方法，通过挖掘、创新平乐正骨医术及理论，并对现有临床实践及科学技术进行提炼总结、研究汇总，整理成《平乐正骨系列丛书》，包含 18 个分册，全面介绍国家级非物质文化遗产——平乐郭氏正骨法的内容，全方位展现平乐正骨的学术思想、学术特色，集中体现平乐正骨的学术价值及其研究进展，集 220 余年尤其是近 70 年的理论与实践研究之精粹，以期更好地造福众患，提携后学，为骨伤学科的发展及现代化尽绵薄之力。

最后，感谢为平乐正骨医术做出巨大贡献的老一辈平乐正骨专家！感谢为平乐正骨医术的创新和发展努力工作的传承者！感谢一直以来关注和支持平乐正骨事业发展的各级领导和学术界朋友！感谢丛书撰稿者多年来的辛勤耕耘！同时也恳请各界同仁对本丛书中的不足给予批评指正。再次感谢！

《平乐正骨系列丛书》编委会

2017 年 12 月 18 日

主编简介

李沛 男，教授、主任中医师、硕士研究生导师。河南中医学院第二临床医学院骨伤学科主任，平乐郭氏正骨流派传承工作室河南省中医院工作站主任；河南省中西医结合学会骨科微创专业委员会副主任委员，郑州市骨科专业委员会副主任委员；河南中医学院中医骨伤研究所所长，世界中医药联合会骨伤联合会委员，全国高等中医院校中医骨伤教育研究会常务理事，河南省中医骨伤学会委员。自1983年7月至今，先后在河南省洛阳正骨医院、河南中医学院第二和第三附属医院从事中医骨伤科教学、科研、医疗工作。先后师从平乐郭氏正骨第六代传人郭维淮，国医大师李振华，国家级名老中医孙树椿、娄多峰、王宏坤等名医名家，研究方向是中医药防治骨关节疾病。主持及参与的河南省科技攻关项目及河南省教育厅科技攻关项目"六指六穴点压及旋转屈伸手法治疗膝关节骨关节炎的临床研究"获得河南省科技进步三等奖，"劳损愈贴膜治疗慢性腰肌劳损临床及实验研究""综合优化方案干预治疗膝骨关节炎临床多中心研究"等课题先后获得河南省中医药科技成果一、二等奖；主持完成"中医骨伤专业临床课教学改革的研究""中医伤科学课程目标的建立及实施"等课题，并获得河南省高等教育省级教学成果二等奖和河南中医学院优秀教学成果一等奖。发表专业论文40篇，出版专著15部，在研省部级项目4项。

郭珈宜 女，1970年10月生，医学硕士，副主任中医师，副教授，平乐郭氏正骨第八代传人，第五批全国老中医药专家学术经验继承人，洛阳市非物质文化遗产"洛阳正骨（平乐郭氏正骨）"代表性传承人，全国中医学术流派（平乐郭氏正骨）传承工作室成员。现任河南省洛阳正骨医院（河南省骨科医院）骨关节病非手术疗法研究治疗中心（骨关节病研究所）主任，平乐正骨研究室主任，兼任湖南中医药大学、安徽中医药大学硕士研究生导师，中华中医药学会骨伤科分会委员，中国中西医结合学会委员，中华中医药学会亚健康分会常委，中华中医药学会整脊分会常委，中华中医药学会学术流派传承分会常委，中华中医药学会治未病分会委员，世界手法医学联合会副秘书长，世界中医药学会联合会骨关节疾病专业委员会常务理事，世界中医药学会联合会骨伤专业委员会理事，世界中医药学会联合会脊柱健康专业委员会委员，国际数字医学会数字中医药分会青年委员，洛阳市瀍河回族区政协副主席，洛阳市人大代表，农工党河南省委委员等职。

　　从事中医骨伤教学、科研、临床工作20多年，具有扎实的理论基础和丰富的临床经验，擅长以平乐正骨特色疗法诊治骨伤科疑难杂症。学术上，师承平乐郭氏正骨第七代传人郭艳锦教授及平乐郭氏正骨第七代传人、博士生导师郭艳幸教授，深得平乐正骨真传，在全面继承的基础上，结合多年临床经验及现代医学技术，熟练运用平乐正骨理、法、方、药治疗骨伤疾患，擅长治疗颈肩腰腿疼、股骨头缺血性坏死、老年性骨关节疾病及创伤后遗症等病症。在开展医疗实践的同时，积极创造条件进行科研工作，致力于平乐正骨流派传承、整理、研究，在国内外发表学术论文数十篇，其中以第一作者发表SCI论文1篇，核心期刊论文10余篇，著书4部，获得地厅级以上科技成果奖8项，国家发明专利1项，实用新型专利7项，主持承担、参与厅级以上科研项目11项。

前　言

平乐正骨是我国骨伤科重要的学术流派，是在具有 220 余年历史的平乐正骨基础上，经过几代挖掘研究、开发创新，形成的独具特色的国家级非物质文化遗产。我们在总结传统诊法并融入临床研究创新的平乐正骨诊断方法的基础上，结合现代医学诊断技术，编写了《平乐正骨诊断学》。

《平乐正骨诊断学》是根据中医基本理论，研究诊察病情、判断疾病、辨别证候的基础理论、基本知识和基本技能的一门学科。它是基础与临床各科之间的桥梁，是中医学（骨伤）专业课程体系中的主干课程。

《平乐正骨诊断学》主要包括病因病机、骨伤科四诊、平乐正骨检查法、辨证诊断法、影像学检查、肌电图及实验室检查等内容。

编写本书的目的，是使学习者了解平乐正骨诊断的原理和原则；掌握望、闻、问、切、检、动、量七诊的基本技能和知识，以及八纲、病性、脏腑等辨证的基本内容及辩证统一体系；熟悉主症、证候及疾病诊断的思路。

本书的编写，以平乐正骨诊断的理论和知识为基本内容，突出临床实用，突出技能和思维能力的培养与培训；注意内容的规范，避免与其他学科内容的不必要重复。在具体内容的安排上，注意知识由浅入深、由分散到综合的循序渐进顺序，并适当反映学科研究的新进展。主要供中医学子及骨伤科从业者参考。

本书编写工作量较大，加之编写时间有限，书中疏漏及错误在所难免，敬请广大读者提出宝贵意见，以便再版时修订。

《平乐正骨诊断学》编委会

2018 年 5 月

目录

第一章　骨伤科诊断学发展简史

中医骨伤科学是一门运用中医学的理论与诊治方法研究骨关节及其周围筋肉损伤与疾病的学科，是中医学的重要组成部分。

早在远古时代，我们的祖先由于生存环境甚为险恶，极易罹患骨病。考古发现新石器时代仰韶文化时期（约公元前 3000 年）原始人遗骨，不少骨骼生前患过骨病，有骨髓炎、骨结核、脊椎变异、关节僵直、骨质增生等。《帝王世纪》曰："伏羲尝百药，制九针，以拯夭枉。"九针即石针，亦称砭石，据后世医书记载，其重要用途是切割痈疡，说明当时原始人类已将药物、石针用于治病。《史记》记载黄帝时代有名医俞跗，用砭石刺割，即切开排脓的外治法和导引、按摩治病，而这些方法至今仍是治疗骨病的常用方法。商代早期的甲骨文记载了 22 种疾病，包括疾手、疾肘、疾胫、疾止（即趾）等骨关节疾患。西周首先建立我国医学的医政制度和分科，《周礼·天官》记载："疡医，下士八人，掌肿疡、溃疡、金疡、折疡之祝药、劀杀之齐。"疡医是当时的四大医之一，采用注药、切开刮搜脓血和用药追蚀死骨腐肉的方法治疗四种外科、骨科疾病。《易经》曰："跛能履。"《礼制·王制》曰："瘖、聋、跛、躃、断者，侏儒、百工。"《礼制·问表》曰："伛者不袒，跛者不踊。"《左传·僖公二十三年》曰："曹共公闻其骈胁。"对伛偻病、侏儒、胸胁畸形等骨代谢性疾病，已有记载。

战国、秦汉时期是中医学理论基础的奠基时代，不少医学著作问世，如《内经》《难经》《神农本草经》《伤寒杂病论》等，均为中医学的经典著作。《内经》阐述的整体观、辨证论治、内外兼治、治未病、形不动则精不流、肾主骨等观点，以及气血学说、经络学说等，至今仍是骨病诊断、治疗的主要理论依据。书中还对痹、痿、骨痈、疽、肿瘤等均有专篇论述，如《素问·痹论》曰："风寒湿三气杂至，合而为痹也。"《素问·痿论》曰："治痿独取阳明。"至今对痹证、痿证的辨证治疗仍具有一定的指导意义。1973 年，考古学家在长沙马王堆汉墓出土一批这个时期的医学著作，其中《五十二病方》载有痈、骨疽、肿瘤等病名，并有治痈疽方 22 首，运用了多种治疗方法。东汉末年医学家华佗发明了借助麻醉法施行外科手术，比如著名的"刮骨疗毒"术。他还创立了五禽戏，对后世骨病的体疗康复产生很大影响。

两晋南北朝时期，人们对骨痈疽和骨肿瘤的认识有了很大提高，《医心方》记载陈延之对骨痈疽的认识，其在《灵枢经》的基础上又有所发展，将附骨疽分急、缓两种。"附骨急疽"症见"其痛处壮热，体中乍寒乍热"，而"附骨疽久者则肿见结脓"，这与现代医学急、慢性骨髓炎的表现相似。《小品方》称骨肿瘤为"石痈"，曰："有石痈者，始微坚，皮核相亲，著而不赤，头不甚尖，微热，热渐自歇，便极坚如石，故谓石痈。难消，又不自熟，熟皆可百日中也。"这些症状与现代医学的恶性肿瘤（如骨肉瘤）十分相似，并指出其预后险恶，一旦"成熟"则生命在百日之内结束。姚僧垣《集验方》将石痈与瘰疬进行了鉴别诊断，曰："又发痈坚如石，走皮中无根，瘰疬也。……又发痈至坚而有根者，名为石痈。"对痈和瘤的鉴别，《集验方》指出："发肿以渐知，长引日月，亦不大热，时时牵痛，瘤也非痈。……发肿都软，血瘤也。"指出了肿瘤与一般外科感染的痈的鉴别。肿瘤一般是慢性肿物，局部及全身无发热症状，只有牵涉性疼痛。以上这些鉴别诊断基本正确阐述了类似疾病的辨证要点。在治疗方面，对痈疽首先要辨有脓与否，强调排脓要彻底、引流要通畅，分别运用外消、内托、排脓、追蚀和灭瘢的疗法，为后世外科"消、托、补"三法的确立奠定了基础。而对石痈，已明确指出不能用针刺。这些都是临床经验的总结。

隋唐五代时期是中医骨伤疾病诊疗全面总结提高的时期。隋代巢元方的《诸病源候论》是我国第一部病因症状学专著，也是骨病第一部内容较丰富的病因症状学著作，如对腰痛记载了八种证候，对"背偻候""骨注候""指筋挛不得屈伸候""瘤候""石痈候""石疽候""附骨痈肿候""附骨疽候"和"骨疽偻候"等均列专题论述。唐代孙思邈的《千金要方》载有按摩、导引治疗各种筋骨痹痿病证。王焘的《外台秘要》辑录了自张仲景以后治疗痹证的方剂，并特别推崇以补血活血、祛风湿、止疼痛为主的四物汤加附子治疗"风湿百节疼痛，不可屈伸"等病证，对后世痹证的治疗产生较大影响。

宋金元时期，我国科学技术取得重大成就，如发明火药、指南针、活字印刷术等，科学技术的进步推动了医学的发展，涌现出以金元四大家——李东垣、朱丹溪、刘河间、张从正为代表的一批著名医学家，出版了《卫济宝书》《外科精要》《集验背疽方》《外科精义》等外科名著，对骨关节痹痿证、骨痈疽、骨肿瘤的认识均有发展。如李东垣《脾胃论·脾胃胜衰论》认为痿证多责之"脾胃虚弱"，"形体劳役则脾病……脾病则下流乘肾……则骨乏无力，是为骨痿，令人骨髓空虚，足不能履也"。元代齐德之《外科精义》阐明了骨髓炎、骨结核的瘘管形成机制和早期诊断。东轩居士增注的《卫济宝书》将痈疽归为"癌、瘰、疽、瘤、痈"五大证，并附以图样描绘局部表现。其中的"癌"字，则是现存文献中最早的记载。

明、前清时期，中医骨伤科得到进一步发展，这一时期人们对骨痈疽、骨肿瘤临床症状的认识已趋细微，如明代杨清叟的《仙传外科集验方》对骨痈疽病理过程的描述非常详细。清代王维德的《外科全生集》对恶性骨肿瘤的诊治方法和预后做了较详细的介绍，说："初起如恶核，渐大如拳，急以阳和汤、犀黄丸，每日轮服可消。如迟至大如升斗，仍如石硬石痛。""久患现红筋则不治。日久患生斑片，自溃在即之证也，溃即放血，三日而毙。"这些描述较之西方早了一个多世纪。清代高秉坤的《疡科心得集》逐步明确地将骨痨从"骨疽""阴疽"中区分出来，后称之为"流痰"。在治疗上，尤其对骨疽的治疗，其取死骨追蚀疗法和从肾论治的内治法，对现代治疗慢性骨髓炎、骨结核也产生了很大影响。

晚清至中华人民共和国成立以前近百年间，随着西方文化的侵入，中医受到了歧视，中医骨伤科也面临危机。直到中华人民共和国成立以后，随着党的中医政策的落实，以及中医与现代科学及现代医学的不断结合，使中医骨伤科得到了飞速发展。如中西医结合治疗慢性骨髓炎、骨结核，生肌象皮膏在感染创面的应用，中医药治疗类风湿性关节炎、风湿性关节炎，针刺、推拿治疗小儿麻痹后遗症，针刺、点穴治疗脑瘫后遗症，中药治疗骨缺血性坏死、骨质疏松症，中药治疗骨肿瘤等方面都取得较大成绩。

现在，中医骨伤科在继承中医学优秀遗产的同时，努力吸取现代科学与现代医学的先进理论和先进技术，不断发展、完善，为我国骨伤病的防治做出新的贡献。

河南洛阳平乐郭氏正骨起源于清代嘉庆年间，距今有220多年历史，据洛阳县志记载："聘三字礼尹，祖籍平乐，世以接筋骼著，自其大父敦甫获异授，父寸耕踵方术……"另据《龙咀山馆文集》卷九记载：郭礼尹墓道碑记载，洛阳东二十里平乐园，郭氏世以专门攻接骨，医名天下，其在清末民国间者，为礼尹先生聘三，其法于明堂图，人之骨骼筋骸，支节要会莫不审查，抚摸而不差纤毫，疮疽不仁、跌压撞摔、榨辗损伤、折断筋绝而骨碎者，天寒暑风雨霜雪，门若市。"间有仪物享之，未尝不裁酌以义守，若金钱则却之，无吝色。"

平乐正骨五世祖传名医郭灿若和夫人高云峰，于民国期间在家行医，门庭若市，技术精湛，医德高尚，群众誉为平乐正骨的正宗，在国内享有较高的声誉。1950年6月，郭灿若先生病逝于上海，夫人高云峰继续其正骨事业。新中国成立前，国民党公然提出了废除中医，正骨这个中医的小科，更受其害，加上封建荫袭，传子不传女，致使平乐正骨得不到发展。多少年来，高云峰在自己家大门楼里、大槐树下，设备只有一张木床、一把圆椅、两条长凳、一个拌药碗，一些竹子、砖、坯之类的东西，在这样简陋的条件下，为广大骨伤患者接骨治伤，解除痛苦。1948年后，中国人民解放军在郭家大门口贴出保护祖国医学遗产平乐正骨的布告，从此平乐正骨获得新生。在党和政府的关怀下，在中医政策的指引下，正骨世医高云峰和她的儿子郭维淮，冲破技术私有的陋习，于1952年，将家传秘方接骨丹、展筋丹公之于世，并参加了工作，带异姓徒弟。

早在1956年召开的全国政协二次会议上，毛主席和周总理就接见了平乐正骨第五代传人高云峰，称赞她是"正骨专家"，勉励她"带好徒弟，为人民服务"。此后，在各级政府的关怀下，在平乐郭氏正骨的基础上，相继建立了洛阳正骨医院、平乐正骨学院、正骨研究所，并开办了各种形式的学徒班、进修班、学习班。高云峰在总结先人独特的诊疗经验的基础上，逐渐梳理建立了平乐正骨理论体系，平乐正骨诊断学也应运而生，并日臻完善。平乐正骨共为国家培养了本科、大专毕业生 1000 多名，进修班、学习班培养学生 30000 多名，分配至全国各地，多成为当时各省的骨伤科业务带头人，带动了平乐正骨的传播、普及与发展。自平乐正骨学院建立至今近 60 年来，平乐正骨为全国培养了大批骨伤科人才，在全体平乐正骨人的共同努力下，平乐正骨诊疗水平与学术研究飞速发展，成果层出不穷，被确定为国家重点学科、国家著名骨伤科流派，为中医骨伤科学的发展做出了重大贡献。

第二章 平乐正骨学术思想

在原始社会中，人类为了生存，在与创伤疾病做斗争的过程中，获得初步的医学知识。此后，在长期的实践中，人们逐渐掌握了运用自然界中某些动、植物治病的知识和技能。战国、秦、汉时期，骨伤科疾病的治疗偏重于药物。隋唐时期，骨伤科学已初步形成。第一部专著《仙授理伤续断秘方》问世，总结了手法整复、外固定、功能活动三大原则，强调内、外并治。宋、元时期，骨伤科学技术不断成长，明、清以后逐步形成以经络穴位辨证、手法外治为主的少林派和以薛己为首的主张八纲辨证、药物内服为主的另一派。平乐正骨正是继承了两大学派的学术观点，历经220多年的医疗实践与发展，形成了独特的平乐正骨的学术思想，即平衡为纲、整体辨证、筋骨并重、内外兼治、动静互补、防治结合、医患合作。

一、平衡为纲

平衡是宇宙万物生存的永恒法则。人体是一个内外平衡的有机体。机体内在的阴阳、脏腑、气血及气机升降出入的协调平衡构成了人体的内平衡；人与自然、社会关系的相互依赖、和谐统一构成人体的外平衡。平衡是人体生命健康的标志。衡则泰，失衡则疾；衡则康，失衡则痼。恢复平衡是伤科治疗的目标。平衡是平乐正骨理论体系的基础。在临床治疗及养骨实践过程中，平乐正骨以平衡思想为指导，以"守平衡、促平衡"为目的，理、法、方、药处处体现平衡思想。

二、整体辨证

平乐正骨强调人身是一个整体，为一个小天地，牵一发而动全身。外伤侵及人体，虽然是某一部分受损，但医者必须从病人的整体出发看待这一损伤。另外，外伤侵及人体，有些是直接受伤或间接受伤，医者必须分清主次、轻重，然后辨证论治。如骨折的早期，影响其修复的有瘀血（瘀不去则新不生）、骨折端出现的有害活动、受伤肢体和全身因长期制动所导致的失用性改变等，医者都要全面分析，在不同时期分清重点给予处理，才能修复损伤，早日康复。另外，因骨折愈合在不同时期，机体有不同变化，平乐正骨十分强调在早期用祛瘀接骨方药，中期用活血接骨方药，后期用补肝肾接骨方药，并结合病人情况，进行辨证施治。

三、筋骨并重

人体筋与骨是相互依赖、相互为用的。《灵枢·经脉》记有："骨为干，脉为营，筋为刚，肉为墙。"骨骼是人体的支架，为筋提供了附着点和支干，筋有了骨的支撑才能收缩，才能产生力，才有运动；而骨正是有了筋的附着和收缩，才能显示其骨架作用，否则只是几根散乱没有功能的骨骼。人体骨居其里，筋附其外，外力侵及人体，轻则伤筋，亦名软伤，重则过筋中骨，又名硬伤。不论其单一受伤，或者两者皆伤，都会出现两者的功能协同障碍。平乐正骨十分强调治伤要筋骨并重，即是单纯的筋伤，从治疗开始也应注意不断维持与发挥骨的支撑作用和发挥筋的运动作用。只有这样才能加速创伤的愈合，收到事半功倍之效。

四、内外兼治

筋骨损伤，势必连及气血。轻则局部肿痛，重则筋断骨折，甚则波及内脏，或致脏腑失调，或致阴阳离决而丧失生命。医者必须全面观察和掌握病情，进行内外兼治，既治外形之伤，又治内伤之损；既用内服药物，又用外敷药物；既用药物辨证施治，又注意以手法接骨续筋。平乐正骨十分强调骨折、脱位手法复位，推拿按摩，理筋治伤，以内服药物调理气血，以外敷药物消肿止痛。

五、动静互补

《吕氏春秋·尽数》说："流水不腐，户枢不蠹，动也；形气亦然，形不动则精不流，精不流则气郁……"此种用进废退现象，是生物的一般特性。平乐正骨十分强调这一规律在临床中的应用，根据每个病人的情况，一定要尽可能地进行和坚持有利于气血通顺的各种活动；把必要的暂时制动，限制在最小范围和最短时间内，这就要根据不同时期的病情，实行不同的活动和制动。例如，骨折后患肢失去支撑作用，功能受到影响，在骨折未愈合之前，需要一个安静的环境，以防止骨折再错位；而骨折断端之间，却需要生理性嵌插刺激活动，以缩小两断端之间距，加速骨折愈合，但要防止影响骨折愈合的剪力活动和旋转力活动。总之，根据病情以固定制动，限制和防止不利的活动，反过来亦可鼓励适当的、适时的、有利的活动，以促进气血循环，做到形动精流，以加速骨折愈合。

六、防治结合

"不治已病治未病"是《黄帝内经》中提倡的防病策略。今天，"预防为主"已成为防病治病的重要战略。平乐正骨认为，骨折治疗过程中的并发症多数是可以避免的，预防为主的方针对骨折病尤为重要。因绝大多数骨折治疗中的并发症是可以通过适当有效的措施加以避免的，至少可以降低其发病率或程度。其预防措施，首要的是在骨折治疗中要认真执行"筋骨并重"的原则，既要做到系统掌握、认真执行，又要根据骨折治疗的不同阶段，有重点地贯彻实施。防患于未然，止之于始萌。预防为先，这是临床上防病治病、防治结合的核心。平乐郭氏正骨特别重视预防的重要性，主张：①未病先防，养筋骨，养气血，守平衡，促康健。②既病防变，防治结合，在治伤过程中整筋骨、调气血，旨在恢复人体阴阳、脏腑、气血、经络的平衡，预防并发症及后遗症。

七、医患合作

平乐正骨的医患合作思想包括四个方面内容：首先，患者要客观全面汇报疾病发生、发展经过，搬运、处置、诊疗历史及其效果，个人既往身体状况及家族成员既往健康状况等信息，以便医生对疾病做出客观准确的诊断，从而制定出恰当的治疗方案，有利于疾病的治疗和康复。其二，医生要给患者讲清楚诊疗期间的注意事项，取得病人的理解和有效配合，提高其对治疗的依从性，严格按照医嘱行事，有利于疾病的治疗和康复。其三，医生和患者的有效沟通可以解除患者的思想负担，达到情志调畅，饮食、起居调和，有利于疾病的康复。其四，医生和患者能有效沟通，医患关系协调，有利于避免纠纷。

第三章 骨伤科病因病机

第一节 病因

病因即致病原因。创伤病因就是不同形式的创伤因素对人体造成不同损害。导致伤病发生发展的各种原因，必须作用于人体，通过人体的反应，才能构成伤病。因此，伤科疾病发生的原因应具有外在因素和内在因素两方面。内因（机体本身的特性）是变化的根据，外因（损害机体的外界因素）是事物变化的条件，外因通过内因起作用。在伤科疾病中，外因在疾病发生上起主要作用。

一、外因

1. 外力作用

（1）直接外力：即暴力直接作用的部位受到损害，如打击、碰撞、压砸、利刃、火器造成的损伤。如打击伤多引起骨骼的横断或粉碎，压砸伤除外软组织损伤较广泛外，常出现较为严重的全身症状；利刃火器则造成开放伤或骨的粉碎伤，常合并肌腱、神经、血管损伤。

（2）间接外力：暴力作用的部位骨不一定受伤，而是经过传达、扭转、杠杆等形式在远离暴力作用的部位发生骨折。例如前倾跌倒手掌按地引起桡骨下端伸展骨折；肘尖着地引起肱骨髁上屈曲型骨折；坠落伤如头部着地，多发生颈椎损伤（颅脑也会损伤），臀部着地多引起脊柱屈曲型骨折；肌肉的猛烈收缩可引起尺骨鹰嘴骨折、髌骨骨折、肱骨内髁骨折等；长途跋涉会引起下肢应力性骨折（跖骨、胫腓骨、股骨颈）；剧烈咳嗽会引起肋骨骨折等。

（3）混合暴力：是指两种或两种以上的暴力共同作用引起的损伤，如股骨干骨折合并同侧髋关节脱位；肱骨颈骨折合并同侧肩关节脱位，多是直接暴力和间接暴力共同作用的结果；肱骨外髁翻转骨折，肱骨内髁3、4度骨折，三踝旋转变位骨折等均多是由传达、扭转、肌肉牵拉等共同作用所引起。

引起创伤的暴力是复杂的，因素也是多种多样的，如暴力的大小、方向、方式、速度、时间等，还有作用物体的形状、体积、重量、硬度，以及患者在受伤时的姿势都与造成创伤的类型、性质有关。因此临床必须全面了解，详细询问，仔细检查，才能得出正确诊断，这也是骨伤科辨证求因、审因论治的一个重要内容。

2. 外邪侵袭

六淫之邪多乘人体正气虚弱，腠理不固，侵袭体表而致病。例如受风寒湿邪的侵袭，多引起痹证；火热之邪或感于外，或生于内，多引起疮疡肿疽（包括原发性骨髓炎、骨结核）。在伤科疾病中无论是新、陈创伤，还是急、慢性劳损，都会使气血失调，阴阳失衡，这就更容易招致六淫之邪的侵袭。时疫之气可引起小儿麻痹，皮肉破损的开放性损伤则容易引起邪毒感染，严重者出现全身症状，甚至危及生命。

二、内因

1. 年龄

不同的年龄由于其心理特性，脏腑功能，骨与关节、气血筋肉等方面的生理特点，引起伤病的部位、性质也不同。如成人和儿童同是上肢伸直前倾跌倒，手掌按地，成人容易引起肘关节后脱位，儿童则容易引起肱骨髁上骨折。不同的年龄易发生不同类型的骨折：儿童好发青枝骨折，青少年好发骨骺损伤，壮年好发四肢骨折，老年则好发股骨颈、粗隆间骨折。

2. 体质

体质的强弱、盛衰与伤病发生有着密切关系，如年龄相同，体质不同，若遭受同样的外力，气血旺盛、筋肉强健者不易发生筋骨损伤；气血不足、筋肉萎弱者则容易发生筋骨损伤及邪侵内中或痰邪内生。

3. 解剖特点

骨与关节的特点与伤病的发生也有密切关系：如四肢长骨在近关节部位密质骨与松质骨的交界处是个薄弱环节，因此桡骨远端、肱骨髁上、肱骨外科颈等处的骨折均为临床常见病。在关节脱位中，肘、髋关节常见后脱位，肩关节常见前脱位，其原因除作用力的方向和患者姿势外，主要与脱位部位在结构上薄弱有关系。第11、12胸椎，第1、2腰椎处于相对固定的胸廓和活动度较大的腰椎的动静切换部，承受的剪应力与压应力相对较大，故容易发生压缩性骨折或骨折脱位。此外，还有解剖结构异常的先天性疾患，如脊柱侧凸、腰骶部畸形、膝髋关节发育变异、先天性马蹄足、骨缺损等。

4. 五脏虚损、气血失和、筋骨失养、久积成伤

多因局部气血耗散失养，气虚血滞，从而引起筋骨病变。

总之，骨伤科病因学是复杂的。内因和外因互为因果，同时工作环境、安全条件、技术熟练程度等均与创伤有一定关系，因此造成创伤的因素是多方面的。临床必须全面、辩证地去认识创伤的特殊性和一般规律，以便采取相应的安全措施，使创伤发病率减少到最低限度，使已经发生的创伤能够得到及时、正确的诊断与治疗。

第二节　病机

一、损伤病机的概念

病机是指疾病发生发展转变的机理，也就是各种疾病因素作用于机体，引起正邪抗争，导致阴阳偏盛偏衰而表现这一过程的基本机制和一般规律。伤科病机即包括引起损伤的原因、所伤部位、伤后引起局部和全身的病变机制及发展的基本规律。

人体无论是皮肉损伤还是筋骨损伤，是闭合性损伤还是开放性损伤，是单一的筋骨损伤还是合并脏腑损伤等，都会由外及里或由里向外引发一系列的症状，只是由于损伤程度的不同而症状有轻有重。单一表浅的损伤很少涉及脏腑，只有局部损伤破坏，表现为局部肿胀疼痛，全身反应轻微，甚至没有全身反应；严重或多发性损伤，不但局部损伤破坏，而且容易伤及或累及脏腑，很快会出现全身反应。而全身反应又会反过来影响局部损伤的恢复，这种互相影响的关系，就是局部与整体的关系，也是外伤与内伤的关系。《正体类要·序》说："肢体损伤于外，则气血伤于内，营卫有所不贯，脏腑由之不和。"这是对损伤病机的精辟论述，也体现中医学的基本观念。

二、创伤病机的基本特点

创伤病机的基本特点是损伤气血，阻滞经络，累及或伤及脏腑，导致机体气血阴阳失衡。

中医认为人体是由皮肉筋骨、脏腑、经络、气血、精津液等构成的一个有机整体，这个整体是依靠水谷的补充、气血的奉养、经络的协调、脏腑的功能来维持的，而气血、经络、脏腑、精津液在整体结构上是不可分割的，在生理功能上是相互作用、相互协调的。因此，一个健康人的机体平常则处于阴阳相对平衡的状态之中，如果刹那间遭受意外暴力的伤害，无论伤及任何部位，都会引起气血损伤。气血伤，或流失体外，或瘀积体内，或滞留脏腑，或阻塞经络，都会使人体阴阳失去平衡，从而引起一系列症状。若失血过多，气随血脱则出现危象，血瘀脏腑会出现该脏腑机能失调的特有症状。血阻经络，瘀于皮下或筋肉之间则形成肿胀，出现疼痛、瘀斑和水疱；严重者会阻断经脉引起远端肢体坏死。可见"气血损伤""瘀血为患"乃是创伤病机的核心。所以古人有"损伤一症，专从血论"之说。气血损伤的基本病理变化是气滞血瘀或失血过多，其表现或以血瘀气滞为主，或以亡血气脱为主，但气和血不能截然分开，临床必须从整体出发，应用骨伤科的基础理论，全面分析才不致有误。

三、骨病病机的基本特点

骨病的发生是由于人体气血营卫失和，风寒湿热等邪气乘虚侵袭肌肤经络、筋骨血脉，引起气血痹阻；或瘀血痰浊阻于骨节、经脉而发病。病位在肢体骨关节，与机体正气的盛衰、外界的气候条件、生活环境及情绪变化有密切关系。

（一）正气不足

先天禀赋不足，年老肝肾亏虚，大病、久病、产后气血亏虚，劳逸过度，精气耗伤，脏腑虚弱，筋骨失养，腠理空虚，外邪易于入侵；感邪后又因营卫气血不足，无力驱邪外出，邪困骨节经脉，而发本病。因此，正虚是本病发生的内在因素。骨关节病症，多以肾虚为主。

（二）外邪侵袭

四时气候反常或居处环境不佳。起居调摄失宜，风寒湿热之邪侵入机体则为导致本病发生的外在因素。体质虚弱者，因易感邪而发病；体质较强的人，若久居高寒或潮湿之地、冒雨涉水、睡卧当风、水中作业或工作环境高温潮湿，或劳力运动后带汗入水，汗出、浴后受风，均可致风寒湿邪渐入或骤入人体，闭阻筋脉、骨节，发为本病。

（三）痰浊瘀血

跌仆闪挫、肢节受损，瘀血蓄积；或饮食不节，损伤脾胃，湿困聚痰；或情志不遂，气机郁滞，损伤肝脾，内生瘀血痰浊；或久病体虚少动，气血周流不畅，运行、生化无力而致血瘀痰凝。痰瘀属人体内生病理产物，可以互结为患，也可与外界风寒湿邪相结合，闭阻骨节、筋脉而发病。

现代医学对此类疾病发生的确切病因及病理机制仍未完全明确，一般认为是多种致病因素造成的。

四、骨伤杂病病机的基本特点

中医学认为，人体是一个有机的整体，骨为支架以支持人体，保护内脏；筋则约束骨骼，构成关节，产生运动，筋骨靠气血和肝肾的精气得以充养。《素问·宣明五气》提出"肝主筋，脾主肉，肾主骨""肝主筋""肾生骨髓"。可见，肌肉筋骨的强弱盛衰、罹病、损伤，均与脏腑有密切关系。《素问·生气通天论》云："阳气者，精则养神，柔则养筋。"《素问·五脏生成》说："足受血而能步，掌受血而能握，指受血而能摄。"说明筋骨受到气血的濡养，方产生步、握、摄的肢体功能。

如风寒湿热病邪入侵，又肝肾不足，脾气虚弱，致筋骨失养，不能束骨而利关节发病，临床上往往邪实、正虚交杂兼并为患，难以截然分开。

（一）肾元亏虚，肝血不足

肾为先天之本，主骨，充髓。肾气盛，肾精足，则机体发育健壮，骨骼的外形及内部结构正常强健。肝为藏血之脏，肝血足则筋脉强劲，束骨而利关节，静可以保护诸骨，充养骨髓；动可以约束诸骨，免致过度活动，防止脱位。然人过半百，正气减衰，脏腑虚亏，肝肾精血不足；肾元亏虚，肝血不足，骨骼的发育会出现异常，产生骨骼发育不良、关节先天畸形，稍经劳累或外伤，便致气血瘀滞，产生疾患。更兼筋肉不坚，荣养乏源，既不能保护骨骼、充养骨髓，又不能约束诸骨、防止脱位，一经频繁活动，磨损严重，导致关节过早过快地发生退行性变。

（二）外力损伤

外力损伤与受力的大小和方向有关，也与关节的构造有关。关节在正常状态下，可以在一定时间内承担一定强度的力而不损伤，但超过一定的强度和时间，则必然引起损伤。一时性超过强度的外力包括扭伤、挫伤、撞伤、跌伤等；长时间承受非超强度的外力则为劳损，通常由于姿势不正确、特定状态的持续紧张等。当这些外力作用关节后，可引起受力最集中的局部发生气血逆乱，严重的导致筋损骨伤，血流不循常道而溢于脉外，形成瘀血凝滞，必然引起关节结构的损伤，失去滋养，日久则出现退行性病变。

（三）外感风寒湿邪

风寒湿是自然界的正常气候变化。在气候发生剧变而防御机能下降的情况下，这种气候变化可以侵犯脊柱、关节等，成为致病因素。再者老年体弱，气血不足，卫外不固，腠理不密，风寒湿邪更易乘虚内侵，闭阻经络。风寒湿邪可以三种或两种同时入侵而发病，也可以单独为害。如感受风寒、居住潮湿之地、冒雨涉水，均可以引起颈项酸强、肢体疼痛酸麻、腰臀胀痛等，这是因为外邪经肌表经络，客于脊柱、关节及周围筋骨，导致脊柱、关节的全部或某一局部发生气机运行阻滞。或由风邪束于肌表，或由寒邪收引血脉，或由湿邪浸淫经络，气不能贯通，血不能畅行，乃生成邪瘀痹阻之证。在发病过程中，邪气也常常相互影响，并可以在一定条件下相互转化。如寒邪入里，可能转化为热，湿邪日久也常可寒化或热化。风寒湿邪致病常与季节有关，如春季多风、长夏多湿、冬季多寒。必须指出，外邪致病往往是在肝肾不足、先天亏虚等情况下，脊柱、关节结构不良，或有内在筋骨不坚，而后感外邪，阻滞气血，使之运行不畅，从而成为发病原因。

此外，脾为后天之本，主肌肉、四肢，主运化。脾虚运化失司，痰湿内生，湿痰瘀阻经络，经脉不通，亦可导致关节病变。

第四章 骨伤科四诊

骨伤科的四诊范围，包括急、慢性损伤及骨关节疾病，所采用的一般检查方法和其他科一样，即望、闻、问、切四诊。

第一节 望诊

望诊在诊断疾病过程中占有非常重要的地位，所谓"望而知之谓之神"，同样，对骨伤科患者的诊察，望诊也是不可缺少的一个步骤。在骨伤科的望诊中除了要对全身的神、色、形、态做全面的观察外，还应当重视对局部损伤区的观察，这对骨伤科疾病的诊断尤其重要。

望诊时必须注意：①尽可能在自然光线下进行；②尽可能在温暖的检查室内进行；③应采取适当体位；④将需要的检查部位充分裸露；⑤顺序进行，全面细致。骨伤科的望诊，分全身望诊和局部望诊两方面，通过仔细的望诊，一般能初步确定损伤的部位、性质和轻重。

一、全身望诊

主要观察面部神色、表情、精神状态以及损伤肢体的形态等。

（一）望神色

是创伤发展变化正气盛衰的外部表现。《素问·移精变气论》云："得神者昌，失神者亡。"一般创伤病人，精神自然，表情自如，面色滋润有华，说明损伤较轻；若伤后患者精神萎靡，表情痛苦或淡漠或烦躁不安，面容憔悴无华，或㿠白冷汗，表明伤情严重。如严重创伤，面色苍白无华甚或如土色，说明是失血较多，有亡血气脱的危险。又如胸部损伤，面色发绀，呼吸困难，张口抬肩，为血凝气滞于胸胁，肺气宣降不畅所致。

（二）望五官

1. 望眼

肝开窍于目，目为肝之外候。《灵枢·大惑论》云："五脏六腑之精气，皆上注于目而为之精。"说明目和五脏六腑关系密切，尤其与肝关系更为密切。故严重损伤后的目的情况变化，一定程度上可反映五脏之精气盛衰和伤情轻重，尤其对观察颅脑损伤病情变化及转归更为重要。

首先观察二目神情，若伤后二目炯炯有神，说明病情不重；若二目直视或上吊，说明病情危重。若颜面损伤，眼睑青紫肿胀范围广泛，眼球有局限瘀斑，即是肿成面如满月两眼眯缝，也是表浅损伤；相反头颅损伤，若眼球瘀斑向后蔓延无际，眼睑瘀肿局限于眼眶以内，提示为颅前窝骨折瘀血流溢于眼球，虽瘀肿局限，但病情多较严重。对颅脑损伤患者，应详细反复观察瞳孔变化，若两侧瞳孔缩小或散大或不等大，均表示颅脑损伤严重，有瘀血压迫脑髓，应结合神志等变化情况，综合分析做出判断。《伤科汇纂·辨生死》云："一看两眼……两眼活动有神易治，两眼无神难治。"也指出观察眼部变化的重要性。

2. 望耳

肾开窍于耳，耳乃肾之外候。《证治准绳》有"耳大则肾大，耳小则肾小，耳黑则肾败"的记载，说明肾与耳的关系密切，耳郭与人体有着密切关系，当人体某一部位或脏器发生病变，可在耳郭的相应部位出现不同程度的反应。在创伤疾病中，尤其是头颅损伤更应注意对耳部的观察。若耳道有血液溢出，为颅中窝骨折的表现；若耳道有液体溢出，为颅中窝骨折后出现脑脊液漏的现象。

3. 望鼻

鼻为肺之窍，属脾经，与足阳明胃经有联系。主要观察鼻的色泽、形态变化。色泽变化：鼻色明润、枯槁，色有五色不同表现。形态变化：鼻外形可见红肿、生疮，鼻柱溃陷或崩塌，鼻翼翕动。鼻腔内可有息肉、窒塞等症。鼻的望诊多反映肺、脾、胃等脏腑病证。黄主湿热，白主亡血，赤属脾肺蕴热，黑主水气为病。鼻色明润，虽病亦轻。其色黑枯，主脾火津涸恶候。鼻孔干燥，主热证。冷滑色黑，主阴毒冷极。鼻红肿、生粉刺，属火热内盛。鼻溃，鼻生息肉，多由风湿或肺热所致。

4. 望口

（1）望口唇：脾开窍在口，其华在唇。临床表现以形、色、润燥变化为主。口唇干裂，流脓水，流涎，口开不闭，口噤不开，唇翻，小儿撮口。脾胃病证可反映于唇。五色主病：唇色淡白，主血虚；淡红，主虚寒；深红，主实热证；青黑，主寒极、血瘀、内热，重症属肾绝危候。唇裂，主津亏；糜烂流脓水，可见于心脾郁热，内热熏蒸，虚火内生或胃热上熏等原因；口开不合主脾肺气绝。

（2）望齿、龈：主要有润枯、色泽、形态变化。齿：其色可有洁白润泽、黄而干燥、光燥如石、燥如枯骨。齿形态改变，可见有咬牙、龂齿、松动稀疏、腐洞。龈：其色淡白、齿际有蓝迹、出血、生长胬肉、腐烂。望齿对肾、胃、大肠病证有一定诊断意义，特别是对温病更有重要意义。牙齿洁白润泽，表示肾气充足，津液未伤；黄而干燥是温病极期热盛津亏的征象；光燥如石，主阳明热盛；齿如枯骨，主肾阴枯涸。咬牙主胃热、痉病；牙关不开，见于风痰阻闭或热极动风；睡中龂齿，多属食积内热。牙齿松动，多属肾阴不足。

5. 望舌

望舌亦称舌诊。观察舌质及苔色虽然不能直接判断损伤部位及性质，但心开窍于舌，又为脾胃之外候，它与各脏腑均有密切联系。《辨舌指南》说："辨舌质，可辨五脏之虚实；视舌苔，可察六淫之浅深。"所以它能反映人体气血的盛衰、津液的盈亏、病邪的性质、病情的进退、病位的深浅以及伤后机体的变化。因此，望舌是伤科辨证的重要部分。

舌质和舌苔都可以诊察人体内部的寒热、虚实等变化，两者既有密切联系，又各有侧重。反映在舌质上的，以气血的变化为重点；反映在舌苔上的，以脾胃的变化为重点。观察舌苔的变化，还可鉴别疾病是属表还是属里，舌苔过少或过多标志着正邪两方的虚实。所以察舌质和舌苔可以得到相互印证的效果。

（1）正常人舌质为淡红色。如舌色淡白，为气血虚弱，或为阳气不足而伴有寒象。

（2）舌色红绛为热证，或为阴虚。舌色鲜红，深于正常，称为舌红，进一步发展而成为深红者称为绛。两者均主有热，但绛者为热势更甚，多见于里热实证、感染发热和创伤大手术后。

（3）舌色青紫，为伤后气血运行不畅，瘀血凝聚。局部紫斑表示血瘀程度较轻，或局部有瘀血。全舌青紫表示全身血行不畅或血瘀程度较重。青紫而滑润，表示阴寒血凝，为阳气不能温运血液所致。绛紫而干表示热邪深重，津伤血滞。

（4）薄白而润滑为正常舌苔，或为一般外伤复感风寒，初起在表，病邪未盛，正气未伤；舌苔过少或无苔表示脾胃虚弱；厚白而滑为损伤伴有寒湿或寒痰等兼证；厚白而腻为湿浊，薄白而干燥为寒邪化热，津液不足；厚白而干燥表示湿邪化燥；白如积粉可见于创伤感染、热毒内蕴之证。

（5）舌苔的厚薄与邪气的盛衰成正比。舌苔厚腻为湿浊内盛，舌苔愈厚则邪愈重。根据舌苔的消长和转化可测知病情的发展趋势。由薄增厚为病进；由厚减薄为病退。但舌红光剥无苔则属胃气虚或阴液伤，老年人股骨颈等骨折时多见此舌象。

（6）黄苔一般主热证。在创伤感染，瘀血化热时多见。脏腑为邪热侵扰，皆能使白苔转黄，尤其是脾胃有热。薄黄而干，为热邪伤津；黄腻为湿热；老黄为实热积聚；淡黄薄润表示湿重热轻；黄白相兼表示由寒化热，由表入里；白、黄、灰黑色泽变化标志着人体内部寒热及病邪发生变化。若由黄色而转为灰黑苔时表示病邪较盛，多见于严重创伤感染伴有高热或失水津涸等。

（三）望指（趾）甲

《伤科汇纂·辨生死》云："……二看指甲，以我指按其指甲，放指即还原血色者易治，少顷后还原者难治，紫黑色者不治……脚趾甲红活者易治，色黄者难治。"文中所谓的难治和不治，并非都是绝症，只是反映病情较重或伤肢瘀血阻滞严重，或伤肢有脉管损伤而出现手足趾甲色泽变黄，有坏死的可能。若出现紫黑色，说明伤肢缺血较久，肢体已经坏死而难以复活。

正常人体指（趾）甲饱满呈淡红色。检查时医者用手指按压即变白，抬起则迅速复原，如此即使有损伤亦较轻；若按压指甲后苍白复原缓慢，说明病情严重或肢体损伤较重，或为瘀血阻滞气机不畅，末梢脉络循环差；或为创伤疼痛剧烈，或为失血较多而现亡血，末梢络脉灌注不足，应立即查明原因，及时处理。若伤后指（趾）甲灰紫或灰白，多为患肢瘀血凝滞阻碍气机，或为全身气血耗散亡血气脱的危象。另外，创伤骨折后，指（趾）甲的生长情况也可在一定程度上反映骨的生长愈合情况。骨折后期若见手足指（趾）甲粗糙、裂痕，多有肾关不固，夜梦遗精，骨折多愈合迟缓。

正常爪甲红润，是气血充盛，荣润于甲的表现。若甲色深红，是气分有热；甲色鲜红，多为阴液不足，虚热内生；甲色浅淡，多属气血亏虚，或阳虚气血失运；甲色发黄，多为湿热交蒸之黄疸；甲色紫黑，多属血脉瘀阻，血行不畅。

（四）望姿态

《灵枢·寒热病》云："身有所伤血出多，及中风寒，若有所堕坠，四肢懈惰不收，名曰体惰。"指出肢体受损及受寒，功能障碍活动不力为体惰。损伤肢体的形态变化可反映一定的疾病或损伤性质，通过认真观察患者形体姿态的变化，可以初步了解损伤部位和病情的轻重。因为骨折、脱位及严重伤筋后，多出现形态的改变。对形态的望诊有助于损伤疾病的诊断，但必须与摸诊、动诊、量诊相结合，才能做出正确判断。

如颈部损伤后若两上肢平置身躯两侧，完全不能活动，则提示为第五颈椎以上骨折脱位合并脊髓神经损伤。若两上肢可外展屈肘高举过头，则为第六颈椎骨折脱位合并脊髓损伤。又如肩部周围和上臂等处骨折后，患者常用健手扶托患肢肘部以减少疼痛；下肢骨折或脱位后，足踝下垂不能活动者，提示有坐骨神经或腓总神经损伤；腰疼患者常弯腰凸臀，以手扶托或两手卡腰小步行走。又如肩关节脱位的方肩畸形、髋关节后脱位的下肢内收内旋短缩畸形及先后天畸形等，形态均有相应变化。

（五）望步态

走路时下肢的步态异常，常可反映一定的疾病和性质，对确定诊断有一定意义。

正常步态，为走路时足跟先着地，然后躯干前倾足着地，最后足趾用力向前迈步，各关节活动协调，步态平稳。步态不稳及跛行多属病变，疼痛、畸形、两下肢不等长、关节强直或不稳、肌肉瘫痪或痉挛等均可引起各种步态异常。

1. 抗痛性步态

下肢损伤或疾患的疼痛常引起肢体的保护性跛行，其特点为行走时患侧起步迅速，以减少患侧负重。且患肢迈步较小，健肢迈步较大，步态急促而不稳。

2. 肢短性步态

一般肢体短缩在 3cm 以内者，由于骨盆和脊柱的代偿作用，常无明显跛行。若肢体短缩超过 3cm，则骨盆及躯干倾斜，常以患足尖着地或屈健侧髋、膝关节行走，而显跛行（图 4-1）。

3. 关节强直性步态

正常步态是下肢各关节协调活动的结果，若某一关节强直或活动受限导致这种协调动作被打破时，即可表现出不同的跛行步态。

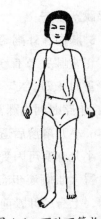

图 4-1 下肢不等长步态

髋关节一侧伸直位强直步态：行走时患者常转动躯干，患肢向外摆出，迈步向前。双侧髋关节强直时，除转动骨盆外，病人依靠膝、踝关节迈小步。

髋关节屈曲位强直步态：屈曲位强直畸形小于 20°～25°时，则腰脊柱前凸走路前俯后仰；屈曲位强直畸形大于 45°～90°时，则跛行更为明显，甚至蹲位前行。

膝关节伸直位强直步态：行走时患侧骨盆上提或患肢向外绕弧圈形前行（图 4-2）。

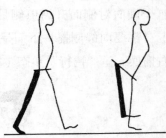

图 4-2 膝关节伸直位强直步态

膝关节屈曲位强直步态：屈曲畸形小于 30°时，行走时可由患肢前足下垂点脚（即马蹄足）代偿，屈曲畸形大于 30°时则呈短缩性跛行步态。

踝关节强直步态：踝关节跖屈位强直，跨步时需要将小腿抬高才能使足尖离开地面，呈跨阶式步态。马蹄足使患肢增长，健肢相形见短，故可引起健肢为短肢的跛行；即行走时，骨盆向健侧沉降，躯干左右摆动；踝关节背伸位强直，触地后前足不能着地负重，跨步距离减少，快步行走时，跛行更加明显（图 4-3）。

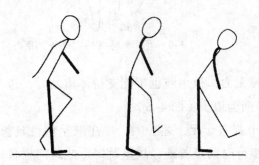
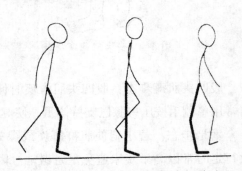

（1）身体前倾以代偿踝关节不能活动而行走　　　　（2）膝过伸以代偿踝关节不能活动而行走

图 4-3 踝关节强直步态

4. 畸形足步态

严重的平跖足畸形，行走时足常呈外展拖行；如足为高弓跖屈畸形时，则行走时常呈跳跃步态。

5. 膝内、外翻畸形步态

正常膝关节有 5°～ 10°外翻角，站立位两内踝及两膝内侧应能靠拢。若膝外翻畸形严重时（即"X"型腿），走路时两股骨内髁常碰撞；膝内翻畸形严重时（即"O"型腿），走路时两内踝常碰撞。

6. 小儿麻痹后遗症的各种异常步态

小儿麻痹可因受累肌肉的范围及恢复情况而表现出各种不同的异常步态。

臀大肌瘫痪步态：臀大肌瘫痪时髋关节后伸无力，故步行时患者常用手扶持患侧臀部，上身后仰腰前挺行进（图 4-4）。

臀中肌瘫痪步态：臀中肌瘫痪时，不能固定骨盆和无力提起及外展大腿，只能靠躯干倾向对侧而升高患侧骨盆，才能提腿跨步向前迈进，故步行时每向前跨进一步，上身都要向健侧摇一下而呈摇摆步态。若双侧臀中肌无力或瘫痪时，则步行时上身左右摇摆，呈"鸭行"步态（图 4-5）。

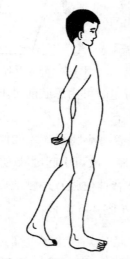

图 4-4　臀大肌瘫痪步态

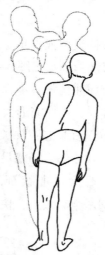

图 4-5　臀中肌瘫痪的"鸭行"步态

股四头肌瘫步态：股四头肌瘫痪时伸膝无力，故患肢也不能支持体重站立，迈步时常用患侧手按压患膝以支持体重，使健肢向前迈步（图 4-6）。

垂足步态：若小腿伸肌群瘫痪或踝关节强直于足下垂位时，则患肢呈假性延长，故行走时常以高举步来避免足趾碰地。因步行时前足着地，故呈跳舞形或跨门槛状步态（图 4-7）。

跟足步态：若小腿屈肌群瘫痪或跟腱完全断裂时，致足踝无力跖屈，故走路时只能用足跟着地，步态失稳，如小脚女人走路状。

7. 剪刀式步态

脑性瘫痪患者，双下肢呈痉挛性瘫痪，步行时双膝僵硬伸直，足跖屈内收，向前跨步时则两膝相互交叉前进（图4-8）。

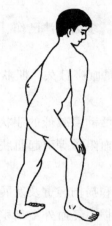
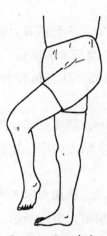
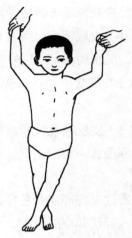

图4-6　股四头肌瘫步态　　　　图4-7　垂足步态　　　　图4-8　剪刀式步态

二、局部望诊

伤科疾病的局部情况，是创伤性骨折、脱位或非创伤性疾患诊断的重要依据。通过对损伤局部的皮肤色泽、肿胀程度、畸形表现和伤口情况及五官等局部的观察，即可对疾病有个初步了解，为进一步检查打下基础。

（一）望皮肤

皮肤为一身之表，内合于肺，卫气循行其间，有保护机体的作用。脏腑气血亦通过经络而外荣于皮肤。凡感受外邪或内脏有病，皆可引起皮肤发生异常改变。因此，望皮肤不仅可以诊察皮肤所发生的病变、判断病邪的性质，而且可以诊察脏腑的虚实、气血的盛衰、内脏病变的轻重和预后等。正常人皮肤荣润有光泽，是精气旺盛、津液充沛的征象。望诊时应注意观察皮肤色泽形态的变化和表现于皮肤的某些病症。

1. 肤色异常

（1）皮肤发赤：皮肤突然鲜红成片，色如涂丹，边缘清楚，灼热肿胀者，为丹毒。发于头面者，名抱头火丹；发于小腿足部者名流火；发于全身、游走不定者，名赤游丹。发于上部者多由风热化火所致，发于下部者多因湿热化火而成，亦有因外伤染毒而引起者。

（2）皮肤发黄：面目、皮肤、爪甲俱黄者，为黄疸，多因外感湿热、疫毒，内伤酒食，或脾虚湿困，血瘀气滞等所致。其黄色鲜明如橘皮色者，属阳黄，因湿热蕴蒸，胆汁外溢而成。黄色晦暗如烟熏色者，属阴黄，因寒湿阻遏，胆汁外溢肌肤所致。

（3）皮肤紫黑：面、手、乳晕、腋窝、外生殖器、口腔黏膜等处呈弥漫性棕黑色改变者，多为黑疸，由劳损伤肾所致；周身皮肤发黑亦可见于肾阳虚衰的病人。

（4）皮肤白斑：四肢、面部等处出现白斑，大小不等，界限清楚，病程缓慢者，为白驳风。多因风湿侵袭，气血失和，血不荣肤所致。

2. 皮肤色泽与弹性异常

（1）皮肤干燥：指皮肤干枯无华，甚至皲裂、脱屑的症状。多因阴津已伤、营血亏虚，肌肤失养，或因外邪侵袭、气血滞涩等所致。

（2）肌肤甲错：指皮肤干枯粗糙，状若鱼鳞的症状。多属血瘀日久，肌肤失养所致。

（3）皮肤硬化：指皮肤粗厚硬肿，僵而无华，失去弹性，活动度减低的症状。可因外邪侵袭、禀赋不足、阳虚血亏、情志内伤、饮食不节、瘀血阻滞等引起肌肤失养所致。

通过对伤部皮肤色泽的观察，以了解和判定人体气血盛衰和损伤轻重及发展变化情况。若伤部皮肤青紫、肿胀范围集中，多为新伤局部络脉受损，经血外溢瘀积的表现；若伤部肤色青、黄，肿胀弥漫，多为损伤较久瘀血漫延；伤部皮色青紫而黯，为伤部血瘀气滞严重；伤部肿胀发红，为瘀血化热有腐脓之势；若肢体损伤后，远端皮色发绀或苍白，为血循受阻，应注意骨折、脱位压迫或血管损伤的可能；若为开放性损伤，肢体高度肿胀而皮色暗褐并向上漫延边界清晰者，为气性坏疽的征象。

（二）望肿胀

《医宗金鉴·外科心法要诀》云："人之血气周流不息，稍有壅滞，即作肿矣。"肿胀是络脉受损，离经之血瘀滞于皮肉腠理之间的表现。一般肿胀严重，损伤也多严重；肿胀轻者，损伤也较轻。故也可以从肿胀的情况来判定损伤的轻重。如四肢的裂纹骨折、青枝型骨折、疲劳性骨折等，多肿胀轻微；四肢遭车辆碾轧、重物压砸所致的复杂性骨折，多有严重肿胀；肌肉严重的挤压性损伤也多有大面积弥漫性肿胀。当然有些特殊部位，虽有较严重的骨折、脱位，外表却肿胀不甚，例如股骨颈囊内骨折，因有关节囊和丰厚肌肉包绕，即使有严重错位而外表也无明显肿胀；脊椎骨折脱位，损伤严重，外部也不一定有严重肿胀。而另一些特殊部位，虽有严重肿胀，却不一定有大的损伤。如头面部，头为诸阳之会，血循旺盛，即使损伤不重也可表现出较严重的肿胀。如头部挫伤后的帽状腱膜下血肿，可出现前额至后枕部的广泛性肿胀，貌似严重，实乃瘀血积聚所致；颜面部的挫伤，可出现面如满月，两眼眯缝的严重肿胀。邪毒入侵之肿，则肿胀较重，且伴局部红热、跳痛胀痛，且多合并全身发热；痰瘀之肿，多弥漫质硬，久肿不散。

（三）望畸形

畸形是损伤轻重的外部表现。望畸形应首先熟悉人体各部位的正常解剖形态，即所谓"素知其体相，识其部位"，才能临证时知常达变，运用自如。一般来说，由于损伤的部位和程度不同，可表现出不同的外部畸形，可用以判定损伤的性质和严重程度。例如股骨上段骨折后，由于肌肉的牵拉，多出现向前外的突起成角畸形；肩部失去浑圆外形而呈方肩畸形者，为肩关节脱位的特征；肘部的靴状畸形，多为肘关节后脱位的表现；腕部的餐勺状畸形，是伸直型桡骨远端骨折的特征；髋关节的内收、内旋和屈曲畸形，为髋关节后脱位的表现，而外展、外旋和屈曲畸形，则是髋关节前下方脱位的特有症状等。总之，某些特殊的损伤和疾患可表现出特定的畸形，不同的畸形则表示为不同的疾患或损伤。

（四）望伤口

损伤肢体若有伤口，或为开放性骨折，应注意观察伤口面积大小、深浅、皮肤边缘情况及创面污染程度和出血情况等，若伤口已经感染还应观察分泌物的性质及感染程度等。

若伤口面积不大，而且表浅、皮缘整齐、创面洁净，多损伤不重，清创缝合后易愈合；如伤口虽小，却有带油珠样的暗红色血液流出，说明伤口与骨折处贯通，或为骨折端刺破后因搬动等人为因素而缩回，易带入污物，清创时应注意；若创面范围大，软组织挫伤重，即或污染不甚，但清创后常因皮肤缺损较多，难以简单闭合伤口；若为钝物挫裂伤，皮肤呈袜套状广泛性剥脱，如处理不当，将会有大片皮肤坏死而长期不愈。

对伤口出血情况也应仔细观察。若创面有少量鲜红色血液渗出，擦拭后有点珠状出血点者，为细小络脉渗血，若创面持续缓慢有暗红色血液涌出者，为局部静脉损伤出血；若伤口有鲜红色血液呈喷射状搏动性出血者，或伤口深而被软组织挡住了喷射的血流，而只见伤口有鲜红色血液涌出者，为较大动脉管损伤，如出血起初为喷射状，而后转为持续性涌血且出血点局限者，为小动脉损伤。对伤口出血要及时处理，细致观察，以防止出血过多而血亡气脱。

若伤口边缘紫黑，渗出暗红色液体伴有气泡溢出，奇臭，肌肉水肿发黑，如烂布样膨出于伤口外，患肢高度肿胀，呈古铜色与近端健康皮肤界限分明者，为气性坏疽的表现，应详细全面检查，果断处理，可望保存肢体或生命。

若创面已感染化脓，应观察脓液的情况、肉芽色泽，以辨虚实寒热。创面脓液稀薄、肉芽淡白久不收口者，为气血两虚；创面肉芽黯红，为局部气血郁滞，如骶尾部褥疮受压后即是如此；若创面肉芽黯红呈水肿样突出者，多为伤口不净，内有异物或死骨；伤口周围皮肤暗褐而中心下陷者，为正气不足；创面肉芽紫红，脓液黄稠，为热毒郁盛。薛己在《正体类要》中论及伤口情况与脏腑气血的关系时说："患处绯红，阴血虚也……若恶寒发热，气血虚也……脓稀白而不生者，脾肺气虚也……脓稀赤而不生者，心脾血虚也。"可供参考。

（五）望肢体功能

肢体功能的观察，对诊断骨与关节的损伤和疾患有重要意义。除观察上肢能否上举、下肢能否行走外，应进一步检查关节各方向的活动是否正常，一般伤筋轻者，肢体活动功能基本不受影响；伤筋重者，在忍痛情况下可进行大部分的功能运动；骨折、脱位、筋断伤者，其肢体活动功能基本丧失。通过观察肢体活动情况，可以判断损伤的部位、轻重，并可通过连续观察发现病情的恢复及进展情况。

望肢体功能要注意：①对四肢、关节的正常生理活动范围应洞悉在胸；②应与摸诊、运动及测量检查相结合；③要通过对比方法来测定其主动和被动活动的功能活动度。

例如，肩关节的正常活动有外展、内收、前屈、后伸、内旋和外旋六种。凡上肢外展不足 90°，而外展时肩胛骨一并移动者，说明外展动作受限制；当肘关节屈曲，正常肩关节内收时，肘尖可接近人体正中线。若做上述动作，肘尖不能接近中线，说明内收动作受限；若患者梳发的动作受限制，说明有外旋功能障碍。若患者手背不能置于背部，说明内旋功能障碍。

肘关节虽仅有屈曲和伸直的功能，而上下尺桡关节的联合活动可产生前臂旋前和旋后活动。如有活动障碍时，应进一步查明是何种活动有障碍。

第二节　闻诊

闻诊包括耳听和鼻嗅两方面。《难经》云："闻而知之者，闻其五音，以辨其病。"闻诊虽包括听声音和嗅气味两方面，但在伤科检查中，应用最多的是听声音，其中包括语音、骨擦音、关节活动和复位音。而嗅气味应用面较小，多用于对某些伤口和分泌物的检查上。

一、全身闻诊

（一）听声音

正常人语音柔和、洪亮，表示元气充沛，身体健壮。若语音低弱不续，为肺脾气虚；语音高亢、气粗，为实证、热证；咳嗽声重、鼻塞，为外感风寒；太息、抑郁，为情志不畅，肝气不舒；语无伦次、妄言谵语、骂言不避亲疏，为神志错乱，精神失常；颈部损伤，高位截瘫患者，多语音低微不续；严重的胸部损伤，语音低微呈耳语，为多发性肋骨骨折合并血、气胸的表现；头部损伤后，可有惊叫、烦躁不安，乃瘀蔽清窍，扰乱神明；伤后大声呻吟，为剧烈疼痛所致。

因小儿不会准确表达伤部病情，家属有时也不能提供可靠的病史资料。故可通过听小儿患者啼哭声，以辨别受伤之部位。检查患儿时，当摸到患肢某一部位时，小儿啼哭或哭声加剧，则往往能提示该处可能是损伤的部位。

（二）嗅气味

嗅气味是通过嗅患者呼吸、二便、伤口分泌物及呕吐物的气味变化，以辨虚实寒热及病情善恶。若患者口臭异常，为胃部实热或口腔疾患；嗳气或呕吐物有腐败食物气味者，为伤食或消化不良；患者二便、痰液，或脓液有恶臭者，属湿热或热毒。开放性骨折，伤口有异味恶臭者，为并发气性坏疽的征象；胸部损伤，患者呼吸有血腥气者，为肺部有瘀血的表现。

二、局部闻诊

（一）听骨擦音

骨擦音是骨折两断端相互碰触而产生的摩擦音响，是骨折的特征。骨擦音既可在检查活动时听到，又可在触诊时感到。《伤科补要》说："骨若全断，则辘辘有声，若骨损未断，动则无声。或有零星败骨在内，动则淅淅有声。"说明骨擦音是诊断骨折和辨别骨折类型的重要方法。骨擦音清脆短小，多见于斜形骨折；粉碎性骨折，多出现连续短小的骨擦音响；若骨擦音较大而夹杂有短小音响者，多为横断或短斜形骨折；肋骨骨折，患者咳嗽或呼吸时，可有"咯噔"的骨擦音响；骨折复位时，多可听到骨擦声响。骨擦音不但是骨折诊断和分型的重要依据，而且可作为检查骨折复位和愈合情况时的参考。青枝、裂纹、劈裂和嵌入型骨折均无骨擦音。骨擦音虽为完全性骨折的确切依据，但绝不可为寻找骨擦音响而进行反复检查而加重病人痛苦或病情。

（二）听关节摩擦音及弹响

有些膝关节病变，检查活动时，常可听到不同声响。如膝关节骨关节炎、半月板和膝关节内游离体等，检查活动时，均可听到不同声响。陈旧性关节脱位，行手法复位活筋时，当活筋达一定程度后，常可测到关节头的滑动声。如髋关节做牵拉、前提试验时，可测得股骨头在髋骨部的滑动声；肩关节喙突下脱位，活筋达一定程度后，牵拉时也可测到肩胛盂下的滑动声。这常可作为测试活筋是否充分，可否进行手法复位的根据。某些筋伤疾患做临床关节活动时，可产生弹响声，如髋关节伸屈活动时出现的弹响声，为筋肉在大粗隆部的前后滑动所致，称为弹响髋。

（三）听肌腱、腱鞘摩擦音

某些筋伤患者常主诉或触摸检查时出现不同的摩擦或弹响声。腓骨长短肌腱支持带损伤后，踝关节伸屈活动时外踝部可出现弹响声，为肌腱在外踝部前后滑动所致；伸屈拇指时出现的弹响声，为慢性劳损所致，屈指肌腱鞘肥厚，指掌关节伸屈活动时产生的声响，称为弹响指；下颌关节咀嚼时发出的"咯噔、咯噔"清脆响声，为感受风寒，血不荣筋所致。

（四）听捻发或握雪音

肌腱周围触诊时出现的"捻发"或"握雪"声响，为慢性劳损肌腱周围发生渗出所致，常见于腕上部的桡侧外展及拇长伸肌肌腱部。某些创伤引起的皮下气肿，触诊时也可发生"捻发"声响。如肋骨骨折刺伤肺组织时，气体可渗于皮下而出现局限或广泛的皮下气肿，严重者可上至颜面、下达臀部，轻轻触摸即有"捻发"音响；开放性骨折周围触到的"捻发"音响，多为并发气性坏疽的征象。

（五）听骨传导音

主要用于检查某些不易发现的长骨骨折，如股骨颈骨折、股骨转子间骨折等。检查时将听诊器置于伤肢近端的适当部位，或置于耻骨联合，或放在伤肢近端的骨突起处，用手指或叩诊锤轻轻叩击远端骨突起部，可听到骨传导音。骨传导音减弱或消失说明骨的连续性遭到破坏。但应注意与健侧对比，检查时，上肢不应附有外固定物，并与健侧位置对称，叩诊时用力大小相等。

（六）听关节复位入臼声

关节脱位在整复成功时，常能听到"咯噔"关节入臼声，《伤科补要》曰："凡上骱时，骱内必有响声活动，其骱已上；若无响声活动者，其骱未上也。"当复位听到此响声时，应立刻停止增加拔伸牵引力，避免肌肉、韧带、关节囊等软组织被过度拔伸而增加损伤。

第三节　问诊

问诊是通过询问病人或家属，以获得诊断疾病的信息，在四诊中占有很重要的地位。《素问·征四失论》云："诊病不问其始，忧患饮食之失节，起居之过度，或伤于毒，不先言此，卒持寸口，何病能中？"指出问诊的重要性。故问诊一向被历代医家所重视，明代医家张景岳指出问诊是"诊治之要领，临证之首务"。问诊，是病人对发病及治疗经过的自我表述，是诊断疾病的直接和最重要线索，对了解疾病的发展变化有重要意义，是辨证施治的重要依据。

一、问基本情况

了解患者的基本情况，如详细询问患者姓名、性别、年龄、职业、婚姻、民族、籍贯、住址、就诊日期、病历陈述者等，建立完整的病案记录，以利于查阅、联系和随访。特别是对交通意外、涉及刑事纠纷的伤者，这些记录尤为重要。

（一）问性别

问诊时要注意不同性别的病人与疾病之间的关系，有些骨科疾病的发生率与性别有着密切的关系。如小儿股骨头骨骺炎，多发生于男孩，男女之比约 4∶1；小儿先天性髋脱位，多发生于女孩，男女之比约 1：6；类风湿关节炎，女性多于男性；青年性椎体骺炎男性多于女性；而血友病只在男性出现。

（二）问年龄

问诊时要注意不同年龄的病人与疾病之间的关系。如小儿桡骨小头半脱位多数发生于 1～4 岁的儿童；肱骨髁上骨折多发生于 2～8 岁的儿童；急性血源性骨髓炎常发生于 4～10 岁的儿童；成骨肉瘤多发生于 10～25 岁的青少年；增生性关节炎多发生在 40 岁以后；强直性脊柱炎青年男性多发；股骨颈骨折、粗隆间骨折多发生于60～70 岁的老年人。因此，记录年龄时，不可笼统地写成"儿童"或"成年"。问清年龄，不但对诊断有着重要的意义，而且对指导治疗也同样重要。如足部三关节融合术，一般要在 8 岁以后才可以施行；骨折的功能复位标准也随年龄的不同而稍有差异。

（三）问籍贯与常住地

有些骨科疾病的发生与出生地和长期居住地有着密切的关系。如大骨节病多发生在我国的东北、华北、西北的低洼、寒冷、潮湿地区，以东北地区更为多见，发病年龄为 10～20 岁的青少年期，如果 8 岁以前离开或 20 岁以后进入发病区则很少发病；骨与关节结核在农村和边远地区多见；放线菌病和布氏杆菌病则多发生在牧区。

（四）问住址

对每个病人都必须记录详细、准确、永久性的通信地址。这是因为多数骨科疾病的治疗期和功能恢复期均较长。后期又多数需要离院康复治疗，也就需要定期复查观察疗效，指导治疗。即使疾病痊愈，对某些疾病，特别是有价值的科研病历，需要跟踪随访多年，以确定远期疗效。对儿童患者则应记录其父母的工作单位和姓名。

（五）问职业

应当询问病人的职业、工种、长期的固定劳动姿势和工作情况，不应只记录工人、农民、职员、干部等。这是因为许多骨科疾病和病人所从事的具体劳动、工作有密切关系。如羽毛球、乒乓球、网球运动员由于反复用力地做伸肘、伸腕的超限运动，使前臂的伸肌群受到反复牵拉性损伤，故易发生肱骨外上髁炎，又称"网球肘"；打字员、电报员、出纳员、会计、纺织工、小提琴和钢琴演奏者，由于手指和腕关节频繁而急骤地伸屈运动，易患屈指肌腱狭窄性腱鞘炎。另外，对骨关节损伤日后活动功能的恢复要求，也应考虑到病人的职业特点。

二、问发病情况

（一）主诉

即患者主要症状及发生时间。主诉是促使患者前来就医的原因，可以提示病变的性质。伤科患者的主诉有疼痛、肿胀、功能障碍、畸形及挛缩等。记录主诉应简明扼要，初步反映病情轻重缓急，为诊断提供重要线索。

（二）发病过程

应详细询问患者的发病情况和变化的急缓，受伤的过程，有无昏厥，昏厥持续的时间，以及醒后有无再昏迷，经过何种方法治疗，效果如何，目前症状情况怎样，是否减轻或加重。生活损伤一般较轻，工业损伤、农业损伤、交通事故或战伤往往比较严重，常为复合性创伤或严重的挤压伤等。应尽可能问清受伤的原因，如跌仆、闪挫、扭挫、坠堕等，询问打击物的大小、重量、硬度，暴力的性质、方向和强度，以及损伤时患者所处的体位、情绪等，如伤者因高空作业坠落，足跟着地，则损伤可能发生在足跟、脊柱或颅底；平地摔倒者，则应问清着地的姿势，如肢体处于屈曲位还是伸直位，何处先着地；若伤时正与人争论，情绪激昂或愤怒，则在遭受打击后不仅有外伤，还可兼有七情内伤。

1. 问发病时间

首先应问清发病的准确时间，以便于掌握病情的急缓、病程的长短。如受伤时间在 2～3 周以内者，则为急性新鲜性损伤。一般新鲜性骨折脱位，多易复位；陈旧性骨折、脱位，复位多较困难，甚或难以用手法复位。如无明显的受伤时间，而为逐渐发病者，多是积累性外力逐渐形成而致的损伤，属于慢性劳损。非外伤性疾病往往病程较长，呈反复发作改变，更应问清首次发病时间。新伤多为实证，陈伤多为虚证，也是内治辨证的重要根据。

2. 问发病原因

问诊时应注意以下几个方面，其一是了解受伤当时的具体程度，现在的症状是外伤后遗症，还是在外伤之后，继之而发展起来的疾病；二是了解外伤与发病的时间间隔，间隔时间长则外伤的作用小；三是了解外伤后症状变化，患者肢体原来无症状，功能正常，伤后立即出现症状，都为外伤性疾病，反之则可能是非外伤性疾病。以损伤性关节炎和关节结核为例，二者都可能有外伤史，但外伤对前者是致病原因，对后者是诱发因素；前者外伤往往是严重的或反复的，后者外伤往往是轻微的。

3. 问受伤时的姿势和体位

任何一种创伤所发生的各种不同部位的骨折，都与受伤当时的姿势和体位有关。即使是同一个部位发生的骨折，也由于受伤时姿势不同，其骨折类型也不同，如肱骨髁上骨折，若是在肘关节伸直位时发生的，骨折近折端就会向前移位，远折端向后移位，则为"伸直型骨折"；若是在肘关节屈曲位时发生的，骨折近折端就会向后移位，远折端向前移位，则为"屈曲型骨折"。对在各种不同姿势下造成的不同类型骨折，治疗方法也各不相同，如外翻型踝部骨折，在手法复位后，需采用内翻位固定；内翻型踝部骨折则与上述相反。因此，诊察骨折病人时，一定要问清受伤当时的姿势和体位，以利于分析骨折发生的机制，判断骨折的性质和类型，为建立诊断和决定治疗提供可靠的参考资料。

4. 问外力作用的性质、强度与方向

对任何外力作用下所造成的骨折或脱位，都要详细地询问外力作用的方式、性质、方向及强度，然后再结合受伤的部位及其承受能力，分析判断其损伤程度的轻重。例如，因走路不慎跌倒发生的骨折，多为闭合性单纯性骨折；因机器挤压发生的骨折，多为开放性粉碎性骨折；由于交通事故发生的骨折，多为多发性骨折或合并重要脏器损伤。所以，根据外力作用的性质和强度不同，可以判断出骨折或软组织损伤的程度，而询问外力的作用方向，可判断骨折端的移位情况。

（三）问伤部情况

问损伤的部位和各种症状，包括创口情况。

1. 问疼痛

疼痛是病人的首要诉述或就诊原因，详细询问疼痛的起始日期、部位、性质、程度。疼痛有隐隐作痛、剧烈疼痛、胀痛、跳痛、灼痛、刺痛、酸困痛、游走痛等。应问清患者是剧痛、酸痛还是麻木，一般痛轻伤亦轻，疼痛剧烈多损伤严重，应及时处理以防病极气脱。询问疼痛是持续性还是间歇性；麻木的范围是在扩大还是缩小；痛点固定不移或游走，有无放射痛，放射到何处。慢性劳损多为酸困痛；瘀血肿胀多为胀痛；肿胀跳痛者，为腐脓表现；疼痛游走不定者，为气伤或风湿痹证等。询问服止痛药后能否减轻；各种不同的动作（负重、咳嗽、喷嚏等）对疼痛有无影响；与气候变化有无关系；劳累、休息及昼夜对疼痛程度有无影响等。

2. 问肿胀

应询问肿胀出现的时间、部位、范围、程度。有肿胀时，应了解其发展变化情况。一般肿胀多先由损伤局部开始向周围扩散，故最先肿胀之处，即损伤之处。肿胀发展迅速者多损伤较重，发展缓慢者多损伤较轻。如系增生性肿物，应了解是先有肿物还是先有疼痛，以及肿物出现的时间和增长速度等。

3. 问畸形

应询问畸形发生的时间及演变过程。外伤引起的肢体畸形，可在伤后立即出现，亦可经过若干年后才出现。与生俱来或无外伤史者应考虑为先天性畸形或发育畸形。

4. 问异常声音

若为胸部损伤，应询问有无呼吸牵扯痛，及咳嗽、咯痰、咯血和咳嗽时有无骨摩擦音响，若有骨摩擦音响为肋骨骨折的确证；四肢管状骨骨折时也会出现明显的骨擦音。

5. 问肢体功能

创伤后的功能情况，是患者的主要诉述之一，也是问诊的重点之一。详细了解伤后肢体功能障碍及变化情况，是分析病情，确定治疗的基础。如有功能障碍，应问明是受伤后立即发生的，还是受伤后经过一段时间才发生的。一般骨折或脱位后，功能障碍或丧失多即刻发生，而筋伤者当时多可坚持工作或活动，休息后反而疼痛、功能障碍加重。若弯腰劳动日久而致的软组织损伤，当时虽有腰部不适，但尚能坚持工作，卧床休息后疼痛反而加重，不能活动甚至卧床转侧亦不便。骨病则往往是得病后经过一段时间才影响肢体的功能。如果病情许可，应在询问的同时，嘱患者做动作以显示其肢体的功能。

四肢的骨折、脱位，虽其主要的负重或支持功能当即丧失，但还应询问当时肢体远端的活动情况，以辨别是单纯的骨折、脱位，还是合并有神经损伤。如单纯的髋关节后脱位，足踝的伸屈活动当不受影响，若足踝不能活动，说明合并坐骨神经损伤；又如单纯的肱骨骨干骨折，腕和手的活动应该不受影响，若腕关节不能背伸或背伸无力，说明合并桡神经损伤等。若有这类情况，还应了解肢体远端的功能障碍，是伤后原发的，还是经过处理或转运继发的。如单纯性的腰椎骨折患者，可因当时短暂的昏厥，而被在场的人以错误方式救治，而致脊髓神经损伤发生下肢功能丧失；也有的单纯骨折，经处理固定后出现了肢体远端的功能丧失坏死征象。问清这些情况，既可作为进一步治疗的参考，也可为处理医疗纠纷提供根据。

6. 问创口

应询问创口形成的时间、污染情况、处理经过、出血情况，以及是否使用过破伤风抗毒血清等。若为开放性骨折，应问明伤口情况，伤处衣物是否破损，伤口深浅、大小及污染程度，骨折端是否穿出皮外，出血情况及色泽等。

三、问全身情况

（一）问神智

头部损伤，应询问伤后有无昏迷、时间长短，醒后有无再昏迷，及有无头痛、呕吐等。如伤后有一过性昏迷伴逆行性健忘者，多为脑髓震荡；伤后一直昏迷不醒者，脑髓损伤多较重；若有醒后再次昏迷者，说明颅内有瘀血压迫；失血或创伤性休克患者可出现意识不清、表情淡漠、反应差等。

（二）问寒热

恶寒与发热是伤科临床上的常见症状，是临床必须了解的症情之一。除指体温的高低外，还有患者的主观感觉。要询问寒热的程度和时间的关系，恶寒与发热是单独出现还是并见。感染性疾病，恶寒与发热常并见；损伤初期发热多属血瘀化热，中后期发热可能为邪毒感染，或虚损发热；骨关节结核有午后潮热；恶性骨肿瘤晚期可有持续性发热；颅脑损伤可引起高热抽搐等。

若病情遇寒冷加重，得热则减，为寒证；遇热加重，得凉则减者，为热证；恶风寒，易外感者，乃卫阳不固；热病患者，出现大热、大汗者，为阳明经证。

创伤初期的轻、中度发热，乃瘀血作热；创伤卧床日久发热者，可能为体虚外感风寒；开放性骨折或手术后发热不退者，可能为邪毒内侵，有腐脓感染之势。

（三）问汗

问汗液的排泄情况，可了解脏腑气血津液的状况。严重损伤或严重感染，可出现四肢厥冷、汗出如油的险象；邪毒感染可出现大热、大汗；自汗常见于损伤初期或手术后；盗汗常见于慢性骨关节疾病、阴疽等。

患者常自汗出者，乃卫气虚弱，腠理不固；夜眠出汗者为盗汗，多为阴虚内热，常见于骨关节的阴疽和骨痨；严重损伤或出血过多或疼痛剧烈，而大汗淋漓者，为亡血气脱的表现；损伤日久或手术后出现自汗者，为气血虚亏。

（四）问官感

询问患者的官感常对疾病的诊断有着重要的意义。耳目为人体的感觉器官，分别与内脏、经络有着密切的联系。问耳目不仅能够了解耳目局部的外伤情况，而且根据耳目的异常变化还可以了解其所循行经络的病变情况。如目昏、雀盲、歧视三者，皆为视力有不同程度减退的病变，有各自的特点，但其病因、病机基本相同，多因肝肾亏损，精血不足，局部脉络不通，目失所养引起，常见于年老、体弱或久病之人，或有神经病损。异常味觉或嗅觉，常是脾胃病变的反映，甚或是局部经络阻闭、神经病损的表现。口味的异常可因跌仆损伤、感受外邪、饮食所伤、七情失调及劳倦过度等诱因导致脏腑功能失调或虚衰，引起脏气上逸于口使然。

（五）问饮食

饮食是后天营养的源泉，饮食情况也能一定程度上反映一般疾病的转归预后。应询问饮食时间、食欲、食量、味觉、饮水情况等。对腹部损伤应询问其发生于饱食后或空腹时，以估计胃肠破裂后腹腔污染程度。食欲不振或食后饱胀，是胃纳呆滞的表现，多因伤后血瘀化热导致脾虚胃热，或长期卧床体质虚弱所致。口苦者为肝胆湿热；口淡者多为脾虚不运；口腻者属湿阻中焦；口中有酸腐味者为食滞不化。

（六）问二便

若为腹部损伤，应了解伤后有无大便或矢气。若已大便或矢气，表明腹腔脏器无严重损伤。若为骨盆骨折，还应了解伤后是否有小便或小便有无带血。若未小便或小便带血，应进一步检查有无尿道或膀胱损伤。伤后便秘或大便燥结，为瘀血内热。老年患者伤后可因阴液不足，失于濡润而致便秘。热病而出现痞满，大便燥结不下者，为热结阳明的腑实证；大便溏薄为阳气不足，或伤后机体失调。腰脊损伤督脉受损，大便干若"算珠"，多日难解，乃脾胃气虚鼓动无力，肠失津濡所致。对脊柱、骨盆、腹部损伤者尤应注意询问二便的次数、量和颜色。

小便情况也可反应疾病虚实寒热消长变化情况。小便黄赤而少，为下焦郁热；小便自利清长频数者，为肾阳虚弱；骨盆骨折，尿液带血或尿道口滴血，尿液不下者，为尿道或膀胱损伤；骨盆损伤，少腹胀满，二便不通（尿道伤除外），乃瘀血阻滞气机不畅；脊柱骨折脱位后，腹胀二便不通，乃督脉受伤，足太阳手阳明二经气机不畅。

（七）问睡眠

伤后久不能睡，或彻夜不寐，多见于严重创伤，心烦内热。昏沉而嗜睡，呼之即醒，闭眼又睡，多属气衰神疲；昏睡不醒或醒后再度昏睡，不省人事，为颅内损伤。失眠多梦者，乃心血不足；失眠梦遗者，为肾阴不足，精关不固；伤后失眠彻夜不寐者，为瘀血作热，阴血不足，神明失司。若为严重骨折，还应注意脑脂肪栓塞或失血过多的可能。

四、问诊疗经过

若不是首诊患者，还应询问以前做过何种诊断和治疗，用过什么药物和治疗方法，疗效如何，病情好转还是恶化。了解上述情况，对诊断及治疗均有重要的参考价值。有些疾病的发展变化，为医源性因素所致，如单纯性的肘关节软组织损伤，可因被动的强力活动而发生骨化性肌炎，致关节强硬；又如肢体的单纯骨折，可因过紧固定，而导致缺血性挛缩甚至肢体坏死。

五、问其他情况

（一）过去史

应自出生起详细追询，按发病的年月顺序记录。对过去的疾病可能与目前的损伤有关的内容，应记录主要的病情经过，当时的诊断、治疗的情况，以及有无合并症或后遗症。例如，对先天性斜颈、新生儿臂丛神经损伤，要了解有无难产或产伤史；询问有无传染病接触史，如骨结核，多有肺结核、淋巴结核、结核性腹膜炎病史。询问有无出血性疾病史，如创伤后或术中出血不止，常有鼻衄、齿衄和肌衄病史，有凝血功能障碍。询问有无长期或反复使用某些药物，以了解有无药物过敏史及用药相关副作用可能引发的病变，对目前所患疾病的诊断和治疗有着重要意义。

（二）个人史

应询问患者从事的职业或工种的年限，劳动的性质、条件和常处体位，以及个人嗜好等。对妇女要询问月经、妊娠、哺乳史等。

询问出生地、长期居住地、环境如何，以分析与地方常见病有无关系。询问饮食习惯、特殊嗜好，了解某些疾病的病因所在。如股骨头缺血性坏死往往与酗酒有关。

成年女性遭受严重创伤可致月经先期和月经过多，询问月经情况，对治疗用药有参考意义。如经期应慎用抗凝血及活血药物。另外，经期盆腔充血常伴有腰痛；停经后因卵巢内分泌不平衡，可导致骨质疏松。妊娠妇女受伤后，要问怀孕的时间，伤后有无腹痛、流血，必要时要请妇产科会诊；在妊娠后期，由于韧带松弛，易见腰部及骶髂关节疼痛。哺乳期缺钙可发生软骨病。妊娠、哺乳期妇女用药时应注意禁忌。

（三）家族史

询问家族内成员的健康状况。如已死亡，则应追询其死亡原因、年龄，以及有无可能影响后代的疾病，对遗传倾向疾病、风湿、痛风、血友病、先天性畸形、骨肿瘤、骨结核等有重要鉴别意义。

第四节　切诊

切诊是中医检查疾病的主要方法，也是伤科检查的重要方法。《正体类要·序》中说："……岂可纯任手法，而不求之脉理，审其虚实，以施补泻哉？"明确指出了切脉的重要性。

伤科切诊有广义和狭义之分。广义的切诊是泛指医者用手检查的方法，主要包括切脉和手法检查两方面；而狭义的切诊，是单指切脉而言。本节所指的切诊，属狭义的切诊，即指切脉而言。而手法检查另设专节进行讨论。

切脉是指医者用食、中、环三指在患者前臂下段掌面的桡侧，桡动脉搏动处，即寸口触摸的一种传统检查方法。通过对两腕寸、关、尺三部脉象的检查，以了解脏腑气血的虚实寒热和邪正的消长变化情况，为辨证施治提供依据。

伤科病的脉象虽和其他科疾病有共同之处，但也有其特点，常见脉象有下述几种。

浮脉：如水漂木，轻按应指，按之稍减不空，举之泛泛有余。多见于新伤瘀肿、疼痛，或伤症复感风寒，或轻型脑损伤初期。

沉脉：如石沉底，轻取不应，重按始得，举之不得，按之有余。沉脉主病在里。伤科以气血内伤较重，腰脊、骨盆损伤，以及瘀血久留、多发性骨折的后期等，均可见此种脉象。

迟脉：脉来缓慢，一息不足四至。迟脉主虚寒证。创伤后瘀血凝滞，筋肉拘挛，或伤久气血虚弱复感寒邪等，可见此脉象。

数脉：脉来频数，来去急促，一息超过五至。数脉主热证。多见于损伤初期的瘀血发热，或伤口感染化脓，损伤失血较多时可出现细数脉象。

滑脉：往来流利，如盘走珠，应指圆滑。主痰饮、食滞、实热等证。胸部损伤，上焦瘀血，气壅血瘀时可出现此种脉象。

涩脉：脉细而迟，来去艰涩，如轻刀刮竹。主血瘀气滞，精血不足，不能濡养筋肉，或气滞血瘀的陈旧性损伤。

洪脉：脉来洪大，状若洪水，滔滔满指，来盛去衰。主热证。热邪内壅，如热邪炽盛的阳明经证，创伤的瘀血化热和伤口感染化脓的早期，可出现此种脉象。

芤脉：浮大无力，按之中空。主失血证。多见于创伤出血或内伤失血过多。

濡脉：浮细而软，应指无力。主气血虚亏。多见于劳伤气血两虚。

弦脉：脉形端直以长，如按琴弦。主痛症。多见于伤后胸胁内伤，或损伤疼痛剧烈时。

细脉：脉细如丝，应指明显，软弱无力。主血亏气虚，多见伤后气血不足，诸虚劳损，伤久体弱等。

结、代脉：为脉来间歇的统称。脉来缓慢，时有中止，止无定数谓之结，止有定数谓之代。主脏器虚弱，心气亏损。可见于损伤初期疼痛剧烈时，或老人损伤脉气不续时。

伤科脉象虽无专著，但历代医家，不乏精湛论述。如《素问·脉要精微论》云："肝脉搏坚而长，色不青，当病坠若搏，因血在胁下，令人喘逆。"即胸胁损伤，脉弦紧者，为瘀血凝滞。《脉经·诊百病死生诀》云："从高颠仆，内有血，腹胀满，其脉坚强者生，小弱者死。"又云："金疮出血太多，其脉虚细者生，数实大者死。"指出脉证相符者为顺证易治，相反者为逆证难治。《伤科补要》论述更详，具有很大的参考价值，兹附录于下：

伤科之脉，需知确凿。蓄血之症，脉宜洪大。失血之脉，洪大难握。蓄血之中，牢大却宜。沉涩而微，速愈者稀。失血诸症，脉必现芤，缓小可喜，数大甚忧。浮芤缓涩，失血者宜；若数且大，邪胜难医。蓄血脉微，元气必虚。脉症相反，峻猛难施。左手三部，浮紧而弦，外感风寒。右手三部，洪大而实，内伤蓄血。或沉或伏，寒凝气束。乍疏乍数，传变莫度。沉滑而紧，痰瘀之作。浮滑且数，风痰之恶。六脉模糊，吉凶难摸；和缓有神，虽危不哭。重伤痛极，何妨代脉，可以医疗，不必惊愕。欲知其要，细心学习。

第五章　平乐正骨检查法

第一节　手法检查

手法检查，是在四诊检查的基础上，根据病情采用检查手法的某一种或某几种具体手法，在患者一定部位进行检查的方法。手法检查是伤科最重要的检查方法。故《医宗金鉴·正骨心法要旨》将其列为八法之首，称之为摸法。即所谓"手摸心会""以手扪之，自悉其情"。又说："盖一身之骨体，既非一致，而十二经筋之罗列序属，又各不同，故必素知体相，识其部位。一旦临证，机触于外，巧生于内，手随心转，法从手出。"说明手法检查，必须熟悉正常人体解剖，临证时才能知常达变，运用自如。《仙授理伤续断秘方》指出："凡认损处，只须揣摸骨头平正不平正便可见。""凡左右损处，只相度骨缝，仔细捻捺忖度，便见大概。"也是说明运用手法检查来了解损伤、复位和愈合的情况。

手法应由轻而重，由浅入深，由近及远，轻柔和缓，两相对比，切勿动作粗暴，以免增加病人的痛苦和损伤。兹将平乐郭氏正骨常用的十种检查手法和运用范围分述于后。

一、触摸法

触摸法是医生用手或借助某些简单器具于患肢或伤处进行触摸揣探，忖度伤情，以了解患肢肿胀、畸形、凉热、感觉和反应等，以确定损伤的部位、性质和程度，为诊断或进一步检查打下基础。触和摸多结合运用，常用于以下几个方面的检查。

1. 摸畸形

利用触摸揣探手法，仔细触摸忖度骨的形态和关节轮廓有无改变、关节缝隙和周围骨性标志位置是否正常。若关节部位空虚凹陷，其旁有圆形骨性突起者，为关节脱位的表现；关节周围的骨性突起标志有移位者，亦多为关节脱位或撕脱性骨折；骨干部位出现凹凸不平，则是骨折的表现。折端平齐者为横断型骨折；折端尖锐者为斜形骨折；有多个尖锐突起者为粉碎性骨折。

2. 摸肿胀

一般新伤或表浅性损伤肿胀较快，肿胀发硬者伤已 2～3 个月；损伤严重，肿胀硬而顶指着，为瘀血停聚，应注意血循情况；若肿而虚软有"捻发"音感者，乃皮肉腠理间有气体积聚，应进一步查明原因；若小范围的漫肿而有"捻发"音者，为劳损性疾患，若肿胀较久，周边硬而中间虚软者，为瘀血化热腐脓；若损伤不久而肿胀虚软有波动感者，为瘀血积聚；若关节周围软组织内触摸到条索状或结节样肿物者，为劳损或痹证的表现，如梨状肌或臀上神经疾患以及顽痹的关节皮下结节等。

3. 触温度变化

用食、中指腹或指被触摸患处或末梢，以测知肿胀和患肢末梢的温度变化，以判别肿胀性质和损伤情况。若肿胀灼热，为瘀血化热，热毒郁结；若伤肢末梢发凉，为瘀血阻滞，气机不通，血循障碍，或血管损伤。

4. 触觉变化

用手指或竹签、钝针，轻触或触刺、触划伤肢末梢，由远及近，或从伤处由近及远，或于某些特定部位测试患者的感觉变化和程度、范围及反应，用以确定损伤的性质、程度和合并症。若伤肢末梢知觉减退或消失，表示有神经损伤，应进一步检查知觉变化的范围，以确定为某一或几个神经损伤；若颈、胸或腰椎损伤以下知觉减退或消失，腹壁反射、提睾反射等消失，提示有脊髓神经损伤。

二、按压法

按压法是用手指在伤部及其周围进行按压，检查有无疼痛和疼痛的性质范围等，用以辨别是骨折还是软组织损伤；或用两手指相辅按压患处，以测定肿胀有无波动或髌骨漂浮，以判定有无积血、积液或积脓。

1. 压痛

压痛是损伤的常见症状。一般骨折压痛较重，单纯脱位压痛较轻；骨折的压痛有重点，且压痛重点处常是骨折所在处，而软组织损伤的压痛常呈片状而无重点；骨折的环周均有压痛，而软组织损伤的压痛仅限于损伤一侧；骨折压痛消失慢，直至骨折愈合后才能消失，而软组织损伤的压痛则随肿胀消退而消失；骨折的压痛范围大小与骨折线的形态有一定关系，横断形骨折压痛范围小，斜形骨折压痛范围大。

2. 波动感

两手指分置肿胀两端相互交替按压，有波动顶指感者，为有积血或积脓；如两手指按压髌骨而手指抬起时则髌骨也随之而起者，为膝关节内积血或积液。

三、对挤法

是用手置损伤部的相对方向，互相对挤，测定有无疼痛，用以辨别是骨折还是软组织损伤。如胸部损伤时，两手分置于脊柱和胸骨前后相对挤压，或于胸廓两侧相对挤压，以测定肋骨有无疼痛，而疼痛的部位即肋骨骨折所在处；也可用两手指置肋骨前后逐根挤压，若有疼痛，而疼痛的部位即该肋骨骨折处。又如骨盆损伤，两手分置于两侧髂前上棘或髂嵴部相互对挤，或两手分置骶部和耻骨联合部前后对挤，若某侧有疼痛，则表示疼痛侧或有骨盆骨折。

四、推顶法

医者一手扶持伤肢患部，一手持伤肢远端，沿肢体纵轴由远端向近端推顶，以测定有无传导性疼痛，若有疼痛，则疼痛部多有骨折存在。如股骨颈的无移位和嵌入型骨折，临床症状较轻，有些尚能勉强走路，甚或初时 X 线亦无阳性显示，但常可用本法测出沿肢体纵轴的传导疼痛；又如儿童的股骨和胫骨干的螺旋形或裂纹型及青枝型骨折，虽临床症状轻微，但本法亦能测出沿肢体纵轴的传导疼痛。特别是股骨颈、胫骨和腓骨的疲劳性骨折，初时尚能参加劳动，X 线片亦可无明显表现，但用该法检查常有阳性表现。长管状骨骨折的愈合情况，也可以用该法检查测定有无纵轴传导疼痛来确定。本法也可配合扭旋或叩击法，结合运用。

五、叩击法

叩击法是临床上根据部位和检查的需要，采用拳叩击、拳掌叩击、指叩击、指指叩击，或拍击或借助器具等几种形式以确定伤处的手法。有直接叩击法和传导叩击法两种。

直接叩击法是以手指或叩诊锤直接叩击各个脊椎棘突，此法多用于检查胸、腰段。

传导叩击法是病人取端坐位，医师用左手掌面放在病人的头顶，右手半握拳以小鱼际肌部叩击左手，如脊椎某处疼痛，则表示该处有病变。

例如下肢的长管状骨无移位或裂纹骨折时，或检查骨折愈合情况时，可用拳叩击足跟部，以测定有无纵轴传导疼痛，来判定有无骨折或骨折的愈合情况；胸、腰椎的压缩骨折或病变，可令病人端坐，用拳掌叩击头顶部，以测定有无纵轴传导疼痛和疼痛出现的部位，而疼痛的部位即骨折或病变的椎体；胸腹部损伤时，采用指指叩击胸、腹壁某部或于不同体位下叩击而出现不同音响，或用手指并拢拍击胸腹壁某部而出现震动反应，以判定损伤的情况和性质。若胸部损伤合并气胸时，可采用指指叩击上胸部 2、3 肋间，两侧对比则气胸侧呈鼓音；血胸则出现实音。腹部受损，出现气腹时，叩诊可见肝浊音区消失；脾破裂时，叩诊可见胃泡鼓音区消失。胸、腹部损伤或疾患，胸腹腔有瘀血或积液时，采用手指并拢拍击胸腹侧壁时，可出现震动反应；颅脑或脊柱损伤或疾患时，可借助器具（叩诊锤）叩击膝、足跟或肘等部的肌腱，测定其反射的强弱或消失，来判断损伤或疾患的轻重和性质。胸、腰椎疾患或损伤时，采用指叩或借助器具叩击患椎棘突时，可引起疼痛。

六、扭转法

扭转法是采用肢体扭转或滚动的方法测定有无纵轴传导痛；或旋转活动范围受限或增大，以辨别有无骨折、关节脱位或韧带损伤。如长管骨的裂纹或无移位骨折，虽临床症状轻微，但持其远端扭转时，可出现骨折部的纵轴传导痛，而软组织损伤时，虽肿胀显著，也无扭转的传导疼痛；髋或肩关节脱位时，持患肢远端扭旋或做患肢滚动时，则必有某一方向的旋转活动受限或丧失；近关节部骨折时，则常有旋转活动幅度增大；关节部筋肉韧带损伤时，旋转活动也可增大；而关节部软组织挫伤严重时，可出现各方向的旋转活动受限。肢体麻痹或严重肌肉松弛时，则关节各方向的旋转活动度均超出正常范围。关节的病理性质改变或骨骺病变，早期其他症状不明显时，多可有旋转受限，例如儿童的髋关节结核和股骨头骨骺的缺血坏死等，最早出现的症状就是髋关节的旋转活动受限。

七、伸屈法

伸屈法是做肢体伤部相邻关节的屈伸或侧屈活动，以测定肢体和关节功能是否正常，来判断肢体或关节损伤的性质和程度。若关节屈伸活动受限，且某一方向受限明显增大并呈弹性固定状，为关节脱位的表现；关节内或近关节部骨折时，则其活动常超出正常范围；关节的某一方向活动范围增大，则为关节周围筋肉韧带损伤的表现。例如膝、肘和指间关节的侧向活动增大时，为侧副韧带损伤的表现；关节和近关节部的软组织挫伤，也可因疼痛而屈伸受限，但程度较轻；而单纯的闪扭筋伤，在患者可忍受的程度内，伸屈活动近乎正常；关节强直时，则伸屈活动均受限或完全不能屈伸，但患者痛苦却不大。关节部筋肉挛缩时，常为伸屈的某一方向活动受限。例如跟腱挛缩时，踝关节背伸障碍；腘绳肌挛缩时，膝关节伸展功能障碍等。筋肉麻痹或松弛时，关节的伸屈活动均超出正常范围，甚至呈半脱位；关节的病理性改变，则筋肉呈保护性紧张状态，而伸屈活动均受限；婴儿期先天性髋关节脱位，伸膝下的屈髋范围明显增大，甚至大腿可贴近腹壁。

八、二辅法

二辅法是两手相互辅助，用以检查管状骨损伤后有无骨异常活动，以确定有无骨折和骨折治疗一定时期后骨异常活动是否消失，以确定骨折愈合情况的方法。如四肢损伤后，采用本法检查有骨异常活动者即为骨折，无骨异常活动者为软组织损伤。骨折经过治疗 4～8 周后，采用本法检查，若骨异常活动已消失，表明骨折已临床愈合；若骨异常活动仍明显，即便 X 线片显示有多量骨痂，仍应判定骨折尚未愈合，相反 X

线片显示仅有少量骨痂或骨折线模糊，而采用本法检查已无骨异常活动者，仍可判定骨折已达到临床愈合。因此，熟练掌握和正确运用本法，可与 X 线片相互印证，以提高诊断水平。

九、弹拨法

弹拨检查法是医者手指端或指腹沿与肌肉、肌腱、韧带等条索状组织垂直的方向，做来回揉拨如弹拨琴弦的一种检查方法。借以判定筋肉、肌腱、韧带的弹性、有无组织粘连及有无上神经元损伤的病理征（如弹拨患者中指末端检查有无霍夫曼征）等情况。临床上用于肌筋膜炎、创伤后期关节功能障碍、肌肉痉挛等的诊断。也可作为治疗筋伤的手法用于临床。

十、对比法

对比法是骨科检查法中常用的方法，注意左右对比或患侧与健侧对比、上下邻近的组织对比等。以保证获得尽可能全面、详尽、客观和准确的资料，避免漏诊、误诊。

上述检查手法，可以单独应用，但多是配合运用。临床应结合其他检查，综合分析，以提高临床诊断水平。

第二节　量诊

量诊是骨伤科的重要检查方法之一，早在《灵枢·经水》中就有"度量"的记载，《灵枢·骨度》中就制定了对骨的测量方法；《仙授理伤续断秘方》更提出了"相度患处"的方法。

量诊包括测量肢体长度、力线、周径和关节活动范围等，量诊应在与健侧对比下检查。

一、量肢体长度、力线、周径

做肢体长度、力线和周径测量时，应首先将两侧肢体置于对称位置，然后选定骨性标志进行测量。例如，测量下肢长度时，应先摆正骨盆（即两髂前上棘连线与剑突至耻骨联合连线相垂直），再将两下肢置于对称体位后进行对比测量。

（一）长度测量法

肢体的长度测量，是伤科临床常用的检查方法，测量时可用卷尺或钢卷尺进行。

肢体显著增长者，常是关节脱位的标志。如髋关节的前下方脱位、肩关节盂下脱位等。肢体短缩，若为关节损伤侧为脱位表现，如髋关节后上方脱位；若伤在骨干，为骨折断段有重叠的表现。

1. 上肢总长度测量法

即由肩峰至桡骨茎突尖部或中指尖部（图 5-1）。

2. 上臂长度测量法

即由肩峰至肱骨外髁部（图 5-2）。

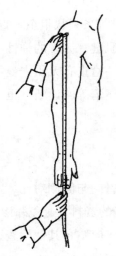 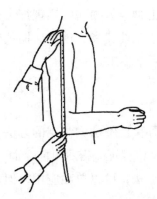

图 5-1　上肢总长度测量法　　　　　　　图 5-2　上臂长度测量法

3. 前臂长度测量法

尺骨长度，由尺骨鹰嘴至尺骨茎突；桡骨长度，由桡骨小头到桡骨茎突（图 5-3）。

4. 下肢总长度测量法

即由髂前上棘至内踝下缘；脐或剑突至内踝下缘（骨盆骨折或髋部病变时采用）。表示下肢与骨盆的关系（图 5-4）。

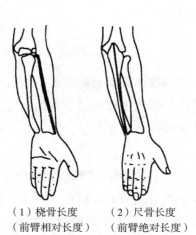 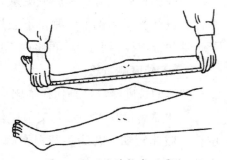

（1）桡骨长度　　（2）尺骨长度
（前臂相对长度）　（前臂绝对长度）

图 5-3　前臂长度测量法　　　　　　　　图 5-4　下肢总长度测量法

5. 大腿长度测量法

由髂前上棘至股骨内髁，或股骨大粗隆顶点至股骨外髁环绕（图5-5）。

6. 小腿长度测量法

胫骨长度，由胫骨内髁顶点至胫骨内髁尖；腓骨长度，由腓骨小头至腓骨外踝下缘（图5-6）。

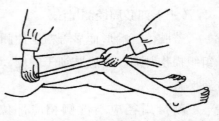

图 5-5　大腿长度测量法（绝对长度）

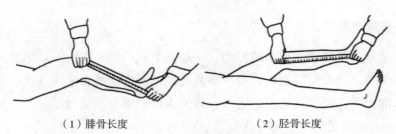

（1）腓骨长度　　　　　　（2）胫骨长度

图 5-6　小腿长度测量法

（二）力线测量法

肢体损伤后，力线的正常与否对下肢的负重尤为重要。因力线不正，将导致关节负重的应力改变而引起病变。

1. 上肢力线

正常由肱骨头中心，经桡骨小头和尺骨小头，三点位于一条直线上（图5-7）。

2. 下肢力线

正常由髂前上棘经髌骨中点通过足1、2趾间，呈一直线（图5-8）。

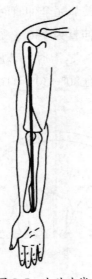

图 5-7　上肢力线

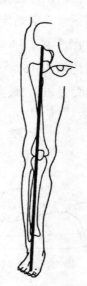

图 5-8　下肢力线

（三）四肢周径测量法

若肢体有畸形而显著粗于健侧者，多为骨折有重叠；无畸形而粗于健侧者，为软组织损伤肿胀。若患肢细于健侧，多为陈伤功能活动差而致筋肉失用性萎缩，或有神经疾患。

测量周径应与健侧相应部位对比进行。常用测量部位有：大腿在髌骨上缘 10 ~ 15cm，小腿在胫骨结节下 10 ~ 15cm，上臂环绕三角肌及肱二头肌中部，前臂在屈肌中部。

二、测量关节活动度

关节活动分主动和被动活动两方面。一般关节强直时，主、被动活动均受限；若仅主动活动受限，而被动活动正常者，多为神经或肌肉疾患；若主动活动受限，而被动活动反而增大者，说明关节稳定度差，可能为韧带损伤或其他疾患。一般多先检查主动活动，主动活动受限者，再检查被动活动。

关节的活动度采用关节量角器测量，没有量角器或有些部位不易准确测量角度时，也可目测并用等分法估计其近似角度。如颈椎前屈，可测下颌颏部与胸骨柄的距离；侧屈可测耳垂与肩峰的距离；胸椎伸屈时，可测颈胸　突间距增减度（正常为 4 ~ 6cm）；腰椎前屈时，可测中指尖与地面距离，或颈、骶棘突间距离增加度（正常可增加 15cm）；手指屈曲范围，可测指尖距远侧掌横纹的距离等。

常用的测量记录方法有以下两种。

（一）中立位 0° 法

该法是目前国际通用的方法。每个关节从中立位到运动所达到的最大角度，两侧对比，分别记录其活动度和患侧的相差度。例如，膝关节完全伸直时为 0°，完全屈曲时为 120°（图 5-9）。若膝关节强直于屈曲 30° 位，则伸直为 –30°，屈曲为 30°；如有 5° 过伸，则记录为 +5°。再如前臂旋转的中立位为 0°，是指肘关节屈曲 90° 位拇指向上。若最大旋前 80°，最大旋后 30°，其旋转活动范围为 80° +30° =110°（图 5-10）。

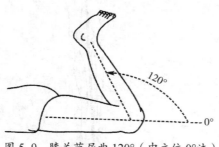

图 5-9　膝关节屈曲 120°（中立位 0°法）

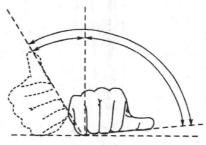

图 5-10　前臂旋转 80°（中立位 0°法）

（二）邻肢夹角法

邻肢夹角法，是以关节上下两个相邻肢段移动时所形成的夹角来计算的。例如，膝关节伸直时为180°，屈曲时成120°角，则膝关节的活动范围为180°－120°＝60°（图5-11）。又如，髋关节伸直时为170°，屈曲时成60°角，则活动范围为170°－60°＝110°（图5-12）。

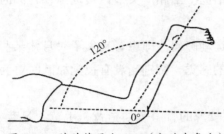

图 5-11　膝关节屈曲120°（邻肢夹角法）

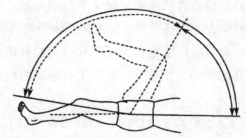

图 5-12　髋关节屈曲60°，伸直170°（邻肢夹角法）

第三节　神经系统检查

一、感觉

感觉包括振动觉、关节位置觉、轻触觉、针刺痛觉、温度觉五种基本形式，振动觉、关节位置觉和温度觉缺失常没有突出症状，轻触觉和针刺觉缺失常有症状。振动觉、关节位置觉属于深感觉，轻触觉、针刺痛觉、温度觉属于浅感觉。

感觉检查需要测试者和患者注意力高度集中，在测试之前首先向患者讲解有关的测试内容及方法，证明患者已经理解这些测试，振动觉和关节位置觉的测试一般比较简单和迅速，常被首先测试。所有的检查需从感觉丧失区到感觉正常区进行。

（一）检查方法

1. 浅感觉

浅感觉包括痛觉、温度觉和触觉。

（1）痛觉：用针尖刺激身体两侧对应部位的皮肤，而且力求每侧刺激的强度相等，被检者不仅要回答"痛"或"不痛"，而且要说明两侧痛的程度是否相同。

（2）温度觉：包括两种不同的感觉——冷觉和热觉。常用两个试管，一个管盛冷水，一个管盛热水。采用检查痛觉相同的方法，以冷热试管交替试之，让被检查者回答"冷"或"热"。

（3）触觉：检查触觉时应用棉花或软毛笔。对体表不同部位依次接触，让被检者立刻回答"有"或"感觉到"。刺激不应过频，其间隔时间不应相等，不应以"涂抹"方法接触，以免压力过大，产生压迫感觉。

做以上检查时，请被检者闭目，以便专心确定和分析所获得的感觉，且可避免用视觉来确定刺激种类。

2. 深感觉

关节肌肉感觉、音叉振动感觉、两点辨别觉、压迫感觉和重量感觉称为深感觉。

（1）关节肌肉感觉：或称位置和运动感觉，用来辨别关节被动运动能力。让患者闭目，检查者从末指（趾）节运动开始，依次逐渐向上给相应关节以被动运动，同时让被检查者回答出指（趾）或肢体所处的位置。

关节肌肉感觉丧失可引起感觉性共济失调的运动障碍。即患者丧失了对身体某些部分的空间定位感觉，丧失了对运动方向和范围的感觉，特别当没有视觉控制时更为明显。

（2）音叉振动感觉：将普通音叉放在软组织较薄的骨上（如指背、手背、足背、胫骨）或关节上，让被检者回答感觉到的振动程度。

（3）两点辨别觉：用钝角的双脚圆规，交替地用圆规的一脚或双脚触碰皮肤，让患者回答一点触碰或两点触碰，检查中逐渐缩小两脚的距离，至能辨别的最小距离为止加以记录。正常人身体各部的两点辨别觉距离不等，指尖为 2 ～ 8mm，手背 2 ～ 3cm，上臂和大腿为 6 ～ 7cm，有个体差异，故应两侧对照检查。

（4）压迫感觉：可用简单的指压法或特殊仪器（压觉计）检查。被检者应将触觉和压觉区别开，并区别不同压力之间的差别。

（5）重量感觉：将重物（砝码）放在伸出的手上来测定。正常人能辨别相差 15 ～ 20g 的重量。

3. 实体感觉

实体感觉是一种复杂的感觉。请被检查者闭目，以触摸来确定手中的物体，描述对于该物的性质（温度、重量、形状、表面、大小）的各种感觉，在大脑皮质结合成对该物体一定的综合概念。如果被检查者触摸的是他所熟悉的物体，并将对该物的感觉和过去对该物的了解进行比较（分析和综合），则能辨认该物。

因为在实体感觉过程中有许多种不同的感觉参与，所以实体感觉消失是由于上述各种感觉，特别是触觉和关节肌肉觉消失所致。但也可能单纯发生实体觉障碍（顶叶受损害时），此时患者能够描述物体的各种性状，但不能通过接触而辨认该物体。

（二）感觉障碍

1. 感觉消失

即指某种感觉丧失或缺失。如浅感觉（痛温觉）消失、深感觉（关节肌肉、振动觉等）消失或深浅感觉全部消失。

2. 感觉减退

即感觉不完全消失或感觉的程度减弱。

3. 感觉过敏

即轻度刺激而有强烈的感觉，表示感觉系统有刺激性病变。

4. 感觉分离

即在同一个区域内单独有几种感觉障碍，而其他感觉正常。如脊髓空洞症的浅深感觉分离，脊髓后索病变的深感觉消失、浅感觉存在等。

5. 感觉过度

特点是兴奋阈增高，对痛刺激又有异常强烈的感觉。患者对微弱刺激的辨别能力丧失，即感觉不出轻微的触觉刺激，温、冷觉消失，精细分析觉如确定刺激部位的感觉、体会刺激性质的感觉均受损失。对于痛觉刺激，必须达到很强的程度才能感觉到，从刺激到产生感觉有一段长潜伏期，一旦产生感觉即为强烈的暴发性疼痛与剧烈的不适，并不能明确定位。此种异常感觉有些类似烧灼性神经痛，但一般不伴随局部的自主神经机能障碍。

感觉过度于丘脑病变时最常见，但并非丘脑病变的特异症状，也可以见于中枢神经系统其他部位（脑干、岛盖、顶叶皮质）病变时，甚至亦可见于周围神经病变。

（三）自发性感觉异常

无外界刺激而发生的感觉异常称为"自发性感觉异常"。

1. 异常感觉

未受外界刺激而产生的不正常感觉，如麻木感、蚁走感、冷或热感、刺痛或灼热感等。

2. 自发性疼痛

即无外界刺激而产生的疼痛，它是感受器、感觉传导束或中枢受刺激的结果。虽说感觉系任何部分的损害都可以引起疼痛或异常感觉，但是，最明显的疼痛现象是发生于周围神经（如正中神经、胫神经）、脊髓感觉后根和脑神经感觉根、脑脊膜及丘脑等部的病变。

3. 内脏反应痛

内脏疾病时的内脏反应痛（"Head带"）是刺激扩散的结果，此时刺激由内脏感受器扩散到脊髓后角的痛觉细胞，结果好像觉得疼痛发生在相当该脊髓节的神经分布区。这种疼痛称为内脏感觉现象，发生这种疼痛的区域名为海特（Head）区。除疼痛外，这里还能发现感觉过敏。与各内脏相当的节段如图5–13所示。

上述内脏感觉现象（疼痛、感觉过敏）有一定临床诊断意义，说明了为什么心绞痛时出现左上肢尺侧缘和第五手指部疼痛，阑尾炎时右髂部疼痛等。有时这些内脏感觉现象是诊断内脏疾病有价值的辅助症状。

4. 烧灼性神经痛

这是一种特殊的疼痛现象，呈烧灼样剧烈疼痛，发生于周围神经，特别是正中神经和胫神经损伤后。痛苦难受的烧灼感常迫使患者不停地用水浸泡患肢。在该神经所支配区域检查时，感觉极度过敏，并伴有许多血管运动异常现象如皮肤发紫、发红等。

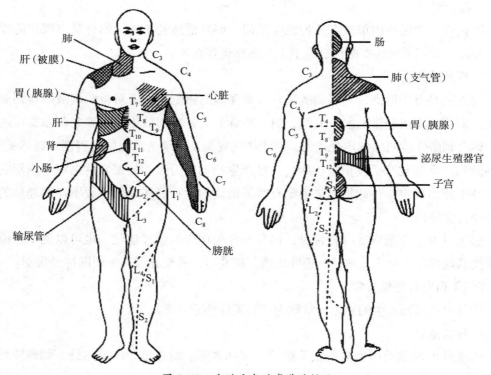

图 5-13　内脏疾患的感觉过敏区

二、运动

运动功能检查的主要内容包括肌力、肌张力、共济运动和不自主运动。

（一）肌力

肌力是指病人做自主随意运动时肌肉收缩的能力与力量。肌力减弱或消失者称瘫痪。肌力完全丧失者称全瘫。肌力减弱者称不全瘫或轻瘫。某神经支配的肌肉瘫痪，多见于周围神经损伤。单一肢体瘫痪称单瘫，见于多数周围神经损害或对侧大脑皮质运动区部分损害。同侧上下肢瘫痪称偏瘫，见于瘫痪对侧大脑半球病变，如脑出血、脑血栓形成等。两下肢瘫痪称截瘫，多见于胸段或腰段脊髓病变。四肢皆瘫痪者称四肢瘫，多见于颈椎疾患。交叉瘫（指一侧颅神经麻痹伴有对侧肢体瘫痪）见于脑干病变。

1. 肌力的分级

肌力判断一般应用英国医学研究理事会（the UK Medical Research Council）MRC6级检查法。0级为完全瘫痪，Ⅴ级为正常。

0级　肌肉无任何收缩。

Ⅰ级　能触知肌肉收缩，但不能产生关节运动。

Ⅱ级　有关节运动，但不能克服地心吸引力运动。

Ⅲ级　能克服地心吸引力运动，但不能抗阻力运动。

Ⅳ级　抗阻力运动，但比正常肌力弱。

Ⅴ级　肌力正常，运动自如。

2.肌力检查法

肌力测量法：嘱病人主动收缩指定的肌肉或肌组，放松其对抗肌，测量其对抗不同阻力的能力。

（1）上肢肌力检查

①三角肌肌力检查：嘱患者平举上肢，医生给予阻力，触摸肌肉收缩。（图5-14）

②肱二头肌肌力检查：嘱患者前臂置旋后位，然后屈肘，医生对此动作给予阻力，并分别触摸肱二头肌之收缩。（图5-15）

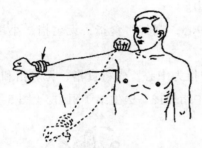
图 5-14　三角肌肌力检查

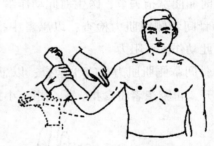
图 5-15　肱二头肌肌力检查

③肱三头肌、肘后肌肌力检查：肩外展，肘屈曲，做抗阻力伸肘动作，并触摸肱三头肌、肘后肌之收缩。

④旋前圆肌、旋前方肌肌力检查：患者肘伸直，前臂旋后位，嘱其前臂旋前，医生给予阻力。

⑤桡侧腕屈肌肌力检查：嘱患者腕关节背伸，继做屈腕动作，医生对此给予阻力，并触摸桡腕关节处紧张的肌腱。（图5-16）

⑥掌长肌肌力检查：嘱患者握拳，并尽量屈腕，可见掌长肌突于皮下，医生对屈腕动作给予阻力。

⑦拇长屈肌肌力检查：医生固定拇指近端指节，嘱患者屈拇指末节，并给予阻力。

⑧指深屈肌肌力检查：患者手指伸直位，医生固定手指中节，嘱其屈手指末节，并给予阻力。

⑨拇短展肌肌力检查：嘱患者拇指做外展动作，医生对此动作给予阻力，并触摸拇短展肌的收缩。

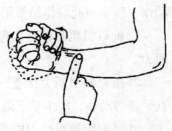
图 5-16　桡侧腕屈肌肌力检查

⑩拇指对掌肌肌力检查：嘱患者拇指向小指做对指动作，医生对此动作给予阻力。

⑪拇短屈肌肌力检查：嘱患者屈曲近节拇指，医生在拇指近节掌面给予阻力。

⑫尺侧腕屈肌肌力检查：嘱患者腕关节呈内收位，在此位置上做屈腕动作，医生对此动作给予阻力。

⑬拇收肌肌力检查：嘱患者做拇指内收动作，医生给予阻力。

⑭小指展肌肌力检查：嘱患者手指伸直，小指做外展动作，医生给予阻力。（图5-17）

⑮小指短屈肌肌力检查：嘱患者拇、食、中、无名指伸直，然后小指的掌指关节屈曲，医生给予阻力。

⑯小指对掌肌肌力检查：嘱患者小指置伸直位，然后小指向拇指方向对合，医生对此动作给予阻力。

⑰蚓状肌、骨间肌肌力检查：嘱患者食、中、无名、小指在近端和远端指间关节伸直位时屈曲掌指关节，医生对此动作给予阻力。

⑱骨间背侧肌肌力检查：以患者中指为中心，嘱其将食指、无名指、小指分开，医生对此动作给予阻力。

⑲骨间掌侧肌肌力（C8）检查：以患者中指为中心，先将食指、无名指和小指伸直并分开，再嘱患者将食指、无名指、小指向中指靠拢，医生给予阻力。（图5-18）

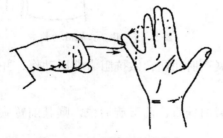 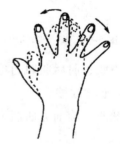

图 5-17　小指展肌肌力检查　　　　图 5-18　骨间掌侧肌肌力检查

⑳肱桡肌肌力检查：患者前臂置于中立位与旋后位之间，嘱其前臂旋前并屈肘，医生对此动作给以阻力。

㉑桡侧腕长伸肌、桡侧腕短伸肌肌力检查：嘱患者腕关节置于外展位，并做伸腕动作，医生对此动作给予阻力。

㉒旋后肌肌力检查：患者前臂置于旋前位，嘱其做旋后动作，医生对此动作给予阻力。

㉓指总伸肌肌力检查：嘱患者掌指关节伸直位，中、末节手指屈曲位，然后做伸直手指的动作，医生给予阻力。

㉔尺侧腕伸肌肌力检查：嘱患者腕关节呈内收位，并做腕背伸动作，医生对此加

以阻力。

㉕拇长展肌肌力检查：嘱患者外展并稍伸直拇指，医生对此动作给予阻力。

㉖拇短伸肌肌力检查：嘱患者伸直拇指近端指节，医生对此动作给予阻力。

㉗拇长伸肌肌力检查：嘱患者拇指末节伸直，医生对此动作给予阻力。

㉘指浅屈肌肌力（C8、T1）检查：嘱患者屈曲食指至小指中任一手指的近端指间关节，其余手指由检查者固定于伸直位，医生对屈指动作给予阻力。（图5-19）

（2）下肢肌力检查

①长收肌、短收肌、大收肌肌力检查：患者仰卧，先将双下肢伸直外展，然后做夹腿动作，医生对此动作给予阻力。

②股薄肌肌力检查：嘱患者股内收，膝关节屈曲，小腿内旋，医生触摸该肌肉的收缩。

③髂腰肌肌力检查：患者坐位或仰卧位，先屈曲膝关节，再做屈髋动作，医生给予阻力。（图5-20）

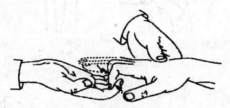
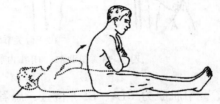

图5-19　指浅屈肌肌力检查　　　　　图5-20　髂腰肌肌力检查

④缝匠肌肌力（L2、L3）检查：患者坐位，膝关节半屈曲位，嘱其外旋大腿，医生对此动作给予阻力，并触摸该肌肉的收缩。患者卧位时，髋、膝关节屈曲，用力外展，医生给予阻力。（图5-21）

⑤股四头肌肌力检查：患者坐位或仰卧位，膝关节屈曲，嘱其伸直膝关节，医生给予阻力。（图5-22）

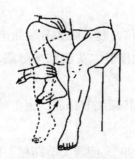
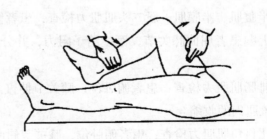

图5-21　缝匠肌肌力检查　　　　　图5-22　股四头肌肌力检查

⑥梨状肌、闭孔内肌、闭孔外肌、股方肌肌力检查：患者坐位，小腿在桌外下垂，做髋关节外旋、内旋动作，使小腿向内、外摆动，阻力加于小腿下端，依患者肌力大

小差异而不同，患者可做全范围（或部分范围）髋外、内旋动作，或触及大转子上方肌肉收缩。（图 5-23）

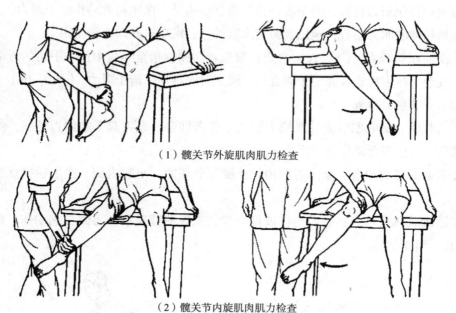

（1）髋关节外旋肌肉肌力检查

（2）髋关节内旋肌肉肌力检查

图 5-23　梨状肌、闭孔内肌、闭孔外肌、股方肌肌力检查

⑦臀中肌肌力（L4、L5）检查：患者侧卧位，下肢伸直内旋，大腿做外展动作，医生给予阻力，并触摸肌肉收缩。（图 5-24）

⑧阔筋膜张肌肌力检查：患者俯卧位，膝关节屈曲，小腿向外移动，医生对此动作给予阻力，并触摸该肌肉的收缩。

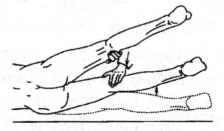

图 5-24　臀中肌肌力检查

⑨臀大肌肌力检查：患者俯卧位，小腿屈曲，大腿后伸，医生给予阻力。

⑩半腱肌、半膜肌、股二头肌肌力检查：患者仰卧位，髋、膝关节屈曲至 90°，在此位置上嘱患者屈曲膝关节，医生给予阻力，并分别触摸股二头肌和半腱肌、半膜肌的收缩。

⑪腓肠肌肌力检查：患者俯卧位，膝关节伸直。嘱其踝关节跖屈，医生给予阻力，并触摸该肌肉的收缩。

⑫比目鱼肌肌力检查：患者俯卧位，膝关节屈曲至 90°，使踝关节跖屈，医生给予阻力，并触摸该肌肉的收缩。

⑬胫骨前肌肌力检查：嘱患者足背伸、内翻，医生给予阻力，并触摸该肌肉的收缩。

⑭胫骨后肌肌力检查：嘱患者足部跖屈并同时做足的内收、内旋动作，医生对此动作给予阻力，并在足舟状骨结节的后下方可触及该肌腱。

⑮趾长屈肌肌力检查：患者近端趾节伸直位，嘱其屈曲 2～5 趾之末节，医生在其趾端跖面给予阻力。

⑯蹬趾长屈肌肌力检查：将患者蹬趾的跖趾关节固定于伸直位，嘱其屈曲蹬趾末节，医生在其蹬趾端跖面给予阻力。

⑰趾短屈肌肌力检查：医生将患者的 2～5 跖趾关节固定于伸直位，嘱其屈曲 2～5 趾近端趾间关节，并对此动作给予阻力。

⑱短屈肌肌力检查：患者蹬趾趾间关节保持伸直位，嘱其屈曲蹬趾跖趾关节，并给予阻力。

⑲蹬展肌肌力检查：嘱患者用力将蹬趾与第 2 趾分开，医生对此动作给予阻力。

⑳跖方肌、小趾展肌、小趾短屈肌肌力检查：嘱患者外展小趾，医生对此动作给予阻力。

㉑足蚓状肌肌力检查：嘱患者足趾的跖趾关节屈曲，近端和远端趾间关节伸直，医生对此动作给予阻力。

㉒足骨间肌肌力检查：嘱患者做足趾的分开与合拢的动作，医生对此动作给予阻力。

㉓腓骨长肌肌力检查：嘱患者足尽量跖屈，并使足外翻，医生给予阻力。

㉔腓骨短肌肌力检查：嘱患者足背伸并外展，医生给予阻力。

㉕趾长伸肌肌力检查：嘱患者伸 2～5 趾末节，医生对趾端背侧给予阻力。

㉖蹬长伸肌肌力检查：蹬趾伸直位，嘱患者做蹬趾背伸动作，医生给予阻力。

（3）躯干部肌力检查

①胸锁乳突肌肌力检查：嘱患者颈向左转，医生给予阻力，同时触摸胸锁乳突肌（副神经、C2、C3）。（图 5-25）

②斜方肌肌力检查：嘱患者耸肩，给予阻力（副神经，C3、C4）。（图 5-26）

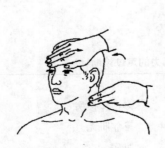

图 5-25　胸锁乳突肌肌力检查

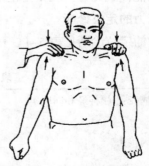

图 5-26　斜方肌肌力检查

③头后肌群肌力（C2～C5）检查：嘱患者头后伸，医生给予阻力。（图5-27）

④膈肌肌力（C3～C4或C4～C5）检查：嘱患者深呼吸，医生触其腹壁紧张度。
（图5-28）

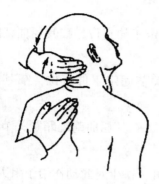

图5-27　头后肌群肌力检查

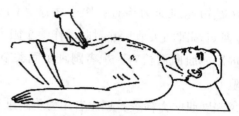

图5-28　膈肌肌力检查

⑤腹斜肌肌力（T5～T12、L1）检查：
嘱患者仰卧前曲，旋转躯干，医生给予阻
力。（图5-29）

⑥背肌肌力检查：嘱患者俯卧腰后伸，
医生触摸肌收缩。

⑦腹直肌肌力（T7～T12）检查：嘱患
者仰卧，头肩抬起，医生给予阻力。

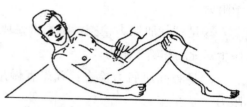

图5-29　腹斜肌肌力检查

3. 肌无力的表现形式

（1）上运动神经元性（UMN）：肌张力高、腱反射亢进和锥体束性肌无力（上肢
伸肌和下肢屈肌力弱）。

（2）下运动神经元性（LMN）：肌萎缩、肌束颤动、肌张力降低和腱反射消失。

（3）肌病：肌萎缩、肌张力低、腱反射减弱或消失。

（4）神经肌肉接头病：疲劳性肌无力、肌张力正常或减低、腱反射正常。

（5）功能性肌无力：肌张力正常、腱反射正常、无肌肉萎缩，肌肉力量变化无常。

4. 肌无力的定位诊断

肌无力的定位诊断见表5-1。

表5-1　肌无力的定位诊断

弥漫性病变：（颅神经和四肢）	
神经	多神经根病
神经肌肉接头	重症肌无力
肌肉	肌病

续表

四肢肌力弱：	
上运动神经元	颈髓损伤、脑干病变、双侧大脑损伤
下运动神经元	多神经根病、周围神经病
上、下运动神经元混合性	运动神经元病
肌肉	肌病
单侧和下肢肌力弱	颈髓半切（注意其感觉体征）
	脑干病变（注意脑干体征）
	大脑病变（注意大脑半球体征）
双下肢肌力弱：	
上运动神经元	脊髓病变
下运动神经元	马尾神经病变
	注意两者均有括约肌功能障碍
单肢无力：	
上运动神经元	病变在最高受累平面以上
	注意其他体征可以帮助定位
下运动神经元	单神经——单神经病
	单神经根——单神经根病
多灶性肌力弱：	
上运动神经元	多发性中枢神经系统病变
下运动神经元	多发神经根病
	多发性单神经根病——多发性单神经炎
波动性肌力弱：	
不符合解剖分布	功能性肌力弱或者重症肌无力

（二）肌张力

肌张力的测试对确定病变的存在以及部位有非常重要的提示意义，但特别难以进行评估。测试时应确保患者放松，或至少用对话分散其注意力，以不同的速度重复每个活动。

1. 检查方法

检查者持患者肢体做被动运动，观察肌肉阻力。亦可握捏被检肌群，注意其硬度。阻力大者或肌肉较硬者为肌张力高，反之为肌张力低。一般来说，根据瘫痪部分的肌张力，可将瘫痪分为痉挛性和弛缓性两种。前者病变在中枢运动神经元（即上运动神经元），表现为肌张力增高、肌萎缩不明显、腱反射亢进、有病理反射；后者病变在周围运动神经元（即下运动神经元），表现为肌张力下降或消失、肌肉萎缩、腱反射消失、无病理反射。

（1）上肢：检者一手握住患者同侧手，另一手握其上臂或前臂，通过被动抬肩、屈伸肘、使前臂旋前和旋后，然后环绕腕关节，来判断上肢诸肌的张力。

（2）下肢

1）臀部的肌张力测试：患者直腿平卧，左右转动膝部。

2）膝部的肌张力测试：把手放在膝关节下，将其快速托起，观察足跟。握住患者膝部和踝关节，屈伸膝关节。

3）踝部的肌张力测试：握住患者踝部，将足跖屈和背屈。

2. 检查结果

（1）正常：在整个运动范围内有轻微的阻力。

（2）肌张力减低：在整个运动范围内无阻力，肢体远端较重。如快速抬举膝部时，足跟不离开床面。肌张力完全丧失者，肢体呈弛缓状态。

（3）肌张力增高：在整个运动范围内有明显的阻力。可出现肌张力突然增高的肌"锁扣"现象，如快速抬举膝部时，足跟很容易抬离床面，呈强直状态。

在整个运动范围内肌张力均高，如同弯曲一条铅管，称为铅管样强直。如在整个运动范围内肌张力有规律地断续暂停，称为齿轮样强直。

3. 检查可见的几种特殊情况

（1）肌强直：表现为转换活动方向时动作迟缓。如嘱肌强直患者握拳后立刻伸开时，患者只能缓慢松开。

（2）肌张力不全：患者维持的姿势处于动作的极端状态，伴协同肌和拮抗肌同时收缩。

（3）叩击性肌强直：用叩诊锤叩击肌肉后出现局部肌肉痉挛性收缩。常见于舌肌和拇短展肌。

4. 检查结果的意义

（1）弛缓状态或张力下降：常见原因为下运动神经元病变或小脑病变；少见于肌病、脊髓休克、卒中早期和舞蹈病。

（2）肌张力明显增高或强直状态：为上运动神经元性病变。

（3）铅管样或齿轮样强直：见于锥体外系综合征，常见原因为帕金森病和吩噻嗪类药物副作用。

（4）抗拒反射或张力失调：见于双侧额叶病变，常见原因为脑血管病。

（5）肌强直：见于强直性肌营养不良（常伴秃额、眼睑下垂、白内障和心脏传导障碍）和先天性肌强直。两者均可伴叩击性肌强直。

（三）共济运动

正常人能精确地完成随意运动，有赖于小脑对多个功能单位的协调作用，称为共济运动。当小脑出现病变时，协调动作发生障碍，称为共济失调。检查共济运动功能的常用方法有三种。

1. 指鼻试验

检查时让病人伸直前臂，随即屈臂用手指触自己的鼻尖，先练习 2～3 次，再让病人闭眼重复同样动作，观察动作是否稳准。共济失调的病人，病变同侧手指指鼻时摇晃不稳，不能一下准确地触到鼻尖。

2. 跟膝胫试验

让病人仰卧，将一侧下肢抬高，然后屈膝将脚跟放在另侧膝部，并沿胫骨前缘下滑，观察动作是否稳准。动作稳准为共济运动正常，否则为共济失调。

3. 闭目直立试验

让病人闭目并足直立，双上肢向前平举，如病人左右摇摆，甚至要倾倒，闭目难立征阳性，为共济失调的表现。

（四）不自主运动

不自主运动为随意肌的某一部分、一块肌肉或某些肌群出现不自主收缩。是患者意识清楚而不能自行控制的骨骼肌动作。多因脑或脊髓的运动神经元或神经肌肉接头的异常兴奋所致。

1. 抽搐

肌肉快速、重复性的、阵挛性的或强直性的无意收缩，常为一组或多组肌肉同时产生，有时在面部或肢体对称部位出现，振幅大且不局限，多由一处向他处蔓延，频度不等，无节律性，受体内外因素影响，伴有躯体不适及其他异常感觉，检查时多无异常所见。

2. 痉挛

肌肉或肌群的断续的或持续的不随意收缩。某些痉挛可伴肌痛、肌强直和（或）不自主运动及头、颈、肢体、躯干扭转畸形等。呈持续的节律性肌收缩，间有肌松弛者称阵挛性肌痉挛；较持久的肌收缩则称强直性肌痉挛。大部分痉挛属于此种。

3. 震颤

震颤是由于主动肌与拮抗肌交替收缩引起的关节不自主的、快速节律性运动，这种运动可有一定方向，但震幅大小不一，以手部最常见，其次为眼睑、头和舌部。

4. 肌阵挛

肌阵挛为肌肉或肌群突发的、短促的闪电样不自主收缩。可见于正常人，病理性肌阵挛分为节律性和非节律性两种，以前者多见。

5. 舞蹈样运动

舞蹈样运动是一种无目的，没有预兆的无规律、不对称、幅度不等的快速的不自主运动。头面部舞蹈运动表现为皱额、瞬目、咧嘴、舌不自主伸缩、摇头晃脑等转瞬即逝的怪异活动，常影响说话。在肢体表现为无一定方向的大幅度运动，患者常难以维持一定的姿势。

6. 手足徐动症

手足徐动症又称指划运动。以肌强直和手足缓缓地强直性伸屈性运动为特点，可发生于上肢、下肢、面部和头颅。通常以上肢远端和面部最明显。患者的手指常出现不规则的"蠕动样"徐动性运动，掌指关节过度伸展，诸指扭转，可呈"佛手"样的特殊姿势。参与徐动性动作的肌肉张力增高。下肢受累时，行走发生困难，诸趾扭转，蹈趾自发性背屈。患者呈现各种奇形怪状的不自主动作。舌头时而伸出，时而缩回。头部向左右两侧扭来扭去，有时咽肌受累而发生吞咽和构音困难。这些不自主动作于安静时减轻，睡眠时完全停止，精神紧张或做随意动作时加重，但感觉正常，智力可有减退。

7. 扭转痉挛

扭转痉挛又名变形肌张力障碍、扭转性肌张力障碍，是躯干的徐动症。临床上以肌张力障碍和四肢近端或躯干顺躯体纵轴畸形扭曲为特征，肌张力在扭转时增高，扭转停止时正常。

其他不自主运动还有偏侧投掷运动、肌纤维震颤、肌束颤动和肌纤维颤动等。

三、反射

反射是神经活动的基本形式。机体接受外界刺激信号后，传入中枢神经，再由中枢神经传至运动器官，产生动作的过程，称为反射。根据感受器的深浅不同，分为浅反射和深反射。浅反射的感受器在皮肤、黏膜和角膜等表浅组织；深反射的感受器在比较深部的肌腱和骨膜等。临床上常根据反射的产生与作用不同，将反射区分为牵张反射和保护反射。

（一）牵张反射

牵张反射是指骨骼肌在受到外力牵拉时引起受牵拉的同一肌肉收缩的反射活动，有腱反射和肌紧张两种类型。牵张反射的支配神经：感受器（肌梭、腱梭）→传入神经→中枢（脊髓前角 α 运动神经元）→传出神经→效应器（同一肌肉的梭外肌）。腱反射是指快速牵拉肌腱时发生的牵张反射，主要是快肌纤维收缩。腱反射为单突触反射。肌紧张是指缓慢持续牵拉肌腱时发生的牵张反射，表现为受牵拉的肌肉发生紧张性收缩，阻止被拉长。肌紧张是维持躯体姿势的最基本的反射活动，是姿势反射的基础，是多突触反射。

临床上检查时刺激肌腱、肌肉引起的各种所谓深反射应称牵张反射。牵张反射的基本支配神经大都比较简单，但它们也受高级中枢的控制。在其脊髓支配神经中断时，它可以消失；在它失去高级中枢控制时，可以亢进。

（二）保护反射

保护反射是指脊椎动物受到伤害性刺激时，受刺激的一侧肢体会出现屈曲反应，关节的屈肌收缩、伸肌弛缓，因而也可以称之为屈肌反射。此反射在生理上具有保护意义，是比较原始的反射，在生理状态下它们因为受到大脑皮质的抑制而表现不出来，在失去高级中枢或者婴儿期锥体束发育不完全之前均可出现所谓的巴宾斯基反射，这也是一种原始的保护反射。

临床上的浅反射，是刺激皮肤、黏膜引起的肌肉快速收缩反应。虽然也是皮肤–肌肉反射，但在生理意义上也属于保护反射，它们的支配神经较长，反射冲动可能上达皮质顶叶以及运动区或者运动前区。因此在锥体束受损时，浅反射不亢进，表现为减弱或者消失。

（三）反射的检查方法

1. 浅反射

（1）角膜反射：用棉纤维轻触患者角膜，正常应出现瞬眼动作，比较两侧反射强度。若刺激不出现瞬眼或瞬眼缓慢，表示角膜反射消失或减弱，单侧者表示同侧第五脑神经受损，双侧者表示脑干损伤或昏迷深重。

（2）睫毛反射：用手指或棉纤维轻触一侧眼睫毛，正常可引起眼睑瞬动。这是一种防御反射，它比角膜反射消失晚，如消失表示昏迷很深。

（3）压眶反应：用拇指按压一侧眶上缘，可引起同侧上肢屈曲动作，或举起上肢反抗。同侧肢体不动而对侧肢体出现动作者，表示同侧肢体瘫痪。若出现四肢伸直并外旋动作（去大脑强直动作），为脑干损伤的表现。如四肢均无反应，表示昏迷很深。

（4）咽反射：用压舌板触咽后壁引出，出现咽下运动，有时出现咳嗽或呕吐动作。支配神经为舌咽和迷走神经的感觉纤维及核、舌咽和迷走神经运动核和运动纤维。

（5）腭（软腭）反射：触软腭而出现。反应是软腭悬雍垂上举。支配神经和咽反射相同。咽反射和软腭反射很不恒定，健康人也可以不出现。然而一侧反射减弱或者消失具有诊断意义，所以应分别试验两侧。

（6）面颊针刺试验：用针轻刺患者面颊部，可引起头部扭向对侧以逃避刺激。如一侧无反射应表示该侧面部感觉减退，有第五脑神经损害；两侧均无反应，表示昏迷很深。

（7）胸骨针刺试验：用针轻刺胸骨部皮肤，如刺激偏于一侧则引起同侧上肢屈曲，其意义与压眶试验相同，但比压眶试验更灵敏。反应消失表示昏迷很深。

（8）四肢针刺试验：用针轻刺四肢皮肤，被刺肢体可出现屈曲动作，如不活动表示该肢体瘫痪；如出现伸直以代替屈曲动作，表示有脑干损伤；如四肢均无反应，表示四肢瘫痪或严重昏迷。

（9）腹壁反射

1）上腹壁反射：划肋弓以下的腹壁皮肤引出。

2）中腹壁反射：划脐水平两侧的皮肤引出。

3）下腹壁反射：划腹股沟韧带上方的腹壁皮肤引出。

划时应迅速，用稍尖之物。划的方向由外向内。上腹壁反射为 T7、T8 脊髓阶段支配；中腹壁反射为 T9、T10 脊髓阶段支配；下腹壁反射为 T11、T12 脊髓阶段支配，反应是腹壁肌肉收缩。（图 5-30）

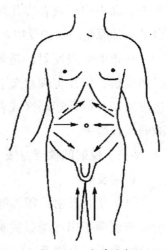

图 5-30　腹壁反射

（10）提睾反射：轻划大腿内侧皮肤而引出，方向由下向上。表现为该侧提睾肌收缩，睾丸上举。此反射在正常人可有轻度的不对称（可能是由于睾丸在阴囊中之位置不同所致）。支配神经为生殖股神经，由 L1、L2 神经根分支组成。

（11）跖反射：用叩诊锤柄或尖物划足内缘或外缘时出现。划的方向可由下向上，亦可由上向下；有时在划时稍加压力。反应是足趾的跖屈，当反射增强或刺激很强时，可出现足背屈，并伴有膝和踝关节的屈曲（缩腿），形成防御反射。在检查时患者仰卧，下肢平放在诊察台上，或是检查者用左手执住患者下肢，并使其稍屈曲。支配神经为坐骨神经，由 L5、S1 神经根分支组成。

（12）肛门反射：以针刺肛门附近皮肤而引出，表现为肛门括约肌收缩。支配神经为肛尾神经，由 S4、S5 神经根分支组成。

2. 深反射

（1）眉弓反射：用叩诊锤叩击眉弓的内缘引出。反应是眼睑闭合（眼轮匝肌）。支配神经为三叉神经第一支、三叉神经感觉核、脑桥中的面神经核及面神经。

（2）下颌反射：口稍张，用叩诊锤叩击下颌引出，反应是咀嚼肌（咬肌）收缩，使下颌上举。支配神经为三叉神经下颌支的感觉纤维、三叉神经感觉核、脑桥的三叉神经运动核及三叉神经第三支运动纤维。此反射在正常人并不常存在或微弱，在病理情况（例如假性延髓麻痹）下则显著增强。（图 5-31）

（3）肱二头肌反射：用叩诊锤叩击肘弯的肱二头肌肌腱引出。反应为肱二头肌收缩，肘关节屈曲。支配神经为肌皮神经，由 C5、C6 神经根分支组成。

检查时医生用左前臂托着患者的前臂，令患者半屈肘，检查者以左手拇指的指腹压肌腱，右手持叩诊锤叩击检查者拇指远端背侧来完成检查。（图 5-32）

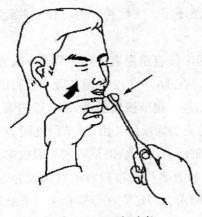

图 5-31 下颌反射

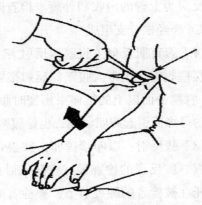

图 5-32 肱二头肌反射

（4）肱三头肌反射：用叩诊锤叩击肱三头肌肌腱，引起该肌收缩和肘关节伸展。叩击的位置在鹰嘴上方 1.5 ～ 2cm 处。检查的位置与肱二头肌反射相同。检查者以左手握住被检者一手，被检者上肢放松，肘关节屈成直角（有时略呈钝角更佳）。此反射亦可以用另一方法检查：在肘部稍上方处持住被检者的上臂，使其肌肉完全放松，前臂及手自然下垂，弯曲肘关节呈直角或略呈钝角，然后用叩诊锤在鹰嘴上方叩击。支配神经为桡神经，由 C7、C8 神经根分支组成。（图 5-33）

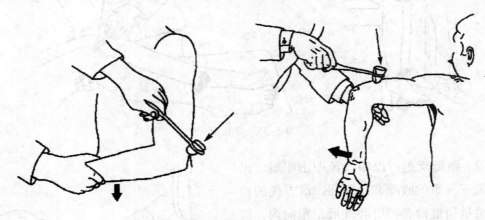

图 5-33 肱三头肌反射

（5）腕桡反射：以叩诊锤叩击桡骨茎突而引出，其反应为肘关节弯曲、旋前和手指弯曲，表现得最明显的往往是前臂旋前。检查时，被检者的肘关节应屈曲成直角或略呈钝角，前臂旋转中立位，由检查者用手托住。支配神经为正中神经、桡神经和肌皮神经，由 C6、C7、C8 神经根分支组成。（图 5-34）

（6）肩臂反射：用叩诊锤叩击肩胛骨的内缘时出

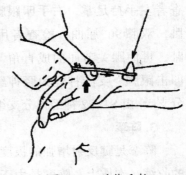

图 5-34 腕桡反射

现，反应为上臂的内收和外旋。检查时上臂应自然下垂。支配神经为肩胛下神经，由 C5、C6 神经根分支组成。

（7）腹直肌反射（腹壁深反射）：用叩诊锤叩击腹直肌左右各距中线 1～5cm 处，同侧腹壁收缩。正常人腹壁深反射很弱或引不出，在 T6～T12 脊髓节段病变时消失，在 T6 脊髓平面以上的锥体束病变时腹壁深反射亢进（腹壁浅反射消失）。叩击第 9 肋尖端肋弓缘而引起腹肌收缩，也是腹壁深反射，称胸肋缘反射（由 T5 节段支配）。

（8）膝反射：以叩诊锤叩击膝盖骨下方的膝腱而引出，结果是股四头肌收缩，小腿伸展。膝反射的检查最好在病人卧位时进行，检查者站在被检者的右侧较为方便，左手托在被检者的膝关节下，被检者的腿弯曲成钝角，两足支在诊察台上，下肢肌肉应完全放松，以右手持叩诊锤叩击髌腱，可分别检查两侧的膝反射。此外，也可坐位时检查，被检者的小腿应靠着诊察台或床的边缘，自然地下垂，与大腿呈直角，两足离地，以叩诊锤叩击髌腱即可。膝反射的支配神经为股神经，由 L2、L3、L4 神经根分支组成。（图 5-35）

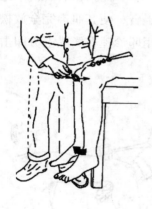
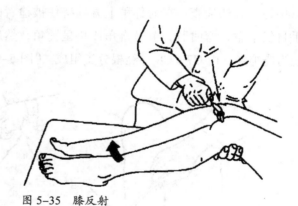

图 5-35　膝反射

（9）跟腱反射：以叩诊锤叩击跟腱，出现小腿三头肌的收缩和足跖屈。最方便的检查方法是请被检者仰卧膝外展足跟向内，检查者左手持足掌，右手叩跟腱。或被检者俯卧，双膝 90° 屈曲，检查者用左手握其两足趾，再使踝关节屈曲成直角，然后用叩诊锤叩击跟腱。支配神经为胫神经（坐骨神经的分支），由 S1、S2 神经根分支组成。（图 5-36）

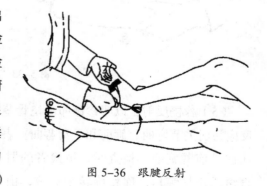

图 5-36　跟腱反射

3. 阵挛

阵挛是腱反射增强的极度表现。阵挛是在拉长某一肌腱后该肌肉所发生的有节律的收缩。本质上，阵挛是由于肌腱不断地拉长而引起的一连串的腱反射。最常见的是髌阵挛和踝阵挛。

（1）髌阵挛：骤然向下推动膝盖，并将推下的膝盖继续保持于这个位置，即可引起髌阵挛。检查时，被检者仰卧，下肢伸直。检查者用拇指和食指持住膝盖，冲击状向下推移。附着在髌骨囊上缘的股四头肌腱即被拉长，当膝反射高度增强时，就足以引起该肌收缩，肌腱继续拉长，肌肉的收缩便一个接着一个，引起膝盖有节律的运动。

（2）踝阵挛：患者亦取仰卧位，检查者用右手握住其足的远端，使膝和髋关节屈曲，猛力推足使踝关节背屈。此时（当跟腱反射极度活跃时），由于跟腱的拉长而发生足的有节律的跖屈和背伸运动。

阵挛可见于锥体束损害和精神紧张时。因为髌阵挛和踝阵挛只是膝腱反射和跟腱反射高度增强的指征，所以它们可以发生在任何有腱反射增强的场合，也包括神经系无器质性病变时。不过在神经症和全身生理反射亢进时的阵挛和器质性病变时的阵挛不同，前者通常不甚恒定，两侧表现的程度一般相等，且不伴有其他器质性症状。如两侧反应不对称，则常表示有器质性疾病存在。反应不对称多由一侧反射减弱（如神经、神经根或脊髓灰质中的支配神经损坏），或者由于一侧反射增强（锥体束损坏）所致。因此，判定反应是否对称非常重要。所以检查应仔细，最好两侧对比，在叩诊或做其他检查时，应注意两侧用力相同，最好重复几次，用各种方法对照检查，以便确诊。

4. 病理反射

（1）上肢病理反射：霍夫曼（Hoffmann）征。检查时用左手托住患者一手，右手的食指和中指夹住患者的中指，并以拇指轻弹或以叩诊锤轻叩而引出。反应是患者拇指及其余各指做出屈曲动作。（图5-37）

（2）下肢病理反射

1）Babinski 征：用一钝尖刺激物，刺划患者足掌外缘。正常人出现足底反射，五趾跖曲，锥体束

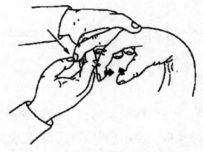

图 5-37　霍夫曼（Hoffmann）征

损伤时，出现踇趾背屈或伴其余四趾扇形散开。这是最重要的一个病理反射。据临床经验，如操作和判断准确，此反射的"假阳性"是很少见的。检查 Babinski 反射时须注意以下三点：①刺激物不可过尖或过钝。以方物钝角或以 2mm 左右直径尖钝头（类似织毛衣的粗针尖）为宜。②用力适当，不可过强或过弱，以不引起疼痛但有一定压力为宜。③划引部位，一般是足掌外缘及足背、足掌交界处外缘较易引出。但这三点都会因人因病情而有差异。当一种刺激物、一种力量、一个刺激部位不适时，还应细心地试用一下其他刺激物、另一种力量、另一个刺激部位，以便最后确定此征是否存在。

2）Oppenheim 征：拇指及示指沿病人胫骨前缘用力由上向下滑压，阳性反应同Babinski 征。

3）Gordon 征：拇指和其他四指分置腓肠肌部位，以适度的力量捏，阳性反应同Babinski 征。

4）Chaddock 征：竹签在外踝下方由后向前划至趾跖关节处为止，阳性反应同Babinski 征。

5）Conda 征：将手置于足外侧两趾背面，然后向跖面按压，数秒后突然松开，阳性反应同 Babinski 征。

以上 5 种测试方法不同，结果一样，临床意义相同。（图 5-38）

6）Schaiiffer 征：捏夹或压迫跟腱而引起蹈趾反射性背屈。

7）Rossolimo 征：检查者用叩诊锤或手指急速叩击第二至第五趾趾端引起其反射性跖屈。

上述各种病理反射，都是锥体束病变的指征，是低级运动装置与大脑皮质联系中断的表现。但一岁半以内的婴儿，由于尚未直立行走，锥体束的发育不完全等，也能见到这类反射。因而，对婴儿期出现的这种反射，不能认为是病理反射。

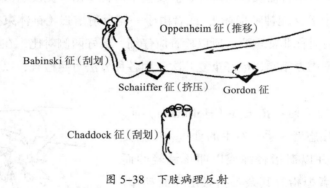

图 5-38　下肢病理反射

（3）脑膜刺激征：脑膜受激惹的体征，是脑膜病变时脊髓膜受到刺激并影响到脊神经根，当牵拉刺激时引起相应肌群反射性痉挛的一种病理反射。

1）颈项强直：病人仰卧，检查者以手托扶病人枕部做被动屈颈动作，出现颈肌抵抗。颈椎骨折与个别颈椎病也可阳性。

2）Kernig 征：病人仰卧，先将一侧髋关节屈成直角，再抬高小腿，正常人可将膝关节伸达 135°以上，脑膜病变时可出现伸膝受限、疼痛、屈肌痉挛等阳性体征。

3）Brudzinski 征：病人仰卧，下肢自然伸直，医生左手托住病人枕部，一手置于病人胸前，然后使头部前屈，出现两侧膝关节、髋关节屈曲为阳性。

上述征象在脑膜炎时最为明显，蛛网膜下腔出血时也可出现。

（4）防御性反射：也是锥体束病变的指征。在横贯性脊髓损害时，表现得特别明显。捏夹、针刺（有时须连刺几次）或猛使足背曲，完全瘫痪的肢体仍能"回缩"，髋、膝及踝关节均不自主屈曲（缩短反应）。此种防御反射对判定脊髓横贯性损伤有一定意义。在脊髓横贯水平以下的部位给予刺激，可引出此种反射。

四、神经系统定位诊断

（一）脊髓损伤定位诊断

当脊髓与高级中枢离断时，在急性期，首先出现脊髓休克现象，表现为横断面以下的脊髓所支配的骨骼肌肌张力降低甚至消失、外周血管扩张、无汗、大小便潴留、牵张反射与保护性反射全部消失。

脊髓休克只发生于损伤水平以下，以后脊髓反射可以逐渐恢复，需数周或数月以上。（图 5-39）

高颈段（C1～C4）病变综合征：四肢上运动元瘫痪，病灶水平以下全部感觉丧失，高张力型（上运动元型）膀胱功能障碍（尿失禁），可能有神经根痛。如病变在 C2、C3，根痛在枕部或耳后；如病变涉及 C4，则有膈肌麻痹（呼吸困难）或出现膈肌刺激现象（呃逆）；如病变较高而涉及枕骨大孔区，则可能出现后颅凹症状，如眩晕、眼球震颤、颈项强硬、强迫头位等；病变涉及三叉神经，则有同侧面部感觉障碍；累及副神经则有同侧胸锁乳突肌与斜方肌萎缩。在急性横贯性损伤时，首先出现脊髓休克；休克解除后，才能陆续表现出上运动元瘫痪的特征。

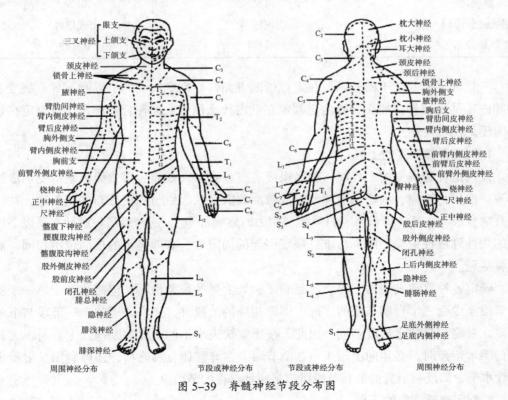

图 5-39　脊髓神经节段分布图

颈膨大（C5～T2）综合征：上肢为下运动元瘫痪（弛缓性瘫痪），下肢为上运动元瘫痪（痉挛性瘫痪）。各种感觉丧失，膀胱功能障碍，尿失禁。可有向上肢放散的神经根痛，常有霍纳（Horner）征（损伤同侧眼睑下垂、半脸无汗等）。

胸脊髓（T3 ～ T12）综合征：上肢不受影响，下肢有上运动元瘫痪（痉挛性瘫痪），尿失禁，病灶水平以下全部感觉丧失，此时神经根痛可为束带样箍痛。

腰膨大（L1 ～ S2）综合征：下肢为下运动元瘫痪。下肢及会阴部感觉丧失，排尿障碍。

脊髓圆锥（S3 ～ S5）综合征：四肢均无麻痹，会阴部（马鞍区）感觉丧失，低张力型膀胱功能障碍（尿潴留）。

马尾综合征：下肢可有弛缓性瘫痪。排尿障碍、阳痿，下肢及会阴部感觉丧失。病初常有剧烈的神经根痛，多不对称，一侧下肢为重，可类似坐骨神经痛，臀反射、肛门反射往往消失。有时需与椎间盘突出等病症造成的根性病变综合征鉴别。见表 5-2。

表 5-2　脊髓圆锥与马尾病变鉴别

症状与体征	圆锥病变	马尾病变
自发疼痛	很轻	严重根性疼，早期即出现
感觉障碍	可能为感觉分离	各种感觉均有障碍
肌抽动	可见	很少
膀胱直肠障碍	出现较早	出现较晚
体征分布	对称	不对称

一旦确定病变位于椎管内，在定位诊断方面，要判定病灶的上界和下界；病变在脊髓内还是脊髓外，如在脊髓内应判定在髓内什么位置，如在脊髓外，还应判定在硬膜内还是在硬膜外。

1. 判定脊髓病变的上界

在判定脊髓病变的上界时，神经根痛有重大意义。根痛为感觉后根直接受刺激的表现，性质为钝痛、串痛，沿神经根放散。放散区域大致与病变分布区相一致，往往伴有脑脊液冲击征（即咳嗽、打喷嚏、用力时疼痛加重）。这种疼痛与病灶水平以下区域的灼性弥散性束痛不同，与椎骨病变引起的局限性、有叩痛点的椎痛也不相同，需注意鉴别。

确定各种感觉丧失的上界，也是确定病灶上界的重要根据。但需注意，每一个皮肤节段至少受三个脊髓节段的支配，即除相应的节段外，还有邻近的上一节段与下一节段，脊髓与脊柱之长度不同。因此，按感觉缺失水平的上界判断病灶上界时，尤其进行手术治疗时，必须向上推 1 ～ 3 个节段。在脊髓休克解除后，还可利用反射确定病灶水平，即反射消失的最高节段可能是病灶存在的节段。

2. 判定脊髓病变的下界

在判定脊髓病灶水平之下界时，首先是根据反射变化，以反射亢进的最高节段常可推断病变下界。例如，患者有膈肌麻痹，则病变水平在 C4 节段等。

立毛反射：分为脑立毛反射与脊髓立毛反射。脑立毛反射是用锐物或冷物（冰块）刺激颈后三角，正常人同侧半身出现立毛反应；脊髓横贯病变时，脑立毛反射不能扩布到病灶水平以下，因而能确定病灶上界。脊髓立毛反射是刺激患者足底、足背的皮肤，立毛反应由下向上扩散到脊髓病灶水平以下，因而，可作为判定病灶下界的参考。

反射性皮肤划纹症：是以尖锐的刺激用适当的力量刺划皮肤（注意刺划范围应自病灶以上数节段至病灶以下数节段），经过 5 ~ 30 秒，在划过的部位两侧 1 ~ 6cm 范围内出现不整齐的花边样红色或白色皮肤反应，持续 30 秒到 10 分钟。反射性皮肤划纹症是脊髓反射经后根、脊髓自主神经中枢、自主神经传出纤维构成节段性反射通路。因此，在横贯性脊髓病变、神经根病变及周围神经病变时，均可破坏其反射通路，使反射消失。在脊髓横贯病灶水平以下，此种反射往往过强。故亦可作为定位诊断之参考。

某些内脏功能变化亦有定位诊断价值，如膀胱测压，再如观察 Horner 征等，均有一定意义。

在用这些临床方法判定病灶下界有困难时，可考虑脊髓碘油造影或气造影，以判断病灶范围。对于病灶广泛而散在的病例应注意避免不必要的造影。

3. 髓内与髓外病变的鉴别

髓内病变多起始于脊髓断面的中央部位，较常见的是室管膜瘤、胶质瘤、脊髓空洞症，在发病后相当长的时间内，症状和体征仅限于病变的节段范围内，呈节段型感觉障碍。由于痛、温觉（部分触觉）纤维在脊髓灰质前联合内交叉，部分触觉纤维直接入后索，故病变早期多有痛、温觉丧失及触觉存在的感觉分离现象。由于病变起于脊髓断面的中央部位，不直接刺激神经根，因而很少发生剧烈的根痛现象，也不出现脑脊液冲击征（咳嗽、打喷嚏时沿神经根放散的串痛），如有自觉的感觉异常，可能在病变节段范围内产生自发性冷、灼感觉，如病灶邻近的节段（病灶以上）痛觉传导细胞受刺激，可产生深部钝痛感。在病程的绝大部分时间内（除非到极晚期），其病变节段范围内的体征为下运动元损伤特点，有反射消失及肌萎缩，下运动元损伤体征比较广泛。肛门周围及鞍区的痛温觉纤维因紧靠脊髓断面的外缘，因而会阴部的痛、温觉多不减退或丧失。锥体束征如出现也较晚。腰穿时，椎管内阻塞的现象不如髓外病变时明显。

脊髓髓外病变与髓内病变的体征有很大区别。早期症状可以仅限于受累神经根分布范围内，表现为条带样（根型）串痛，多伴随脑脊液冲击征，如髓外病灶刺激脊髓丘脑束、可在病灶对侧身体某部出现传导性痛、温觉异常。在这一阶段，如不做细致的感觉检查，往往误诊。病变进一步发展时，根痛更加明显，病灶同侧锥体束受损，出现上运动元瘫痪，如后索受损，出现深感觉障碍，对侧出现传导型痛、温觉丧失，构成完全或不完全的半侧脊髓病变（Broun-Sequanel）综合征。诊断比较明确。病变晚期，病变节段的脊髓扭曲受压，形成横贯损伤，根痛仍然可以存在。病变节段以下的感觉、运动机能均丧失，膀胱直肠机能障碍，肛门周围皮肤感觉障碍，痛、温觉障碍自下而上的发展呈传导型分布。病变累及节段少，多只限于脊髓的 1 ~ 2 个节段，为

髓外病变的特点。腰穿时椎管内阻塞现象于早期即出现。（表 5–3，图 5–40、图 5–41）

表 5–3　脊髓内与脊髓外病变的区别

症状体征	髓内病变	髓外病变
根性疼痛	极少	早期出现，明显
脑脊液冲击征	无	有
感觉障碍类型	节段型	传导型
会阴部感觉	极少受累	早期出现障碍
锥体束征	出现晚	出现早
病变范围	节段较多	节段较少（尤其肿瘤）
椎管阻塞	不明显	明显
脑脊液	蛋白增高轻微	蛋白增高明显
脊柱 X 线片	椎间孔无改变	椎间孔可见扩大

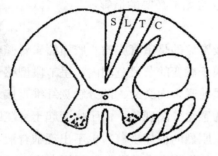

图 5–40　脊髓后索纤维排列顺序

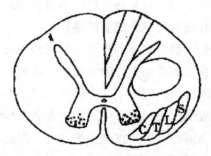

图 5–41　脊髓丘脑束纤维排列顺序

4. 脊髓髓内病变的定位诊断

脊髓髓内病变，在进行性病变的较早阶段，对于某些特殊的变性病，病变可限于脊髓断面的某一部位，表现出特殊的定位体征。

前角病变：主要表现是病变前角支配的肌肉萎缩、弛缓性瘫痪、反射消失，肌电图上出现巨大综合电位，无感觉障碍和病理反射。最常见的疾病是脊髓灰质前角炎，进行性脊髓性肌萎缩等。

后角病变：主要表现是痛、温觉消失，触觉、深感觉存在，感觉障碍在病灶侧呈节段型分布，可伴发反射消失、营养障碍。最常见的疾病是脊髓空洞症、髓内胶质瘤（早期）等。

灰质前联合病变：主要表现是双侧节段型痛、温觉消失，触觉和深感觉存在，可伴发反射消失、营养障碍。最常见的疾病是脊髓空洞症，脊髓中央管积水、出血等。

中间侧柱（侧角）细胞变性：主要表现是"特发性直立性低血压"，一般中年发病，伴发泌汗障碍、阳痿、括约肌功能障碍，直立时收缩压下降 20mmHg 以上，对

Valsalva 动作的反应消失。有时伴发多系统变性如橄榄脑桥小脑萎缩和类似帕金森病的体征（称 Shy-Drager 综合征）。

侧索病变：如主要病变限于皮质脊髓束（锥体束），表现为同侧肢体上运动元瘫痪或不全瘫痪、肌张力增强、肌腱反射亢进、出现 Babinski 征。可见于原发性侧索硬化。如病变主要限于脊髓小脑束，表现为肢体共济失调，多为双侧。可见于 Friedreich 共济失调。

后索病变：主要表现为深感觉障碍、肌肉关节位置觉消失、音叉震动觉消失，因而有感觉性共济失调。可见于脊髓痨、黄韧带肥厚、后侧索联合变性等。

后索和侧索联合变性：除表现为深感觉障碍外，同时表现有侧索病变的体征。

（二）上肢主要神经损伤定位诊断

上肢神经包括臂丛及其各个分支（干），臂丛由第 5 颈神经至第 1 胸神经神经根的前支构成，第 5、6 颈神经组成上干，第 8 颈神经、第 1 胸神经组成下干，第 7 颈神经单独为中干。由各干再各分出前后股，上、中干的前股构成外侧束（C5～C7），下干的前股构成内侧束（C8、T1），三干的后股共同构成后束。在臂丛根部的分支有胸长神经（C5～C7）、肩胛背神经（C4～C6）。从干部分出的分支有：①肩胛上神经（C5、C6）；②外侧束，包括肌皮神经（C4～C6）、胸前外侧神经（C5～C7）、正中神经的外侧头（C5～C7）；③后束，包括肩胛下神经（C5～C7）、胸背神经（C6～C8）、腋神经（C5、C6）、桡神经（C5、T1）；④内侧束，包括臂和前臂内侧皮神经（C8、T1）、尺神经（C8、T1）、正中神经内侧头（C8、T1）。见表 5-4。

表 5-4　上肢神经根支配和主要腱反射

神经根	运动	反射
C5	肩关节外展、屈肘	肱二头肌
C6	屈肘（半旋前）	旋后肌
C7	伸指和伸肘	肱三头肌
C8	屈指	指
T1	手部小肌肉	无

1. 正中神经

正中神经在腕部受伤害后出现拇指对掌、示中指掌指关节屈曲、指间关节伸直无力或不能，以及掌面桡侧 3 个半手指及其中节和远节指背面的皮肤感觉障碍。正中神经在肘损伤后，出现前臂旋前、屈指功能障碍，以及腕部伤害的症状和体征。大鱼际肌萎缩。如果旋前圆肌和手的大鱼肌功能正常，手部感觉也正常，只有屈腕和屈肌群功能障碍，说明正中神经的骨间掌侧损伤部位应在肘下。如果只有手部大鱼际肌运动障碍而屈肌正常，说明系正中神经有骨间掌侧神经分支以下损伤或腕部损伤。（图 5-42）

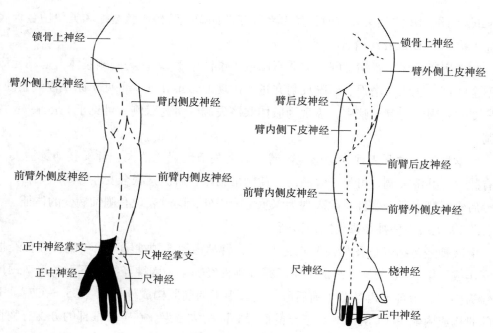

图 5-42　正中神经损害

2. 尺神经

（1）腕部损害

1）手掌尺侧及小指两侧、环指尺侧感觉障碍，而手背尺侧半皮肤感觉正常。

2）小指对掌、手指并拢与分开：屈环指和屈小指掌指关节、伸指间关节及拇指内收功能障碍，骨间肌特别第一背侧骨间肌明显萎缩塌陷，小鱼际变平。环、小指爪状畸形，即掌指关节过伸，指间关节屈曲。如果正中神经与尺神经同时遭到伤害，其手畸形如猿手，即大小鱼际肌扁平，所有手指呈爪形。

（2）肘上或肘部损害

1）手掌部尺半及小指两侧、环指尺侧以及手背尺侧半感觉障碍。

2）除手部肌肉功能丧失、爪形手外，尺侧腕屈肌麻痹，屈腕时手向桡侧偏斜，小指远指间关节屈曲力量减弱。

总之，如果尺侧腕屈肌功能正常，损伤部位应在前臂，如果尺侧手背感觉正常，损伤部位应在腕部，如果只有内在肌运动障碍，而支配区感觉正常，说明只有深支损伤，如果只有感觉功能障碍说明浅支损伤。（图 5-43）

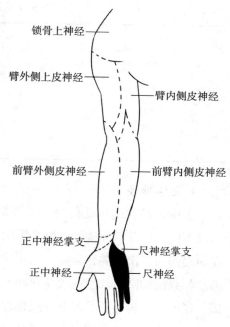

图 5-43　尺神经损害

3. 桡神经

桡神经主司伸肘，前臂中立位屈肘，前臂旋后、伸腕、伸指、伸拇功能及主司前臂背侧中间条带、手背桡侧及桡侧2个半手指近节背侧皮肤的感觉，损伤后这些运动和感觉功能发生障碍。

（1）腕部前臂远1/3损害：只伤及浅支，仅出现手背桡侧和桡侧2个半手指近节背面皮肤感觉障碍，不会出现运动障碍。

（2）肘关节下损害

1）运动障碍：深浅支已分开，可以单支损害，亦可同时遭损害。单纯浅支损害，只有感觉障碍，没有运动障碍。单纯深支损害，只出现运动障碍，不出现感觉障碍。如同时遭损害时，运动、感觉均发生障碍。伸腕功能存在，但桡侧腕短伸肌和尺侧腕伸肌无收缩力，伸指、伸拇、前臂旋后功能障碍。

2）感觉障碍：同腕部损害。

（3）肘上损害：桡神经肘上损害多为桡神经主干伤，位于肱桡肌、桡侧腕长伸肌分支之上，不但出现肘下部遭损害出现的运动和分布区感觉障碍，而且还将出现前臂中立位屈肘功能（肱桡肌）及伸腕功能完全障碍（桡侧腕长伸肌支也遭损害），出现典型的垂腕征，另外也可能出现前臂背侧中间条带皮肤感觉障碍。

（4）腋部损害：桡神经所支配的所有肌肉运动和运动功能丧失，除桡神经臂中部损害的症状和体征外，还会出现肱三头肌瘫痪，出现伸肘困难，如果腋神经功能正常，桡神经损伤平面应在腋神经分支以远。（图5-44、图5-45）

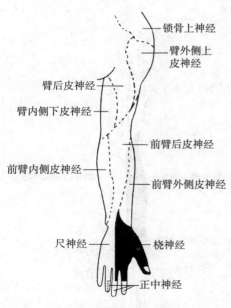

图5-44　桡神经腕部损害感觉障碍区

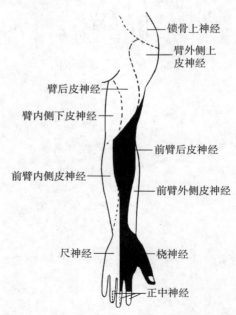

图5-45　桡神经臂部和起始部损害感觉障碍区

4. 肌皮神经

（1）肘部损害：肘部由于肌皮神经的延续支已成为前臂外侧皮神经，损害后只有前臂外侧皮肤感觉障碍，而无运动障碍及肱二头肌萎缩。

（2）腋窝部损害：如损害在缘肱肌支之远侧，臂内收力无影响，而肱肌及肱二头肌肌支及前臂外侧皮神经均受累及。因此可出现肱肌、肱二头肌肌力减弱或消失，屈肘障碍，肌萎缩，腱反射障碍，前臂外侧皮神经分布区感觉障碍。

（3）喙突部或其上部损害：由于系肌皮神经的起始部损害，肌皮神经所有运动和感觉功能均丧失，除腋部损害症状、体征外，还有臂内收力减弱。（图5-46、图5-47）

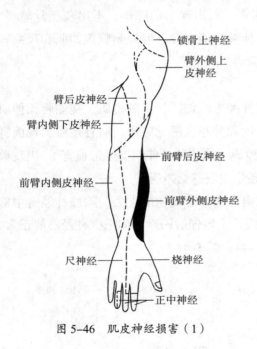

图 5-46 肌皮神经损害（1）

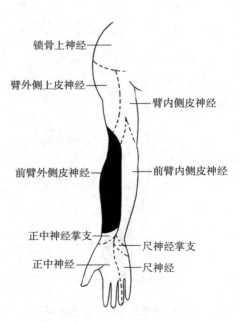

图 5-47 肌皮神经损害（2）

5. 腋神经

腋神经损伤的主要表现是三角肌瘫痪，肩外展无力或不能，三角肌萎缩，肩关节呈半脱位，方肩畸形。让病人主动行肩外展时，三角肌无收缩或收缩无力。腋后及三角肌表面的皮肤感觉障碍。（图 5-48）

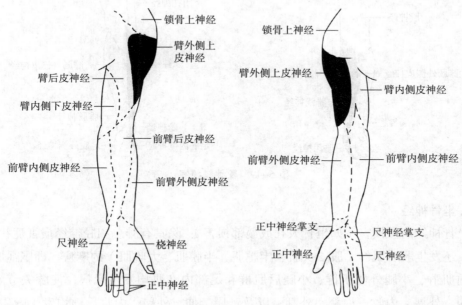

图 5-48　腋神经损害

（三）下肢主要神经损伤定位诊断

1. 股神经

（1）股神经膝部损害：在膝部股神经损害，只能损害其皮支而不会伤及其肌支，因此只出现膝内侧、小腿内侧及内踝、足内侧皮肤感觉障碍，而无运动障碍。

（2）股神经腹股沟部损害：临床表现：①股四头肌麻痹，肌力、肌张力减弱或消失，髌腱反射减弱或消失。表现膝关节伸直无力或不能，股四头肌萎缩，电生理学检查呈神经源性损害。缝匠肌肌力减弱，大腿及膝外旋力减弱。而大腿内收和髋屈曲力（髂腰肌）正常。②大腿前面和膝、小腿、踝、足内侧的皮肤感觉障碍。③腹股沟压痛和叩击痛，向腿内侧放射。

（3）髂窝部股神经损害：临床表现：①腹股沟部股神经损害的临床表现。②腰大肌、髂腰肌屈髋关节功能无力或不能，大腿内收力减弱。③ Thomas 征常为阳性，股神经牵拉试验阳性。④常合并闭孔神经和坐骨神经症状和体征、伸膝无力及股神经感觉分布区感觉障碍。股神经受压段传导速度变快，肌电图呈神经源性损害改变。（图 5-49）

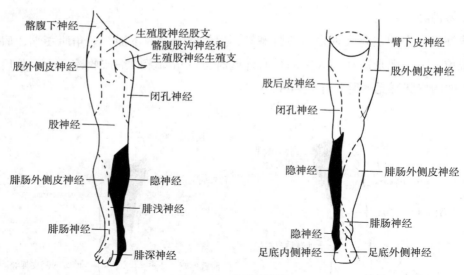

图 5-49　股神经损害

2. 坐骨神经

坐骨神经高位损害（如坐骨大孔或髋部损害）：除具有腓总和胫神经损害症状、体征外，还发生股后肌群（股二头肌、半腱肌、半膜肌、大收肌）的麻痹。即腘绳肌群、小腿前肌群、小腿外侧肌群、小腿后肌群和足部内在肌均发生麻痹，使膝关节屈曲，足背伸、外展、内收、内翻、外翻，以及趾屈、伸、外展、内收运动均发生障碍。小腿外侧及足部的皮肤感觉丧失，常导致皮肤损伤和溃疡、角质化、胼胝的发生，跟腱和跖反射消失。

坐骨神经在股中、下方损害：因腘绳肌未全部受累，膝屈曲功能尚存，其余症状和体征同坐骨神经高位损害。

3. 胫神经

（1）踝部损害：由于足底内、外神经受损所支配的踇展肌、趾短屈肌、足底方肌和小趾展肌麻痹，踇、小趾外展及趾屈曲活动受限无力。足底、趾跖面皮肤感觉减退或消失。

（2）胫神经腘窝损害：所支配的比目鱼肌、腓肠肌、胫骨后肌、腘肌、跖肌、趾长屈肌、趾短屈肌、足的内在肌均发生运动障碍。即膝关节屈曲力量减弱（腓肠肌、腘肌麻痹），足不能主动跖屈（小腿三头肌麻痹、踇长屈肌麻痹）、内收和内翻（胫后肌麻痹、踇长屈肌麻痹），踇小趾外展内收和趾屈曲功能障碍，出现仰趾足畸形、趾的爪状畸形（跖趾关节过伸、趾间关节屈曲）。支配肌肉萎缩、小腿变细，主要是小腿后部肌群肌肉萎缩。

胫神经的皮支所分布的小腿后部（腓肠内侧皮神经）、足外侧缘（足背外侧皮神经）、跟外侧部（跟外侧支）和足底（1～5 趾足底神经）的皮肤感觉功能障碍，常出

现灼性神经痛（多为火器伤），从小腿后部向足底中部放散，以及皮肤营养障碍、神经性溃疡等。（图 5-50、图 5-51）

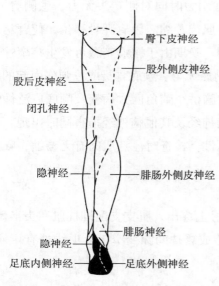

图 5-50　胫神经踝部损害足底感觉障碍区

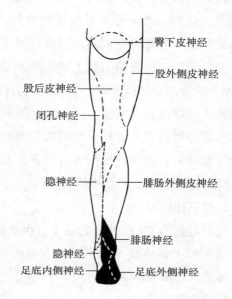

图 5-51　胫神经腘窝损害感觉障碍区

4. 腓总神经

（1）单纯腓深神经损害：所支配的趾长伸肌、胫骨前肌、蹬长伸肌、趾短伸肌、第 1 背侧骨间肌麻痹，足呈下垂内翻畸形。皮支分布于足背内侧皮肤，但只出现感觉减退而很少发生痛觉消失。

（2）单纯腓浅神经损害：所支配的腓骨长、短肌和第 3 腓骨肌麻痹，使足外展、外翻功能丧失，而呈内翻足。足背内侧、中间皮肤（足背内侧、中间皮神经）感觉障碍。临床上单纯腓深、腓浅神经损伤很少见。

（3）腓总神经损害：除具有腓深、腓浅神经损伤症状和体征外，还有小腿外侧皮肤（腓肠外侧皮神经）感觉障碍。（图 5-52）

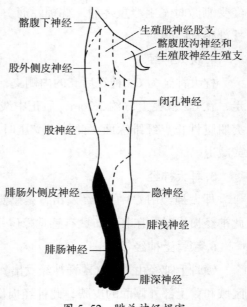

图 5-52　腓总神经损害

（四）其他脊神经损伤的定位诊断

1. 副神经

副神经属于纯运动性的脑神经，它和迷走神经一起经过颅底静脉孔离开颅腔分成两支。内侧支是小支，为颅内根，与迷走神经的结节状神经吻合，向喉下神经输入运动纤维。外侧支是大支，为脊髓根，支配胸锁乳突肌与斜方肌。一侧副神经脊髓支的单独损伤或其脊髓核损害时，同侧胸锁乳突肌及斜方肌瘫痪，并有萎缩。因对侧胸锁乳突肌占优势，故平静时下颏转向患侧，而在用力时向对侧转头无力，患侧肩下垂，不能耸肩，肩胛骨位置偏斜，以及其所支配的肌肉萎缩。因肩胛骨移位，使臂丛神经受到慢性牵拉，使患侧上肢上举和外展受限制。晚期由于瘢痕刺激可发生痉挛性挛缩（斜颈）畸形。双侧损害时，病人头颈后仰及前屈无力。颅底骨折或枪弹伤引起的副神经损伤、颈静脉孔区病变、枕骨大孔区病变、脑桥小脑角巨大病变及颅底广泛性病变引起的副神经损害及延髓核性瘫痪常与后组脑神经及其他脑神经损害同时出现。而脑干核性麻痹时，脑神经的损害常为多组及双侧性。检查时注意肌肉有无萎缩，嘱患者做耸肩及转头运动，比较两侧肌力。

2. 枕下神经

枕下神经为 C1 颈神经的后支，由寰椎后弓上穿出，肌支支配椎枕肌和头半棘肌，皮支支配项上部皮肤。受伤后枕下肌痉挛，造成寰枕间隙变窄，上项线处有压痛点，枕下部感觉过敏或麻木。

3. 枕小神经

枕小神经由 C2、C3 脊神经发出，是分布于枕部皮肤和部分耳郭的感觉神经。此神经受刺激时发生严重疼痛（枕神经痛）；于神经出口处（胸锁乳突肌稍后）有压痛点。枕部感觉障碍。

4. 枕大神经

枕大神经为 C2 神经后支的内侧支，出椎管后呈弧形绕过头下斜肌下缘，向上内行走，在 C2 棘突上方约 2.2cm，后正中线旁开约 2.0cm 处穿出肌肉，在斜方肌和胸锁乳突肌腱性止点纤维深面。此神经受压时出口处有压痛，耳顶线以下至发际处痛觉过敏或减退。

5. 耳大神经

耳大神经由 C3 脊神经发出，是感觉神经，分布于颜面侧下部及部分耳郭的皮肤。此神经损伤时，在其分布区有感觉障碍，亦常有疼痛。

6. 锁骨上神经

锁骨上神经由 C3、C4 脊神经发出，是感觉神经。分布于锁骨上、锁骨下、肩胛上区域和臂上部外侧面的皮肤，此神经损伤时，在相应区域中发生感觉障碍和疼痛。

7. 膈神经

膈神经由 C3 ～ C5 脊神经发出，为混合神经。它接受锁骨下神经的吻合支，因而其高位损伤可不引起膈肌麻痹。两侧的膈神经运动纤维各自支配同侧膈肌，感觉纤维分布于胸膜、心包膜、膈和膈下面的腹膜。膈神经损伤造成膈麻痹，出现呼吸困难、咳嗽无力。其受刺激时表现为呃逆，并有肩关节、颈部及胸廓部之放散性痛。因此，在肝胆疾患，胃、十二指肠疾患时及腹膜炎时，常可伴发肩部放射性疼痛。

膈神经损伤的常见原因有：脊膜和颈椎疾病，臂丛高位近神经根处病变，膈神经途程中的肿瘤，手术切断，全身性神经炎如格林－巴利综合征、白喉性神经炎、铅中毒神经炎等，特别是重症患者，较易伴发膈神经损伤，造成呼吸困难。

8. 肩胛上神经

起自臂丛上干（C5、C6），向后走行经肩胛上切迹进入冈上窝，继而伴肩胛上动脉一起绕行肩胛冈外缘转入冈下窝，分布于冈上肌、冈下肌和肩胛关节。肩胛上切迹处该神经最易损伤，损伤后表现出冈上肌和冈下肌无力、肩胛关节疼痛等症状，患者常有肩周区弥散的钝痛，位于肩后外侧部，可向颈后及臂部放射，但放射痛常位于上臂后侧。患者常感肩外展、外旋无力。令患者将患侧手放置于对侧肩部，并使肘部处于水平位，使患侧肘部向健侧牵拉，可刺激卡压的肩胛上神经，诱发肩部疼痛。

9. 肩胛背神经

起自 C5 神经根，有的与胸长神经合干。此神经受刺激时，表现为颈、肩、背、腋、侧胸壁的酸痛和不适。上臂后伸、上举时颈部有牵拉感。部分患者可有前臂感觉减退，少数患者上肢肌力，特别是肩外展肌力下降。胸锁乳突肌后缘中点及第 3、4 胸椎棘突旁 3cm 处有明显压痛点。

10. 胸长神经

胸长神经由 C5、C6、C7 神经根的纤维组成。位于锁骨上区接近表浅的部位，因而易受到打击，肩挑重物时易受损伤，支配前锯肌。损伤时，病侧的肩较健侧稍高，并稍向后偏，肩胛靠近脊柱（菱形肌和斜方肌的作用），下角脱离胸廓而耸起，举起上肢时，尤其在上肢向前平举做前推动作时，肩胛骨离开胸廓而成翼状肩胛，上肢外展至水平位后不能再向上举。

11. 臂内侧皮神经

臂内侧皮神经是由 C8 和 T1 神经根发出的感觉神经。分布于上臂内侧面的皮肤。损伤时，在上臂内侧面的分布区中发生感觉障碍和疼痛。

12. 前臂内侧皮神经

前臂内侧皮神经由 C8 和 T1 神经根发出，系感觉神经。分布于前臂内侧面皮肤。损伤时，在前臂分布区发生感觉障碍，亦可能疼痛。

13. 胸神经

胸神经由 T1 ～ T12 神经根组成。它们自椎间孔出来后，也与其他脊神经一样，分成前支和后支。第 1、2 胸神经的前支的大部分加入臂神经丛；第十二胸神经前支的一部分加入腰神经丛。后支的运动纤维支配背部肌肉。感觉纤维分布于背后皮肤。其余的第 1 对胸神经前支和第 2 至第 11 对胸神经前支分别位于相应的肋间隙中，称肋间神经，第 12 对胸神经前支的大部分位于第 12 肋骨下方，故名肋下神经。它们借交通支与交感干神经节联系。上六个肋间神经的运动纤维支配参与呼吸运动的胸廓肌肉（锯肌、肋提肌、肋间肌、肋下肌、胸横肌）；下五个肋间神经和肋下神经的运动纤维支配腹壁诸肌（腹直肌、腹斜肌和腹横肌）。肋间神经的感觉纤维分布于胸廓和腹部侧面（外侧皮支）和前面的皮肤，也分布于胸膜和腹膜。肋间神经损伤时，在相应区域中发生疼痛和感觉障碍。下五个肋间神经和肋下神经损伤时，除疼痛和感觉障碍外，尚有腹壁反射消失和腹壁肌肉不全麻痹。

肋间神经痛可以相当强烈，呈束带样分布。如椎间神经节受累（神经节神经炎），在患病神经分布的皮肤上起带状疱疹。肋间神经痛时，沿相应的肋骨下缘和胸骨与肋软骨相接的部位有压痛。在损伤神经分布的皮肤区域内，可有感觉减退。

14. 闭孔神经

闭孔神经由 L2 ～ L4 神经根的纤维组成。其运动纤维主要支配股部一切内收肌群和闭孔外肌；感觉纤维分布于大腿内侧面的下一半。闭孔神经损伤时，大腿不能内收，一腿不能搁在另一腿上。腿外旋困难（闭孔外肌麻痹）。在其感觉纤维分布区发生感觉障碍。

15. 股外侧皮神经

股外侧皮神经由 L2、L3 神经根的纤维组成，为感觉神经。其纤维分布于大腿外侧面。损伤时，在其分布区发生感觉障碍。此神经受刺激，在其分布区内发生感觉异常，如蚁走感、麻木或刺痛。此为股外侧皮神经炎或称为 Roth（罗特）病，相当常见。

16. 臀上皮神经

臀上皮神经由 L1 ～ L3 腰神经后支之外侧支组成，在股骨大转子与第三腰椎间连线交于髂嵴处，平行穿出深筋膜，分布于臀部皮肤，一般不易摸到。穿出后的各支行于腰背筋膜的表面，向外下方形成臀上皮神经血管束，越过髂嵴进入臀上部分叶状脂肪结缔组织中，至臀大肌肌腹缘处随着分层脂肪结缔组织变成分叶状结构，臀上皮神经也相应分成许多细支进入其中，支配相应部位的臀筋膜和皮肤组织。此神经受刺激，患侧腰臀部呈持续性刺痛、酸痛或撕裂样疼痛；疼痛可向大腿放射，但不超过膝关节。腰臀部可有麻木，但无下肢麻木；疼痛部位深，区域模糊，没有明确界线；腰活动受限，对侧下肢直腿抬高阳性，但无神经根刺激征。

17. 臀上神经

臀上神经是由 L4、L5 神经根和 S1 神经根纤维组成的运动神经，支配臀中肌、臀小肌和阔筋膜张肌。其主要功能是使大腿外展。此神经受损害时，腿外展困难。两侧损害时，发生不稳的"鸭行"步态。

18. 臀下神经

臀下神经是由 L5 神经根和 S1、S2 骶神经根纤维组成的运动神经，支配臀大肌。

其主要功能是使大腿伸展（向后伸展），当立于前弯位置时，使躯干挺直，大腿固定时使骨盆后倾。此神经受损害时，大腿（向后）伸展困难，立位前弯姿势下，躯干不能挺直，因而患者上楼梯、由坐位起立困难。

19. 臀中皮神经

臀中皮神经是由 S1、S2、S3 骶神经后支的皮支组成的感觉神经。分布于臀部下部和会阴部一部分的皮肤，主要分布于大腿的后面。此神经损害时，主要在大腿后面发生疼痛、异常感觉和感觉障碍。

20. 窦椎神经

窦椎神经起自脊神经干的脊膜返支，该神经经椎间孔返入椎管，主要支配椎体、椎间盘周围组织、椎弓、后纵韧带、硬脊膜、硬膜外组织和血管外膜。窦椎神经受刺激亦可引起腰背疼痛及下肢酸痛。

第四节　各部位检查

一、头部的检查

头为诸阳之会、人身之巅。《医宗金鉴·正骨心法要旨》云："头颅位居至高，前有凌云骨（额骨），上有天灵盖（顶骨），两侧有山角骨（顶骨结节），后有后山骨（枕骨），两旁有寿台骨（乳突），中空内容脑髓……以统全身者也。"头部由头颅和面颅两部分组成，内有脑髓。检查时可根据病情，采取坐或卧位下进行。

头颅损伤，易影响脑髓，一旦脑髓受损，将引起神志等一系列全身重危反应，且变化多端，应详细检查，密切观察其变化，以便及时做出正确诊断，为正确治疗奠定基础。

（一）望诊

1. 肿胀、瘀斑

头部血循旺盛，伤后多肿胀严重，尤其颜面部损伤，可出现两眼眯缝难睁，口唇翻突的惊吓面貌；局限于眼眶以内的紫褐色肿胀，伴眼结膜的扇形瘀斑，且其扇柄指向瞳孔，无明显后缘可见者，为颅前窝骨折征象（图 5-53）；耳后乳突部的青紫瘀斑，为颅后窝骨折的征象；头皮呈核桃状圆形青紫肿胀突起者，为头皮下血肿表现（图 5-54）；前额至后枕呈广泛肿胀者，为帽状腱膜下血肿的表现；若肿胀局限于某块颅骨范围者，为骨膜下血肿的表现。

眼睑的青紫瘀斑、肿胀局限于眼眶以内。眼结膜瘀斑看不到后缘。

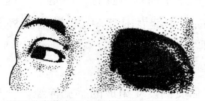
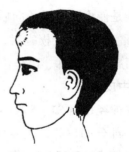

眼睑的青紫瘀斑、肿胀局限于眼眶以内，
眼结膜瘀斑看不到后缘

图 5-53 颅前窝骨折的眼结膜瘀斑   图 5-54 头皮下血肿

2. 神志、意识变化

这是头部损伤严重程度的重要标志。神志清醒者，表示无严重脑髓损伤；躁动不安或意识迷糊，常为即将转入昏迷或昏迷趋向清醒的征兆；对疼痛等刺激有反应但不能合作者，为半昏迷状；对角膜反射等任何刺激皆无反应者，表示深度昏迷，病情危急。还应观察神志意识的发展变化，借以判断脑髓损伤的轻重和预后。头部损伤出现短暂昏迷（半小时以内），为脑髓受震动的表现；若伤后昏迷不醒或逐渐加重者，为脑髓损伤严重或硬脑膜下瘀血征象；若伤后神志清醒或昏迷逐渐清醒，而且又转入昏迷者，为硬脑膜外瘀血的征象。

3. 畸形情况

颅骨骨折时可出现凹凸不平；颧骨骨折时可出现骨折侧颧骨低平；鼻骨骨折时可现低陷或偏歪；口半张而下颌斜向一侧不能咬合者，为单侧下颌关节脱位；牙齿错落咬合不齐者，为该侧下颌骨折征象；若一侧牙齿向内倾倒不能咬合者，为该侧下颌骨两处骨折的指征。

4. 五官情况

观察五官是否对称，有无出血或血性物溢出。鼻孔出血可能仅为鼻腔局部损伤，若混有脑脊液，为颅中前窝骨折征象；耳道出血或混有脑脊液，为颅中窝骨折征象；若上眼睑下垂并向外斜视者，为第三脑神经损伤征象（图 5-55）；若出现内斜视者，为第六脑神经损伤现象（图 5-56）；舌头不能正直伸出口外而偏向一侧者，为第十二脑神经损伤现象（图 5-57）。

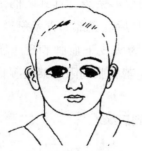
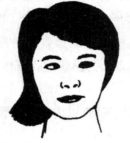
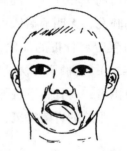

图 5-55 第三脑神经损   图 5-56 第六脑神经损伤   图 5-57 第十二脑神经损
伤的上眼睑下垂（左眼）   的内斜视（右眼）   伤伸舌时偏向一侧

　　瞳孔变化，是颅内瘀血压迫脑髓的重要指征，而两侧瞳孔不对称，如一侧进行性扩大，常表示该侧有颅内瘀血压迫。颅内瘀血的瞳孔变化过程见表5-5。

表5-5　颅内瘀血的瞳孔变化过程

分期	瘀血压迫侧			对侧
健康人	正常			正常
瘀血压迫初期	轻度缩小，对光反应迟钝			正常
瘀血压迫中期	中度散大，对光反应迟钝或消失			正常
瘀血压迫后期	散大固定			中度散大，对光反应迟钝
瘀血压迫晚期	散大固定			散大固定

　　表5-5中的初期表现很少能见到，中、后期瞳孔变化有重要诊断意义（图5-58）。头部损伤后，如出现一侧瞳孔进行性扩大，对光反应迟钝或消失，表示该侧有颅内瘀血压迫，颞叶脑疝形成，第三脑神经受压征象。若伤后立即出现一侧瞳孔扩大，对光反应消失（非进行性），患者神志仍清醒者，为第三脑神经直接受损，非颅内瘀血压迫引起。

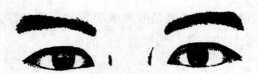

图5-58　颅内瘀血中期患侧瞳孔扩大

5. 肢体运动情况

　　若患者于半昏迷状态躁动不安，而一侧或某一肢体不动或运动少者，表明该侧肢体瘫痪或损伤，为对侧脑髓损伤征象。若被动活动肢体时，某侧或某一肢体阻力增大，说明有痉挛性瘫痪，亦为对侧脑髓损伤征象。

（二）触摸、按压诊察

1. 肿胀

　　核桃状的皮下血肿，硬而应指；弥漫性的帽状腱膜下血肿，虚软周边坚硬而似骨折边缘；局限于某一块颅骨部的骨膜下血肿，周边坚硬，很似骨折边缘。

2. 压痛

头面部定点不移的压痛，提示该部有骨折，而压痛呈片状无重点者，为软组织损伤。指压眶上缘疼痛反应，常可测出昏迷的程度。指压眶上缘无反应，常示深度昏迷（图5-59）；指压引起面部肌肉收缩皱眉反应者，表示昏迷不太深；轻压两则眶上缘，某侧有明显压痛者，患者常举手反抗或扭头逃避，常提示该侧有颅骨骨折特别是颅底骨折的存在。

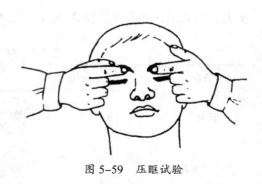

图5-59　压眶试验

3. 畸形

颅骨的凹陷骨折，常可触到局部凹陷畸形，但应和骨膜下血肿的周边坚硬、中部虚软形似凹陷相区别；颧骨骨折时，可在局部触到低陷畸形；下颌骨折时，可在下颌体、角或颏部触到阶梯状畸形。

（三）其他检查

1. 血压变化

血压的进行性增高，为颅内压增高的征象；若血压出现时高时低，为机体代偿即将衰竭的危象。

2. 呼吸变化

躁动不安时，呼吸频率和深度常增加；呼吸进行性减慢，也是颅内压增高的征象；鼾声呼吸，常示昏迷深重；呼吸不规则，甚至呈潮式呼吸，为呼吸衰竭欲停的前兆。

3. 脉搏变化

脉搏进行性减慢，洪大有力，也是颅内压增高的征兆；若脉搏转为速而弱，表示代偿功能即将衰竭，若血压也下降，为接近死亡的危象。

（四）X线检查

颅脑损伤只要全身情况允许，都应常规拍照头颅正侧位X线片，以确定骨折的有无、部位、移位情况及骨折线的走行方向等，对治疗和预后的估计，都有重要参考价值。

1. 正位X线片

除可显示颅骨整个轮廓、结构的正面像外，还可显示眼眶和内听道（图5-60）。

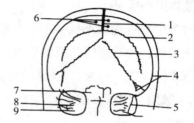

图5-60　颅骨正位X线片

1. 矢状缝；2. 冠状缝；3. 人字缝；4. 内板上脑回压迹；5. 内听道；

6. 蛛网膜颗粒压迹；7. 额窦；8. 岩椎；9. 眼眶

2. 侧位 X 线片

除可显示颅骨的轮廓及其结构的侧面影像外，重点显示蝶鞍情况。颅骨骨折时，观察侧位片的改变甚为重要。（图 5-61）

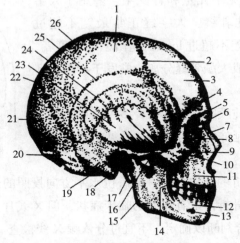

图 5-61　颅骨侧位 X 线片

1. 顶骨；2. 冠状缝；3. 额骨；4. 蝶骨；5. 眶上孔；6. 筛骨；7. 鼻骨；8. 泪骨；9. 颧骨；

10. 眶下孔；11. 上颌骨；12. 下颌骨；13. 颏孔；14. 下颌支；15. 下颌角；16. 颧弓；17. 下颌关节突；

18. 乳突；19. 外耳门；20. 枕外隆突；21. 枕骨；22. 人字缝；23. 颞骨；24. 颞下线；25. 颞上线；26. 矢状缝

3. 颅底位

可显示前、中、后颅窝。

4. 头颅骨折的 X 线表现

有以下几种：

（1）线形骨折：最常见。常见于顶骨及额骨。应与正常颅缝相区别。正常颅缝为锯齿状交错扣合的条纹状影像，部位恒定。侧位片上额顶之间的冠状缝及顶枕之间的人字缝最为明显，正位片上两顶骨之间的矢状缝和顶枕之间的人字缝明显可见，而冠状缝则不明显。

骨折线呈边缘锐利的线状或带状密度减低影像，长短不一，部位和方向不定，折线细者如发丝，宽者可达 1cm 以上，多为直线，可单发或多发，也可跨越颅骨缝。（图 5-62）

（2）凹陷骨折：多见于儿童。根据骨折形态和凹陷程度，可分乒乓球状、下陷型和漏斗型三种。凹陷超过 0.8cm 即可压迫脑髓，此类骨折需拍切线位片，才能准确显示。

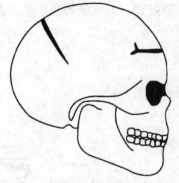

图 5-62　颅骨骨折线影像

（3）粉碎型骨折：为多发线状骨折延伸所形成的不规则碎骨片，一般不陷入。如为粉碎凹陷骨折，为多条裂纹由中心向外呈芒状放射，伴有凹陷及移位者，碎裂骨片常可陷入脑组织而致严重的脑髓损伤。

（4）颅缝分离：常见于儿童和青少年。多见于人字缝，其次为顶乳线、枕乳缝。人字缝正常最宽不超过1.5mm，两侧人字缝相差不超过1mm，超出上述限度者，应考虑为颅骨缝分离。成人颅骨缝分离，常发于严重头部撞伤。（图5-63）

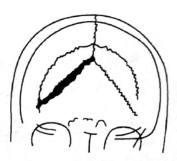

图5-63　颅骨缝分离影像

（5）颅底骨折：单纯颅底骨折少见，多为颅顶骨折的延伸，或由颅底向颅顶延伸的联合骨折。常见的骨折线有横形、纵形及环形。

蝶窦积液为颅底骨折的征象之一，仰卧位水平方向投照的颅骨侧位片，对显示此种骨折最有价值。颅底骨折，虽有典型的临床症状，但X线片不一定能显示，故应以病史、体征和症状等综合判断以确定，不宜过分依赖X线检查。

5. 面颅骨折的X线表现

面颅部有上颌、下颌、颧骨、鼻骨、眼眶骨等，以下颌骨骨折较多见。

（1）下颌骨折：可由正位X线片显示。下颌骨折多发于颏部和体部，其次为下颌支和髁状突部骨折。下颌关节脱位比较多见，尤以单侧脱位为多。

（2）颧骨骨折：可拍颧骨特殊位显示。骨折多发于较细的颧弓部。单纯颧弓骨折，多有2～3条骨折线，骨片常内陷移位而使面颊部凹陷或偏斜。

（3）鼻骨折：常发于鼻骨中下部，骨折线可呈横、纵或斜形，骨折可呈凹陷或粉碎，有移位者，需拍轴位片对照。

（五）特殊检查

1. 抬头屈颈试验（有颈椎损伤者禁用）

仰卧位，医者一手托患者枕部，迅速将头向上抬起，使颈前屈，正常下颌颏部可触及胸壁。如不能前屈或前屈受限，或出现两上肢不自主的屈曲（图5-64），说明有颈项强直，为脑膜刺激征象，表示蛛网膜下腔有瘀血或炎症。

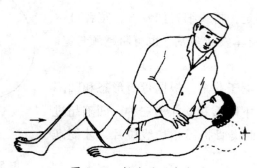

图5-64　抬头屈颈试验

2. 刺激反应

常用的有下列几种：

（1）角膜反射：用棉纤维轻触患者角膜，正常应出现瞬眼动作，比较两侧反射强度。若刺激不出现瞬眼或瞬眼缓慢，表示角膜反射消失或减弱，单侧者表示同侧第五脑神经受损，双侧者表示脑干损伤或昏迷深重。

（2）睫毛反射：用手指或棉纤维轻触一侧眼睫毛，正常可引起眼睑瞬动。这是一种防御反射，它比角膜反射消失晚，如消失表示昏迷很深。

（3）压眶反应：用拇指按压一侧眶上缘，可引起同侧上肢屈曲动作，或举起上肢反抗。同侧肢体不动而对侧肢体出现动作者，表示同侧肢体瘫痪。若出现四肢伸直并外旋动作（去大脑强直动作），为脑干损伤的表现。如四肢均无反应，表示昏迷很深。

（4）面颊针刺试验：用针轻刺患者面颊部，可引起头部扭向对侧以逃避刺激。如一侧无反应表示该侧面部感觉减退，有第五脑神经损害；两侧均无反应，表示昏迷很深。

（5）胸骨针刺试验：用针轻刺胸骨部皮肤，如刺激偏于一侧则引起同侧上肢屈曲，其意义与压眶试验相同，但比压眶试验更灵敏。反应消失表示昏迷很深。

（6）四肢针刺试验：用针轻刺四肢皮肤，被刺肢体可出现屈曲动作，如不活动表示该肢体瘫痪；如出现伸直以代替屈曲动作，表示有脑干损伤；如四肢均无反应，表示四肢瘫痪或严重昏迷。

3. 肢体运动试验

常用的有下列几种：

（1）肢体坠落试验：提起两上肢与躯干成垂直位，使肢体自然坠落。瘫痪肢体坠落迅速而沉重，且常打击患者自己的胸、面部；无瘫痪的肢体则可向外侧倾倒且坠落缓慢。如肢体瘫痪较轻，则可维持肢体于垂直位置一段时间，但较正常肢体维持时间短而终将逐渐坠落下来。（图 5-65）

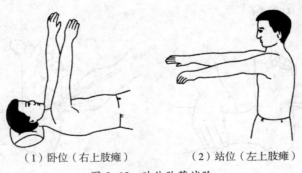

（1）卧位（右上肢瘫）　　　　（2）站位（左上肢瘫）

图 5-65　肢体坠落试验

（2）下肢外旋试验：两下肢伸直，两足向上并放，正常应能维持该体位，如一侧

有瘫痪时，则该侧足即外旋倾倒，不能保持足尖向上的体位。（图 5-66）

（3）屈髋伸膝试验：将一侧髋关节屈曲成直角位，然后一手扶膝保持该体位，另一手握踝关节试将膝关节伸直。若膝关节伸展小于 135°时，即遇阻力不能伸直，即为阳性。表示有脑膜刺激征象，其意义同抬头屈颈试验。（图 5-67）

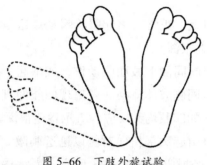
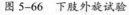

图 5-66　下肢外旋试验

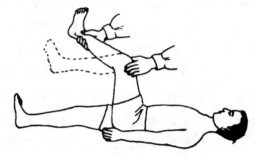

图 5-67　屈髋伸膝试验

4. 反射检查

常用的有以下几种：

（1）深反射：用叩诊锤分别叩击两侧肱二头肌、肱三头肌、股四头肌、小腿三头肌的肌腱，两侧对比观察各肌收缩的强度。反射消失或亢进都是瘫痪的表现。

（2）浅反射：常用的有下列几种：①腹壁反射：用钝针或竹签，快速轻划上、下腹壁皮肤，可引起被划侧腹肌收缩，使脐孔向同侧牵动。这一反射的消失，表示有相应脊髓节段的损害（上腹壁相当于 8～9 胸椎，下腹壁相当于 11～12 胸椎），或对侧椎体束的损害。单侧腹壁反射消失，更有诊断价值，但腹壁肥厚者，诊断价值不大。②提睾反射：用钝针或竹签轻划大腿上段内侧皮肤，可引起同侧睾丸向上提动。这一反射的消失或减弱，表示相应节段脊髓损害（1、2 腰椎），或对侧椎体束损害。③跖反射：用钝针或竹签轻划足底外缘，自下而上，一般可引起各足趾的跖屈动作，如出现拇趾背伸，其他各趾跖屈并作扇状分开，则表示有对侧椎体束损害，是一种病理反射，有重要诊断价值。（图 5-68）

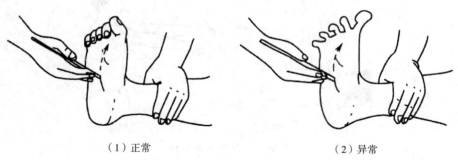

（1）正常　　　　　　　　　　　　　　　（2）异常

图 5-68　跖反射

二、颈部检查法

颈椎古有天柱骨、玉柱骨之称，由 7 个颈椎组成，形成向前的生理曲度。第一颈椎呈环状无椎体，称寰椎。第二颈椎椎体上有齿状突，向上伸入寰椎前弓后侧，称枢椎。其棘突特别宽大，在 X 线侧位片上是个明显的标志。第七颈椎棘突特别长、大，为颈胸交界部位，触摸时很明显，为临床定位的标志。

颈椎的先天性变异较多，若第七颈椎横突异常增大形成颈肋，可压迫臂丛神经和血管而引起症状。对先天性畸形做 X 线检查时，应注意与骨折相鉴别。颈部疾患可引起肩部、上肢或下肢和头部的症状，检查时应注意鉴别。

（一）望诊

注意颜面形态是否对称，颈项活动是否自如。如斜颈、头颈倾向一侧，面部两侧不对称；寰枢关节脱位时，下颌扭向一侧，头颈旋扭不灵便；颈椎骨折，头颈各方活动均受限；颈椎结核，头颈不敢活动，常用两手托下颌保护。观察颈项部有无瘢痕、窦道和脓肿。颈项两侧的瘢痕和窦道常为颈淋巴结核的表现。

（二）触摸、按压诊察

1. 压痛

首先触摸压痛的部位，判断是在棘突的中线还是在两侧。颈椎病的压痛常在棘突旁及肩胛骨内上角处，且按压时疼痛可放射到同侧上肢及手部；棘突之间的压痛多为闪扭筋伤或"落枕"；颈部外侧及锁骨上方的压痛，可能是臂丛神经疾患；乳突与枕下中线之间的压痛，多为颈椎间盘或关节突病变；颈椎骨折、脱位，可在相应部中线区触到定点不移的压痛。（图 5-69）

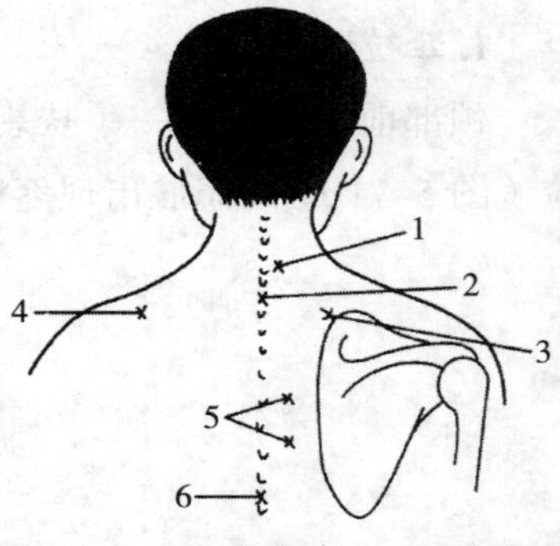

2. 畸形

触摸棘突有无偏斜。颈椎半脱位时，可有棘突偏斜；颈椎骨折脱位时，可触到相应颈椎棘突的后凸畸形；棘突连线触到的硬结或条索状物，为项韧带钙化的现象。

图 5-69　颈、背部常见压痛点部位
1. 颈椎棘突旁；2. 颈、胸椎棘突间；3. 肩胛内上角；4. 斜方肌中部；5. 肩胛骨内缘与胸棘突之间；6. 中胸段棘突之间

（三）运动功能检查

颈脊柱有前屈、后伸、左右侧屈、旋转和回旋运动，检查时应固定两肩，不使躯干参与运动。颈部疾患，根据病变部位、性质，可有不同程度的运动受限。寰枕关节病变时，前屈受限；寰枢关节疾患，旋转和伸屈都受影响。寰枕和寰枢关节的功能最重要，二者发生病变时，颈部的旋转和伸屈功能将丧失一半。颈部的伸屈功能主要在

下颈段，侧屈在颈中段。

　　颈部运动可随年龄增大而逐渐减小，一般多先出现后伸运动受限，而前屈受限出现较晚，若为椎间盘病变，则颈椎伸屈和侧屈活动均可引起疼痛，而后伸受限尤为明显；颈椎结核则侧屈和旋转受限明显。

　　颈部正常运动范围（图5-70）：颈部的中立位0°，为颈部伸直面向前；前屈35°～45°；后伸35°～45°；侧屈左右各45°；旋转60°～80°。

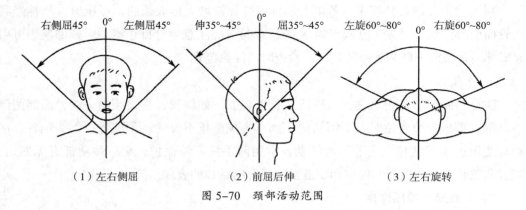

（1）左右侧屈　　　　　　（2）前屈后伸　　　　　　（3）左右旋转

图5-70　颈部活动范围

（四）颈部特殊检查

1. 牵拉试验

　　颈部前屈，医者一手扶患者头部患侧，一手持患侧腕部，将上肢伸展60°左右牵拉（图5-71）。若患肢出现疼痛、麻木为阳性，说明有颈神经根刺激现象。

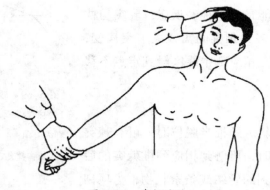

图5-71　牵拉试验

2. 头顶叩击试验

　　患者端坐，医者一手掌平置于患者头顶，另手握拳叩击手背，使力量沿颈椎纵轴向下传导。若出现颈部疼痛不适，或向上肢串疼麻木为阳性，说明神经根受挤压刺激。（图5-72）

3. 压顶试验

患者头部中立或后伸位，医者两手相叠按压头顶部。若患肢出现疼痛、麻木或加重者，为阳性。（图 5-73）

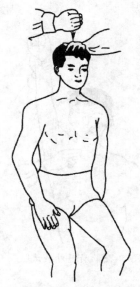

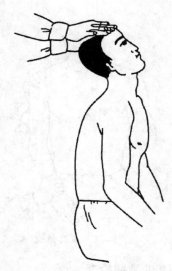

图 5-72　头顶叩击试验　　　　　　　　图 5-73　压顶试验

4. 拔伸试验

患者端坐，医者两手分持患者头部两侧，轻轻向上拔伸。患者感觉颈及上肢疼痛、麻木减轻者为阳性。该试验可作为颈椎病牵引的适应证之一。

5. 扭头看物试验

患者端坐令其扭头看物，若头不能转动或转动身躯者，为阳性。用此试验可说明颈椎或颈肌有疾患，如"落枕"、颈椎强直或结核等，均可出现阳性。

6. 前屈旋转试验

患者端坐头前屈，再向左右旋转，若颈部出现疼痛即为阳性，有颈椎病时此试验可出现阳性。

以上诸项试验，多用于颈椎病的检查。

7. 深呼吸试验

患者端坐两手置腹部，医者先触摸对比两侧桡动脉跳动力量，再令患者抬头尽力吸气，并向患侧扭头，同时医者下压患侧肩部，若患侧桡动脉减弱或血压下降，且疼痛加重，即为阳性。说明锁骨下动脉受挤压；相反，抬高患肩面向前，则脉搏恢复，疼痛缓解。该试验主要用于颈肋检查。

8. 压肩试验

医者两手向下压患侧肩部，若出现或加重上肢疼痛或麻木为阳性（图 5-74）。表示臂丛神经受压。主要用于检查肋锁综合征。

9. 超外展试验

患者站或坐位，医者将患肢外展高举过头，若桡动脉减弱或消失为阳性（图5-75）。用于检查锁骨下动脉有无被喙突及胸小肌压迫。

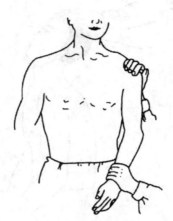 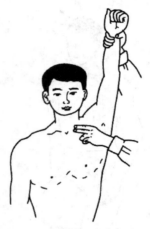

图 5-74   压肩试验   图 5-75   肩超外展试验

（五）颈部 X 线检查

颈部 X 线检查，一般正侧位片即可满足诊断要求，必要时可加拍左、右斜位及张口正位 X 线片。

1. 正位 X 线片特点（图 5-76）

（1）正常枢椎齿状突与寰椎两侧块距离应相等，且两椎体关节面相互平行。如有偏移或不平行，应考虑有半脱位或脱位。

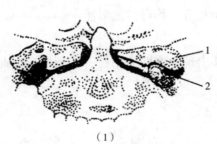 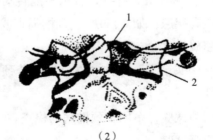

（1）   （2）

1.寰椎侧块；2.齿状突和环齿间隙   1.齿状突；2.寰椎侧块

注意：寰椎明显向左移位，侧块与齿突间距比对侧显著增宽。但此乃正常寰枢椎功能X线解剖的重要征象，勿误为脱位。头向一侧旋转和倾斜时常见到此种征象。故拍片时应注意体位的正确性

图 5-76   颈椎开口正位 X 线片示意图

（2）开口正位 X 线片颈椎第一、二序列测量：从寰椎两侧最外缘的连线即寰底线，于其中点做一垂线，称寰椎轴线，正常齿状突轴线相重叠，若齿突有偏向移位，则两

轴线发生分离。

（3）颈一、二两侧关节突关节的距离，两侧应相等，同侧关节面应相互平行，有脱位时两侧关节间隙不等，相邻关节面也不平行。

2.X 线侧位片特点（图 5-77）

（1）正常颈椎生理前凸：曲线圆滑连续，第四颈椎为前凸最高部（正常前凸深度为 12mm 左右），自枢椎齿状突后上缘至第七颈椎后下缘作一连线，再作颈椎椎体后缘之连线，该二线同最宽处的距离，即颈椎前凸的深度。颈椎病时，可出现生理前凸减小或平直；颈椎骨折时，可出现局部后凸畸形。

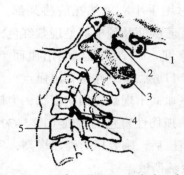

图 5-77　正常颈椎侧位 X 线片示意图
1. 寰椎后结节；2. 齿状突；3. 第二颈椎棘突；
4. 小关节突；5. 椎体

（2）第二颈椎棘突最宽大，第七颈椎棘突最长。

（3）第三颈椎下缘平下颌角。

（4）第四、五颈椎椎体间隙平喉头。

（5）第一、二颈椎椎体序列的测量：取枕骨大孔后界外板之一点与寰椎前结节下缘之一点作一连线，称寰枕线。该线应通过齿状突。正常寰枕线与齿状突后缘的交点至寰椎前结节下缘的距离（寰齿间距），应为寰枕线全长的 1/3，如超过 1/3，则为齿状突后脱位。

正常寰齿间距（即寰椎前结节后下缘至齿状突前缘距离）为 1～2mm，若超过 2mm，应考虑为寰椎半脱位。

3.左右斜位 X 线片

可观察椎间孔、小关节突和神经孔等的变化（图 5-78）。

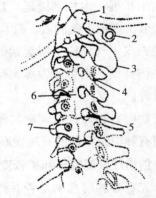

图 5-78　正常颈椎斜位 X 线片示意图
1. 齿状突；2. 寰椎后结节；3. 第二颈椎棘突；
4. 小关节突；5. 椎间孔；6. 钩突关节；7. 横突

三、胸部检查法

胸部是由肋骨、胸骨和胸椎组成的笼状骨性结构，内有心、肺、纵隔等重要脏器，一旦受损，病情多凶险多变，严重影响心肺功能，甚至危及生命，故有"胸者，凶也"之说。

（一）望诊

严重的胸部损伤，症状多较明显，可通过患者表情变化、呼吸情况和胸部畸形等的观察，了解损伤程度的大概，为进一步重点检查打下基础。

1. 面色和表情变化

颜面和口唇发绀，为较重的胸部损伤、呼吸困难的常见表现。若患者表情痛苦，呼吸、咳嗽或说话时用手小心地扶托胸胁某部，为肋骨骨折的表现。若颜面及颈项部呈现紫红色，甚而扩展到胸壁和肩部，眼结膜也可因出血而呈鲜红色，口唇发绀，口腔黏膜下亦可有出血点，严重者还可引起颅内瘀血而出现脑髓损伤症状，为挤压性胸部损伤所致的损伤性窒息的表现（图 5-79）。此乃胸廓受暴力挤压后，胸腔压力骤然增高，压迫心脏致上腔静脉反流所致。

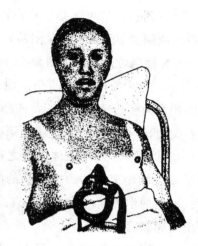

图 5-79　胸部挤压性窒息的面部发绀

2. 肿胀情况

胸壁软组织较薄，加之内有广阔的胸腔，损伤后瘀血可内溢胸腔，外表可无严重甚至明显肿胀。即使多发性肋骨骨折，肿胀也多不甚严重，但肋骨骨折可刺伤胸膜和肺部而引起皮下气肿。其特点为表皮色泽不变，呈现虚性肿胀，且随咳嗽可看到皮下气肿向上扩展，由局部漫延广泛，严重者可上达下颌、下至会阴部。若颈、面部甚至肩及上肢出现皮下气肿者，常是纵隔气肿的表现。

检查皮下气肿应了解起始部位，以判断气体来源，为诊断提供根据。若气肿是从面部一侧开始，则可能为鼻窦壁骨折，擤鼻涕时将气体驱入皮下组织所致，不应只关注肋骨骨折。

若胸壁有伤口，应观察其深度。若随呼吸而有带气泡的血性物溢出者，为与胸腔贯通而有肺组织损伤的开放性血气胸的表现。

3. 创伤性胸廓畸形和扩张变化

首先观察胸廓两侧是否对称，损伤后肿胀可使患侧胸壁膨隆，胸廓一侧的膨隆伴肋间隙充盈，为严重的血气胸表现。肋骨多发多段骨折，常引起胸壁局部低陷，若低陷随呼吸而波动者，称为浮动胸壁，为肋骨多发多段骨折的特有征象。

胸部损伤后，因疼痛常引起患侧胸廓扩张减弱，而对侧则出现代偿性扩张增强。胸骨骨折后，可有躯体前屈、两肩内收和头部下俯的典型姿态。

横膈运动波影，观察时患者取仰卧位，脚对光源，吸气时胸壁两侧可看到一窄的阴影，自第七肋间向下移动，至第九或十肋间，呼气时波影自下方返回原位。正常移动范围在 6cm 左右，深呼吸时可达 9cm。损伤后胸腔有瘀血积聚时，此波影可减弱或消失。

4. 呼吸运动变化

胸部损伤后因疼痛等对呼吸影响较大，即使是轻微损伤的"岔气"即可影响呼吸，应仔细观察。

（1）正常呼吸：吸气时肋骨向外上方移动，呼气时向下方移动。外观呼气较吸气占时间长（听诊相反）。正常呼吸速度约为 16～20 次/分钟，女性较快，新生儿约 44 次/分钟，随年龄增长而逐渐减慢。男性及儿童呼吸时，横膈运动占主要地位，外观胸廓上部及上腹部运动较显著，形成所谓的胸腹式呼吸；而女性呼吸时，肋间运动较为重要，形成胸式呼吸。胸部损伤后由于疼痛，呼吸变为表浅而多呈腹式呼吸。

（2）呼吸困难：胸部损伤后由于疼痛，外观最明显的是呼吸困难。一般呼吸困难的程度与损伤的程度成正比。多发性肋骨骨折并发血气胸时，可出现张口抬肩、头额汗出、不能平卧等极端的呼吸困难状态，表现非常痛苦。

呼吸困难的意义，包括轻度气短至严重的呼吸困难，与其相关者有过度呼吸（呼吸深度增强）、呼吸急促（速度增加）及呼吸困难的痛楚，有端坐呼吸、喘息性呼吸（吸气急而短促且有困难，呼气较吸气时间延长）、点头呼吸（呼吸不规则，吸气呼气时头向上下移动，多见于濒死危症）、遏止性呼吸（吸气运动短缩呈节段，而使呼吸浅而速。肋骨骨折和胸背部损伤，可见此种呼吸）等表现特点。当然，有些不一定是胸部损伤的特有性呼吸，但可合并出现。

反常呼吸：肋骨的多发多段骨折，胸廓局部失去支撑而下陷，从而出现与正常吸气时胸廓扩张、呼气时缩小的相反现象，即呈吸气时下陷，呼气时膨起的反常现象，故称反常呼吸。反常呼吸是肋骨多发多段骨折，出现浮动胸壁的重要征象。

（3）胸廓扩张变化的观察：医者两手分置于左右胸壁上，拇指压于锁骨下部，余指置于以下各肋骨部，令患者深吸气。正常应由食指按顺序随胸廓的扩张而抬起。肺气肿或老人胸廓各指可同时抬起；如胸廓一侧扩张受限，则其手指被抬起的能力减弱，且两侧变为不对称；如扩张增强，其手指被抬起的能力亦增强。在胸部损伤中，如肋骨骨折、血气胸，患侧胸部扩张能力可明显减弱，而健侧则出现代偿性增强。

（二）触摸、按压诊察（含叩诊）

该项检查在胸部创伤中占有重要位置，有时甚至比 X 线片还可靠，如诊断肋软骨骨折和肋骨的裂纹骨折等，应注意这一方法的运用。

1. 肿胀

胸壁肿胀触之虚软，且有捻发音感者，是皮下气肿的特征。

2. 压痛

即沿肋骨逐根由前到后或由后到前，触按而引起的疼痛；或用两手指于某一肋骨的前后两端相对按压；或仅用拇指于某一肋骨前端按压而引起的传导痛；或某部的定点压痛等，是肋骨骨折的重要征象。

3. 触摸气管的位置

用拇指或中指于胸骨切迹部触摸气管位置是否居中（图 5-80）。严重血气胸时，肺和纵隔被推向对侧，气管也随之移向对侧。因此，气管偏移是严重血气胸的重要指征。

4. 触摸心尖搏动部位变化

严重血气胸时，纵隔被挤向对侧，故心尖搏动部位也随之移动而偏向对侧。

5. 叩诊

有听感和触感叩法两种。前者是采用指指的间接叩诊法，后者是采用直接叩打法。叩诊，一是要注意两侧对比，二是要用力相等，三是要根据不同部位内部脏器之别，与正常相比较。

听感叩法，即叩诊时听到的声音，多由上方 2、3 肋间开始依次下移。胸部创伤并发血气胸时，可在上部出现鼓音，下部出现浊音。触感叩法，是以手指并列拍打胸壁：借叩打时的震动，以感悉内部的抵抗力。胸腔内有瘀血积聚时，拍打时可感到积血震动的抗力。

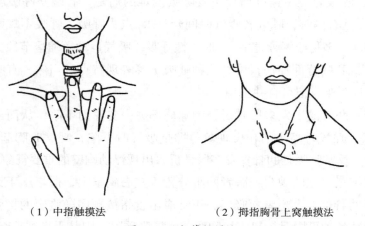

（1）中指触摸法　　　　　　　　（2）拇指胸骨上窝触摸法

图 5-80　气管触摸法

（三）闻诊

闻诊在胸部创伤中，主要是通过听诊以辨别呼吸音和心音的变化及骨擦音等，来判断胸部损伤程度。

1. 语音变化

胸部损伤后，由于疼痛患者不敢大声说话，而语音低微，甚至呈耳语。

2. 骨擦音

肋骨骨折时，咳嗽或深吸气时，可发生低钝的骨擦音响，用听诊器听时更明显。患者也诉说有响声，此症有时需两周后才能消失。

3. 痰鸣音

胸部的严重损伤，瘀血内停加之疼痛，患者不敢咳嗽而致痰液停积呼吸道，呼吸时出现痰声而严重影响呼吸功能。

4. 呼吸音变化

即借听诊器在胸壁上听到的呼吸音响，用以判断损伤的性质和程度。胸部创伤后，呼吸音听诊的重点有以下两方面。

（1）呼吸音强弱：在两侧对比下，通过听诊以辨别呼吸音强弱，借以判定损伤情况。胸部损伤，由于疼痛往往出现患侧呼吸音减弱；有严重血气胸时，患侧呼吸音可显著减弱或消失。后者为肺组织受压而萎缩所致，则对侧可出现代偿性呼吸音增强。

（2）呼吸音不纯：胸部损伤并发血胸或湿肺时，吸气时可有不同程度的湿性啰音或水泡音。胸部损伤或肋骨骨折后，因疼痛患者不敢用力咯出痰液，致黏稠痰液郁积于支气管，而于呼气时可听到不同的干性啰音。发生于较大支气管者，可为"鼾音"（音调较低的干性啰音）；发生于较小支气管者，可为音调较高的"飞箭音""笛音"等。

5. 心音

胸部创伤后，心音听诊的重点是听取心音的强弱、频度和节律变化，以判定损伤的轻重和病情的安危转归。

（四）胸部解剖标志和分区

1. 体表解剖标志

与胸部创伤检查较为密切的解剖标志有以下几个：

（1）胸骨上窝：在胸骨柄切迹之上，两侧胸锁关节之间。气管在颈部正中通过胸骨上窝进入纵隔，故可在该部触摸气管是否居中。如向右偏可判断为左胸腔有大量积气或积液，或右肺有大块的肺不张；反之亦然。

（2）锁骨：横于前胸上端两侧，覆盖着第1、2肋骨，其下缘为第2、3肋间，可作为前胸肋骨计数的一个标志。

（3）剑突肋软骨角：胸骨剑突和肋弓所构成的角，叫剑突肋软骨角；其左侧角是心包穿刺的进针点之一。

（4）心尖搏动区：正常在左锁骨中线第4或第5肋间最明显，如一侧胸腔有大量血、气积聚时，心尖搏动区就可向对侧移位。

（5）胸廓内动、静脉的体表定位：胸前壁正中线两侧3.5cm处（离胸骨缘1cm），有胸廓内动、静脉，左右两侧互相平行（图5-81），若有损伤可出现大量出血。

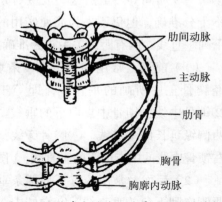

图5-81　胸廓内动脉、胸骨、肋间动脉与肋骨之间部位关系

（6）肋间神经和血管：在胸后壁是在肋骨的下沟中，至腋前线以前则在相应肋骨下缘下方，肋间内肌与胸内筋膜之间走行，肋

间动脉在近肋角处还分出一肋间侧副支，向前沿下位肋骨的上缘前行。故胸后壁穿刺时，应由肋骨上缘进针；胸前壁穿刺时，应由肋间隙中间进针。（图5-82）

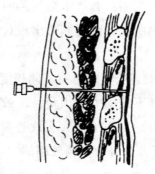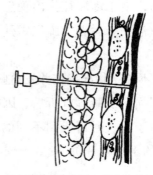

（1）胸后壁穿刺时，应由肋间隙中间进针　　（2）胸前壁穿刺时，应由肋骨上缘进针

图5-82　肋间神经、血管与肋骨的部位关系和临床意义

（7）肩胛骨下角和肩胛冈：在胸后壁，两上肢自然下垂时，肩胛骨下角相当于第7肋骨，肩胛冈相当于第3肋骨或第3肋间。

2. 肋骨的计数方法

临床多采用下列方法来计算。前胸以锁骨下缘为第2、3肋间，由上而下为3、4肋，依次类推；在背部最好是由下而上，即由第12肋起向上推算；或两臂自然下垂身旁，以肩胛骨下角为第7肋骨，依次向下推算，或以肩胛冈相当于第3肋骨或肋间，依次向下推算。上述方法虽不十分准确，但仍不失为临床的实用方法。

3. 胸部的画线区分

为便于临床实用，在胸壁表面标画出某些区域，对描述损伤的部位是非常必要的。例如将触摸到的压痛点，标写为腋前线第4肋骨或肋间；将听到的啰音标写为腋中线第7～9肋间等。虽然这些区域划分，可因患者的体型、皮肤状态等而略有变异，并不十分准确，但仍不失为简便实用的方法。临床常采用的下列垂直线，因有距离关系较为准确。

（1）前面：常用的有下列4条垂直线。①胸骨中线：经胸骨正中所画的垂直线，即等于全身前面的正中线。②锁骨中线：锁骨中点向下的垂线。③左右胸骨线：胸骨两侧缘延长的垂直线。④胸骨旁线：为自左右胸骨线与左右锁骨中线的中点向下的垂直线。（图5-83）

（2）后面：常用的有下列两条垂直线。①肩胛线：经两侧肩胛下角的垂直线。②脊柱中线：为胸椎棘突连接向下的垂直线。（图5-84）

（3）侧面：常用的有下列三条垂直线。①腋前线：经两侧腋窝前皱襞向下的垂直线。②腋中线：经两侧腋窝中

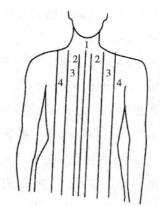

图5-83　胸前面垂直线

1.胸骨中线；2.胸骨线；3.胸骨

旁线；4.锁骨中线

部向下的垂直线。③腋后线：经两侧腋窝后皱襞向下的垂直线。（图 5-85）

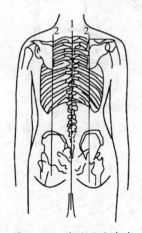

图 5-84　胸后面垂直线
1. 脊柱中线；2. 肩胛线

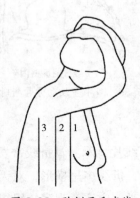

图 5-85　胸侧面垂直线
1. 腋前线；2. 腋中线；3. 腋后线

（五）胸部特殊检查

1. 胸廓挤压试验

患者取站、坐或卧位，医者一手置背部抵住患者胸脊柱，另手压迫胸骨，前后两手相对轻轻挤压。卧位也可只用一手平置胸骨部轻轻按压。若胸壁某处出现疼痛，说明该处有肋骨骨折。

2. 脐症

患者仰卧位，嘱抬头坐起时，观察脐眼位置有无移动。正常脐眼位置不变，若第 10 ～ 11 胸髓节段损伤或受压，则下腹壁肌肉或瘫痪，起坐时脐眼向上移动；若一侧肌肉瘫痪或无力，则脐眼向健侧移动。

（六）X 线检查

胸部损伤后，为准确判定损伤的性质、部位、程度和并发症，应进行常规的 X 检查，为诊断和治疗提供依据。一般拍正位 X 线片，即可满足诊断的要求。

1. 肋骨骨折

胸部正位 X 线片即可明确显示。单一无移位的线形骨折，初期 X 线可无显示，需两周后再拍片复查，方可显示骨折线或早期骨痂。肋软骨骨折及脱位，X 线多不能显示，应以临床检查为主。多发性肋骨骨折，呈锯齿状的折端易刺伤内脏，第 1 ～ 3 肋骨骨折易并发气胸；第 11 ～ 12 肋骨骨折，可并发肝脾损伤；多根多段肋骨骨折，可出现胸壁萎陷畸形，透视可见反常呼吸和纵隔呈"钟摆样"扑动。阅读肋骨骨折 X 线片时，若与临床不符，可拍斜位片对照，或两周后再拍片复查。诊断肋骨骨折时，应注意有无气胸、血胸、皮下积气、纵隔积气等。因这些并发症的意义，较骨折本身重要得多。（图 5-86）

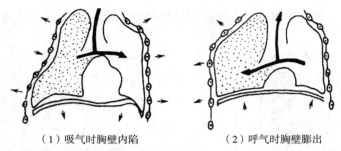

（1）吸气时胸壁内陷　　　　　（2）呼气时胸壁膨出

图 5-86　多根多段肋骨骨折时，胸壁萎陷出现反常呼吸的 X 线示意图

2. 胸骨骨折

可由侧位 X 线片显示。骨折线常发于胸骨体与胸骨柄相接部，折线多呈横形，对无移位骨折的折线显示不清时，应注意观察软组织改变区域和胸骨前面的骨皮质的影像。（图 5-87）

3. 创伤性气胸

可分为闭合性、开放性和张力性三种。气胸的诊断，一般胸部正位片多可显示，必要时可拍侧位片观察。

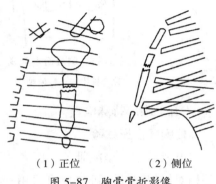

（1）正位　　　（2）侧位

图 5-87　胸骨骨折影像

气胸的 X 线表现：患侧胸腔可见透亮的空气腔，其中无肺纹理。少量气胸时，显示患侧骨内面，气体自外围将肺向肺门区压缩，被压缩的肺边缘，呼吸时较为清楚，气体较多时，呈较宽的带状透亮区。将肺压缩至肺门区，形成密度均匀的软组织影块。同时纵隔向健侧移位，肋间隙增宽，健侧肺呈代偿性肺气肿。

重病人不能站立时，可拍侧卧位（患侧在上），水平投照的 X 线片进行观察，可显示患侧肺组织因重力关系离开侧胸壁，气体汇集于胸膜腔最上部，即使少量气胸也可发现。

气胸的程度判断：气胸占肺野外带约 1/4 时，肺压缩约 35%；气胸占肺野外带 1/3 时，肺压缩约 50%；气胸占肺野外带 1/2 时，肺压缩约 75%；气胸压缩肺野至肺门附近，肺压缩约 95%。

结合肺萎缩程度及气体分布特点，将气胸分为四度：

一度：为新月形气层，居于肺尖和肺的上野外带部分，其肺尖的发影线不低于锁骨上缘。

二度：发影线（脏层膜）位于肺野的中外 1/3 部，肺尖低于锁骨下缘。

三度：无肺纹理的萎缩区，达肺野的 1/3 至 2/3。

四度：无肺纹理的萎缩区，超过肺野的 2/3 以上。

4. 创伤性血胸

血胸的出血来源，有胸壁血管（肋间和内乳动脉）、肺组织破口出血和纵隔部血管破裂（大血管破裂时，常致患者很快死亡）三方面。实际在胸部创伤中，血气胸常合并存在。

单纯血胸的 X 线显示，为患侧沿肋骨内面，有密度较高的带状影像，下胸部呈抛物线样影像。少量血胸时，仅在仰卧时患侧透亮度稍降低，可加拍侧卧位（患侧在下）的水平投影片以证实。

血气胸 X 线显示有液平面，在液面上部有透亮的气体影，其内则为压缩的肺组织。血气胸液面的宽窄高低，因血、气量的多少而异。（图 5-88）

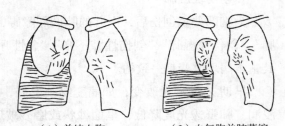

（1）单纯血胸　　（2）血气胸并肺萎缩

图 5-88　血胸和血气胸的 X 线影像示意图

胸腔内的瘀血，因心、肺和膈肌运动的搅动而凝固较慢，因此在 X 线透视时，可随体位改变，液平面可始终和地平面保持平行。胸部瘀血量在 X 线片上的估计见表 5-6。

表 5-6　胸腔血量的 X 线估计

液平面位置	瘀血量
肋膈角变钝或消失	约 500mL
液平面位于第 5 前肋前端	约 1000mL
液平面位于第 4 前肋前端	约 1500mL
液平面位于第 3 前肋前端	约 2000mL
液平面位于第 2 前肋前端	约 2500mL

5. 创伤性皮下气肿的 X 线表现（皮下及纵隔积气）

为颈及胸前的肌间沿肌纤维间隙，呈放射状或平行条索状阴影，交错排列与肺组织重叠。纵隔气肿 X 线显示为，在正位 X 线片上，可见纵隔旁有不规则的透亮气带，尤以上部纵隔为明显。侧位片上可见胸骨后有透亮的气带阴影。（图 5-89）

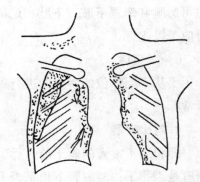

图 5-89　皮下及纵隔气肿的 X 线示意图

6. 创伤性肺不张

根据肺不张的范围程度，可分为以下三种：

（1）肺小叶不张：X 线显示为不规则的小斑点状阴影。

（2）肺段或肺叶不张：X 线显示为条带状或三角形阴影，边缘清晰，尖端指向肺门。

（3）一侧肺不张：X 线显示为患侧肺野呈浓白密实变阴影，肋间隙变窄，纵隔移向患侧。

7. 创伤性湿肺

为胸部严重创伤后，引起的肺循环障碍，其名称很多，有"广泛性肺塌陷""休克肺""创伤性湿肺""创伤性肺不张""急性呼吸衰竭"和成人"呼吸窘迫综合征"等，其基本病理改变是一致的。

早期 X 线常无改变，如病变继续发展，两肺出现多发斑片状影像，称"雪花状"浸润。肺野透光度降低，呈面纱状或磨砂玻璃样影像。如浸润病灶融合，则呈大片状浓白影像，称为"白肺"（图 5-90）。发病急者，可在伤后数小时出现，多在 5～10 天左右吸收消散。

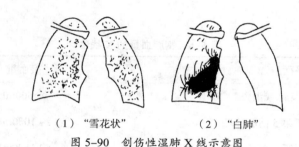

（1）"雪花状"　　　　（2）"白肺"

图 5-90　创伤性湿肺 X 线示意图

四、腰背部检查法

腰背部，包括胸椎、腰椎和骶椎上部。腰背和腰骶部为某些疾病的好发部位，脊椎的压缩骨折好发于胸腰段；腰骶或下腰部为闪扭伤和慢性劳损的好发部位。腰部疾患可影响和牵掣下肢，下肢和足部疾患也可影响和牵掣腰部而引发疼痛等症状，检查时应予以注意。

（一）望诊

要从不同体位的多方向进行观察，有时还可辅以器械测量，从而发现不同疾患或异常。

1. 对比观察

即利用正常人的躯干前、后、左、右的对称性，来观察有无异常。首先从背面观两肩是否相平；两肩胛下角是否平齐；两侧大粗隆是否相平，高低是否相等；两侧臀横纹是否对称。前面观：肩与胸廓是否对称，有无两侧高低不等；两侧髂嵴是否相平。侧面观：站立姿势是否端正；胸、腰部生理曲度有无异常。

2. 腰背部软组织情况

两侧软组织是否对称，有无肿胀瘀斑、肌肉痉挛、萎缩、色素斑丛毛、包块等。有无脓肿或窦道，若有靠近胸椎部者，可能为骶髂关节结核。

3. 观察坐卧时姿势

严重腰痛患者，坐下、上床及卧倒时，动作缓慢，起立或起床时，常用手扶凳或扶床，小心翼翼地站或坐起。

4. 观察骨盆及下肢

骨盆有无倾斜，两侧髂后上棘是否在同一水平；两下肢是否等长，有无膝及足部畸形等，因这些畸形往往引起骨盆倾斜。腰脊柱代偿性侧弯是引起腰部畸形和疼痛的原因之一。

5. 望行走姿势

腰部病变活动受限时，行走可有各种异常姿势表现，同时上肢前后甩动也不自然，通过这些观察，有利于判断腰部的疾病及损伤的性质和程度。

（1）走路时腰挺直不灵活，转身慢而困难者多为脊椎损伤或疾患。

（2）腰椎间盘突出患者，走路时患侧下肢不敢伸直且跛行，重心偏向健侧，脊柱多向健侧倾斜。

（3）髋、膝关节强直时，走路跛行，而脊柱向患侧倾斜。

（4）脊椎结核，患者走路轻慢，腰背伸展僵直，怕震动。

（5）脊椎骨折、脱位并脊髓损伤病人，走路两腋架拐，身躯前倾，两膝过伸，臀部后突，扭转身躯甩两腿足跖拍地，艰难地移步。

6. 望脊柱力线

脊柱的正常力线，为直立时从枕骨结节向下作的垂线，应通过所有棘突与臀沟（图5-91）。

脊柱的生理曲度随年龄和性别而异。婴儿只有一个向后的原始弯曲，会坐时出现了颈椎的向前曲度，会站立走路时又出现了腰椎的向前曲度。老人由于椎间盘的退行性变，脊背可出现程度不等的驼背（后凸）。女性的腰椎前凸较男性为大。

（1）脊柱侧弯：背面观，正常脊柱应为一条直线，如有左、右侧弯，即为脊柱侧弯畸形（图5-92）。检查应注意原发侧弯的部位、侧向、有无后凸和胸廓畸形。

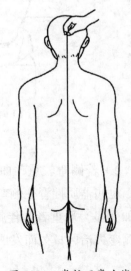

图5-91　脊柱正常力线

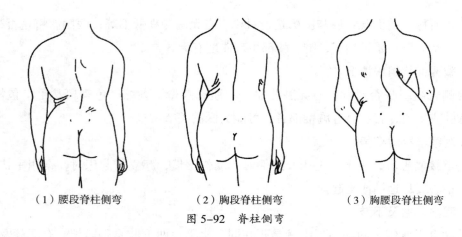

（1）腰段脊柱侧弯　　　　　（2）胸段脊柱侧弯　　　　　（3）胸腰段脊柱侧弯

图 5-92　脊柱侧弯

脊柱侧弯只是一种体征或后遗症，并非一种疾病。根据病因和解剖结构是否改变，可有以下表现类型。

1）侧弯可随体位、姿势改变而变化者，如前屈或侧卧时，侧弯即消失，胸廓无畸形，为功能性脊柱侧弯。此类脊柱侧弯，多发于腰段或胸腰段，只有一个曲度，骨结构正常，多为习惯性姿势不正而引起的姿势性脊柱侧弯（图 5-93）。其次为一侧下肢短缩，而致骨盆倾斜，继发脊柱代偿性侧弯。另有因疼痛、筋肉挛缩，为缓解症状使脊柱向某一侧倾斜而引起的侧弯等。

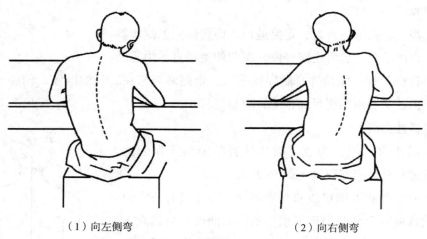

（1）向左侧弯　　　　　　　　　（2）向右侧弯

图 5-93　姿势性脊柱侧弯（侧弯往往呈"C"形）

2）若侧弯较重，曲度固定，不能随姿势、体位改变而变化者，为结构性脊柱侧弯，也叫器质性脊柱侧弯（图 5-94）。此类侧弯，其凸侧脊柱常呈旋转突出，且前屈时更加明显，严重者常伴胸廓畸形。其骨、韧带、椎间盘等常有实质性病变，或为功能性侧弯失治，日久而发展成为结构性侧弯。

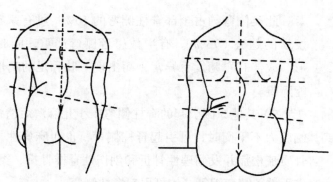

图 5-94　结构性脊柱侧弯（改变姿势体位后畸形不能纠正）

3）特发性脊柱侧弯也叫原发性脊柱侧弯：此类脊柱侧弯最多见，约占全部脊柱侧弯的 80%，原因不明。多发于儿童或青春期的女性。好发于胸段脊柱，严重者往往合并胸廓畸形，躯体两侧的解剖结构不在同一水平（图 5-95）。弯腰时一侧胸廓凸起形成"剃刀背"状畸形（图 5-96）。检查时应了解侧弯出现的时间、原因、变化和是否已代偿平衡，若已平衡，则说明畸形已停止发展。

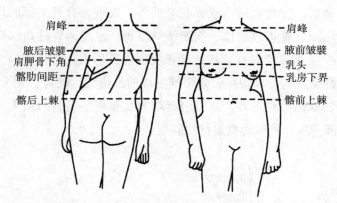

图 5-95　原发性脊柱侧弯（躯干两侧解剖结构不在同一水平上）

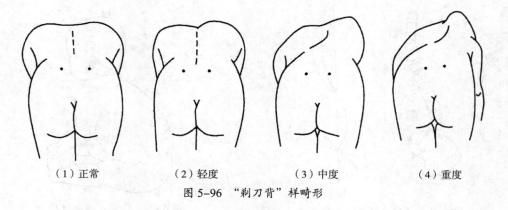

（1）正常　　　　（2）轻度　　　　（3）中度　　　　（4）重度

图 5-96　"剃刀背"样畸形

4）先天性脊柱侧弯：为脊椎先天性发育缺陷引起，有半椎体（图 5-97）、楔形椎

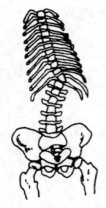

图 5-97　先天性脊柱侧弯示意图（半椎体引起）

等。此类侧弯约占全部脊柱侧弯的 10%，可有家族性，多有继续发展的趋势（75%）。有半数患者侧弯严重，同时有前或后凸畸形。或伴有脊髓发育异常，而出现下肢和足的畸形及括约肌的功能障碍。

　　5）其他原因引起的脊柱侧弯：小儿麻痹后遗症而累及脊柱两侧肌力不平衡时，可引起脊柱侧弯，也叫麻痹性脊柱侧弯。还有骨质疏松症并发病理性骨折和创伤性脊椎骨折、类风湿性脊椎炎、先天性关节挛缩等，均可引起脊柱侧弯。

　　（2）脊柱前后凸：侧面观脊柱正常生理弧度为颈段前凸，胸段后凸，腰段前凸，骶段又后凸（图 5-98）。前后凸畸形系指超出正常生理曲度者，常见的有以下几种：①驼背或称圆背畸形：即多数胸椎后凸，超出正常生理曲度，呈钝圆形，而无其他异常者，称驼背畸形。病因有先天、后天、姿势不良等，如儿童期佝偻病（图 5-99）、青春期胸椎骨骺炎（图 5-100）、老年期骨质疏松症（图 5-101）等。多数胸椎椎体楔形变而呈钝圆形后凸畸形。②角状后凸或称驼峰畸形：表现为脊柱某部的局限性后凸（图 5-102）。如椎体压缩性骨折或脱位、胸腰椎结核等，常发生脊柱角状后凸畸形。③前凸畸形（图 5-103）：常见于脊柱腰段，腰椎生理前凸增大。常见原因为腰椎滑脱、腹肌麻痹、肥胖、妊娠后期等，均可引起腰椎生理前凸增大。驼背、先天性髋关节脱位、髋关节屈曲挛缩、双侧马蹄足等，亦可引起继发性腰椎生理前凸增大。腰椎生理曲度改变，易引起腰部劳损和腰椎间盘退行性病变。

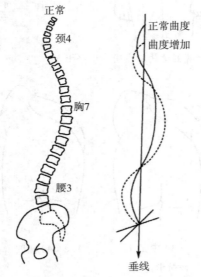

图 5-98　脊柱正常生理曲度（重力垂线应通过各段曲度的交界处）

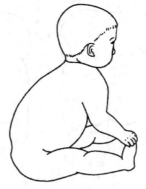

图 5-99　佝偻病性脊柱后凸

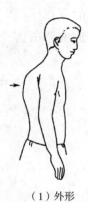

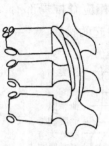

（1）外形　　　（2）X线示：椎体前缘上、下角呈不规则切迹，骨骺碎裂

图5-100　圆背畸形（青少年胸椎骨骺炎）

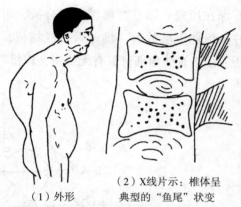

（1）外形　　　（2）X线片示：椎体呈典型的"鱼尾"状变

图5-101　老年性骨质疏松症脊柱后凸

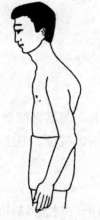

图5-102　角状后凸畸形

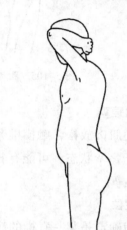

图5-103　脊柱前凸畸形

（二）触摸、按压诊察

触摸、按压检查时，可根据病情另患者采取站、坐或不同体位进行。

1. 压痛点

检查压痛点时，首先应使病人用一个手指准确地指出疼痛的部位，且反复多次不变者，说明该部位可能有重要病变或损伤；反之，若不能准确指出疼痛部位者，多无重要病变或损伤。（图5-104）

检查压痛点，应自上而下依次按压棘突、棘上和棘间韧带、腰骶关节、关节突关节、横突、椎旁肌、脊肋角、骶髂关节、坐骨切迹等（图5-105），以查找压痛部位、性质及深浅等，压痛点往往是病变的部位所在。表浅压痛多为棘上、棘间韧带和肌肉损伤；深在压痛可能为椎体和附件损伤。如横突骨折及横突间韧带撕裂，多在骶棘外缘线相应局部

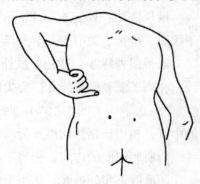

图5-104　指点试验

有深在压痛。第三腰椎横突综合征，可在骶棘肌外缘相应椎间隙有明显的深在压痛，并向患侧下肢放射。椎体骨折或结核，可在中线相应脊椎局部有深在压痛或叩击痛。还应扣压脊肋角部肾脏有无疾患，以排除由此而引起的腰痛。

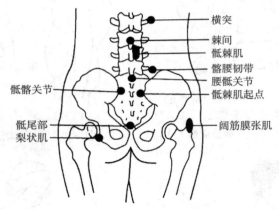

图 5-105　检查腰部压痛点时触诊的重点部位

横突
棘间
骶棘肌
髂腰韧带
腰骶关节
骶棘肌起点
骶髂关节
骶尾部
梨状肌
阔筋膜张肌

2. 触摸筋肉痉挛

取俯卧位使肌肉放松，触摸椎旁肌肉是否紧张，若局部筋肉绷紧，张力很高，表明该部肌肉处于痉挛状态，可能有软组织损伤，或骨折、脱位。但应排除继发于别处损伤的保护性痉挛。

3. 脊椎的定位

脊椎疾患为确定是某一脊椎的病变或损伤，常利用脊椎相邻结构的解剖关系或自身的解剖特点，通过触摸来定位。

（1）胸、腰椎体表解剖标志定位法

1）纵线（图 5-106）：从脊柱中线的棘突至骶棘肌外缘分为三条平行线。

正中线：即各棘突的连线，为棘上韧带、棘间韧带所在部位。

椎板间线：即棘突旁 1.5cm 处的纵行线，相当于腰肌、椎板、关节突关节及椎弓根部。

骶棘肌外缘线：即正中线外 3～6cm 处之纵行线，相当于骶棘肌外缘和横突尖部。

2）水平线（图 5-107）：两肩胛骨内上角连线的中点，相当于第二胸椎平面。

两肩胛冈间的连线，相当于第三胸椎平面。

两肩胛下角间连线，相当于第七胸椎平面。

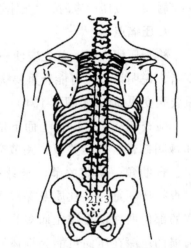

图 5-106　腰背部纵线体表解剖标志
1. 正中线；2. 椎板间线；3. 骶棘肌外缘线

肩胛下角与同侧髂嵴最高点连线的中点，相当于第十二胸椎平面。

两侧髂嵴连线的中点，相当于第四腰椎的平面。

两侧髂后上棘间的连线，相当于一、二骶椎棘突间隙，骶髂关节上部，蛛网膜下腔中点。

3）前后线（图5-108）：乳突下一横指，对第一颈椎横突。

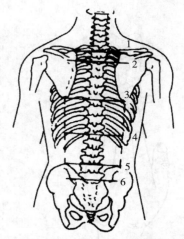

图 5-107　腰背部水平线体表解剖标志

1. 两肩胛骨内上角连线；2. 两肩胛冈连线；
3. 两肩胛下角连线；4. 肩胛下角与同侧髂嵴
最高点连线的中点；5. 两侧髂嵴连线；6. 两
侧髂后上棘连线

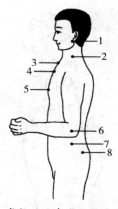

图 5-108　脊柱的体表定位标志——前后线

1. 乳突下一横指，相当于第一颈椎横突；2. 环状软骨水平，
相当于第六颈椎横突；3. 胸骨颈切迹，相当于第二胸椎；4. 胸
骨角，相当于第四胸椎；5. 胸骨体与剑突连接部，相当于第
九胸椎；6. 下肋缘，相当于第二腰椎；7. 髂嵴水平，相当于
第四腰椎；8. 髂后上棘，即骶髂关节上部

环状软骨水平，对第六颈椎横突。

胸骨颈切迹，对第二胸椎。

胸骨角对第四胸椎。

胸骨体与剑突相接处，对第九胸椎。

剑突与脐孔连线中点，对第一腰椎。

下肋缘对第二腰椎。

脐孔相对于三、四腰椎间隙。

髂嵴水平，对第四腰椎。

（2）棘突定位法：即根据胸、腰椎棘突各自的解剖特点，通过触摸进行定位。如第七颈椎棘突最突出，便可据此来确定一、二胸椎棘突的部位。沿第十二肋骨向上触摸，相接处即第十一胸椎。需注意的是胸椎棘突自上而下倾斜度逐渐增大，故棘突的水平往往在同一椎体平面之下。

4. 棘突触诊法

以食、中二指并拢，自上而下沿棘突连线滑行触摸（图 5–109）。或用食、中、环三指，中指置棘突尖部，食、环二指置棘突两侧，自上而下滑行触摸（图 5–110）。注意棘突有无异常突起或凹陷、间隙是否相等、排列是否齐整、有无侧弯及偏斜。若局部棘突倾斜或异常突起，应注意有无棘突骨折，或椎体骨折、脱位。如腰骶棘突凹陷或呈台阶状，应注意有无隐形脊椎裂或腰椎向前滑脱。

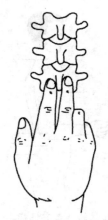

图 5–109　棘突两指触诊法

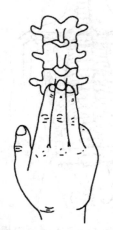

图 5–110　棘突三指触诊法

5. 腰部疾患还应做腹部的触诊和叩诊

取仰卧位，用指指叩诊法，检查有无腹胀及触摸腹部有无深在压痛。腰椎骨折时常有这些体征。触摸少腹两侧的髂窝部是否饱满。腰椎结核脓液常沿腰大肌流注于髂窝部，形成该部脓肿而饱满。

下腰部疼痛者，应检查并排除盆腔和直肠疾患，对女性腰痛患者，还应排除子宫及附件疾患。

（三）胸、腰椎运动功能检查

脊柱的运动主要是颈椎和腰椎，胸椎由于受胸廓的限制活动范围不大，腰椎的活动范围较大，但也与年龄、性别、体型和锻炼情况等有关，检查时应注意这些因素的影响。

检查时取立正姿势。医者两手扶持两侧髂嵴，以限制骨盆活动的参与。

1. 前屈

在立正位肌肉放松下进行。注意活动的范围、姿势是否正常，活动过程中有无疼痛。若发现有阳性体征，对诊断腰骶部疾患有重要意义。如腰椎或腰骶关节病变时，腰平直、僵硬、屈曲受限有疼痛，其活动中心在髋关节（图 5–111）。韧带损伤及慢性劳损，屈曲可使伤部受到牵扯而增加疼痛。

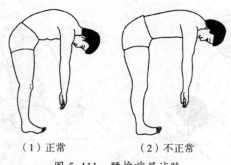

（1）正常　　　　　（2）不正常

图 5-111　腰椎前屈试验

2. 后伸

观察后伸活动范围及后伸过程中有无疼痛。腰椎椎间关节及腰骶关节病变时，后伸受限且疼痛。腰椎椎管狭窄时后伸受限、疼痛且加重向下肢的放射痛。强直性脊柱炎时后伸丧失。腰部筋肉损伤，前屈可使伤部被动分离，后伸肌肉主动收缩同样可使伤部分离，故伸屈活动均受限且加重疼痛。

3. 侧屈

立正姿势，两上肢垂于体侧，活动时足跟不能移动。观察活动范围、姿势及活动过程中有无疼痛。腰椎椎间关节及腰骶关节损伤时，侧屈活动受限且加重疼痛。

4. 旋转活动

姿势同上，两上肢可随之旋转，但骨盆不能参与活动，两足不能旋动。观察旋转活动范围、姿势及有无疼痛。腰脊柱各种关节疾患，旋转运动均可受限，且加重疼痛。

5. 运动的手法检查

为减少患者精神因素对运动的影响，可配合手法以补充。

（1）胸椎后伸：可采用"弹性试验"。患者俯卧位，上肢分置两侧，医者以手掌平放胸椎棘突上，自上而下缓缓挤压，反复数次（图 5-112）。若弹性活动减少或消失，即表示后伸受限。

（2）胸腰段后伸：患者俯卧位，两上肢环抱头前，医者一手用力托起患者上身，另手拇指触按该棘突（图 5-113），检查后伸有无受限。

（3）胸腰段屈曲：患者侧卧位，髋、膝关节尽量屈曲。医者一手推患者膝部，使髋、膝关节尽量屈曲，使脊柱胸腰段被动前屈，同时另手触摸腰部各棘突的活动及棘间距离的变化（图 5-114）。

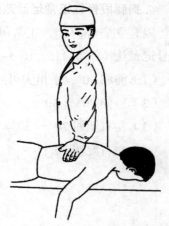

图 5-112　胸椎弹性试验

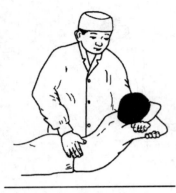
图 5-113　胸腰段后伸检查

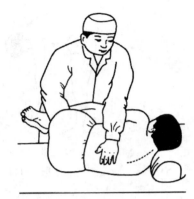
图 5-114　胸腰段屈曲检查

（4）腰椎后伸：患者俯卧位，两下肢伸直。医者一手托起两下肢徐徐抬起，使腰部后伸，另手指触摸腰椎诸棘突的活动及棘间距离变化（图 5-115）。若为儿童，医者一手握两小腿向后上方提起，正常后伸柔和自如，如有脊柱结核，则腰部平直僵硬而随臀部一起离开床面。

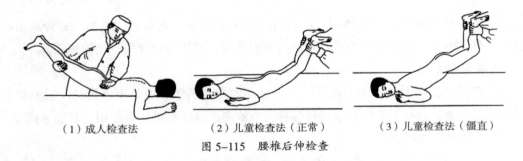

（1）成人检查法　　　　（2）儿童检查法（正常）　　　　（3）儿童检查法（僵直）
图 5-115　腰椎后伸检查

6. 胸腰段脊柱正常运动范围

以直立姿势为 0°，正常可前屈、后伸、左右侧屈、左右旋转活动。可采用文字或符号记录法（图 5-116、图 5-117）。

（1）前屈 90°，手指尖可触及地面。

（2）后伸 20°～ 30°。

（3）左右侧屈 20°～ 30°。

（4）左右旋转 30°。

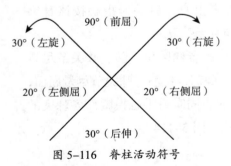

90°（前屈）

30°（左旋）　　　　　　　　　　30°（右旋）

20°（左侧屈）　　　　　　　　20°（右侧屈）

30°（后伸）

图 5-116　脊柱活动符号

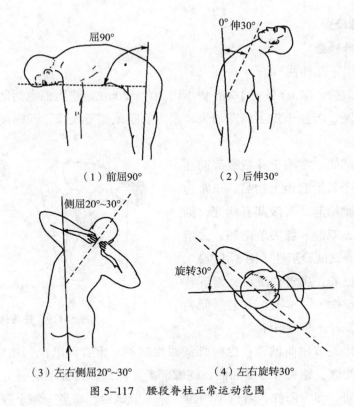

（1）前屈90°　　　　　　　（2）后伸30°

（3）左右侧屈20°~30°　　　　（4）左右旋转30°

图 5-117　腰段脊柱正常运动范围

7. 胸腰段脊柱运动的测量

（1）前屈的测量：为准确掌握胸腰脊柱屈曲受限部位和程度，可在患者 C7 ～ T11 和 S1 的距离，再在尽量前屈下测量二者的距离，进行对比。正常 C7 ～ T11 可增加 3 ～ 4cm，T11 ～ S1 可增加 5 ～ 7cm（图 5-118）。由上述直立与前屈脊柱长度变化，可见正常胸椎前屈小于腰椎前屈，若二者差不多或相反，则说明腰椎活动受限。

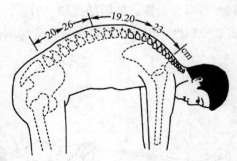

图 5-118　胸腰段脊柱直立与前屈长度的变化

（2）腰骶部前屈活动的测量：直立位，在背侧两髂嵴连线的中点做一标记，向下 10cm 处再作一标记，然后令患者弯腰，正常可由 10cm 增加到 14cm 以上。

（3）脊柱侧弯的测量：正常棘突连线为一条垂线，两侧髂嵴和两侧肩峰连线都垂直于棘突连线。若该两水平线与棘突连线不垂直，也说明棘突连线不垂直，即有脊柱侧弯。

（4）后凸成角畸形：角状后凸可用量角器测定；若为圆背后凸，可用俯卧位，将弧度画在纸上进行测量。

（四）特殊检查

1. 腰部特殊检查

常用的有以下几种：

（1）麻醉试验：取 0.5%～1% 普鲁卡因 10～20mL，进行痛点封闭，有助于病变粗略的定位诊断。若注于皮下痛即消失，多为筋膜或韧带疾患；若疼痛不减，多为椎管内疾患。

（2）拾物试验：常用于儿童腰部前屈运动的检查。令其拾起地上物品，正常为两膝微弯，弯腰拾起。若腰部有病变，则可见腰部挺直，双髋、膝关节微屈，去拾地上物品，即为该试验阳性（图 5-119）。

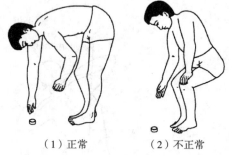

（1）正常　　　　（2）不正常

图 5-119　拾物试验

（3）起身试验：患者仰卧位，两下肢伸直，做起身动作（图 5-120）。若腰骶关节或下腰部疼痛者，即为阳性。

（4）髋、膝关节屈曲试验：也叫骨盆回旋试验。患者仰卧位，屈曲髋、膝关节，医者两手推膝使髋、膝关节尽量屈曲，使臀部离开床面，腰被动前屈（图 5-121），若腰骶部发生疼痛，即为阳性。若行单侧髋、膝关节试验，患者一侧下肢伸直，医者用同样的方法，使另侧髋、膝关节尽量屈曲；则腰骶关节和骶髂关节便可随之运动。若有疼痛即为阳性。如闪筋扭腰，劳损，腰椎椎间关节、腰骶关节、骶髂关节等有病变，该试验阳性；但腰椎间盘突出症常为阴性。

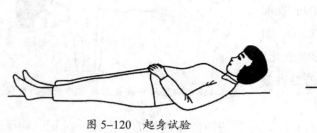

图 5-120　起身试验

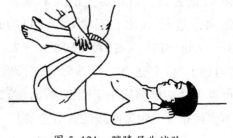

图 5-121　髋膝屈曲试验

（5）棘突触诊直腿抬高试验：患者仰卧位，两下肢伸直，医者一手触摸腰椎棘突，另手持踝部做直腿抬高（图 5-122）。在抬高过程中，若未触到腰椎运动即出现疼痛者，可能为骶髂关节病变。若疼痛法伤在腰椎运动之后者，则病变在腰骶关节可能性大。若两侧下肢分别抬高到同样度数，引起同样疼痛者，则腰骶关节病变可能性更大。因双骶髂关节同样病变，同样程度者鲜见。

（6）背伸试验：患者俯卧位，两下肢并拢，双手合抱于颈后。医者固定双腿，令患者尽力抬起上身，医者在背部适当加压，使患者抗阻力下背伸（图5-123），如有疼痛即为阳性，说明有筋肉或椎间关节病变。

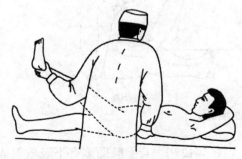
图 5-122　棘突触诊直腿抬高试验

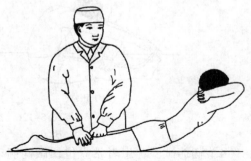
图 5-123　背伸试验

2. 坐骨神经特殊检查

坐骨神经由 L4、L5 和 S1、S2、S3 神经根组成，腰骶部受伤或病变时，常引起坐骨神经痛。

（1）直腿抬高试验：仰卧位，两腿伸直，分别做直腿抬高动作（图5-124），然后再做被动抬高。正常下肢可抬高80°以上无疼痛。若下肢直腿抬高受限并有放射性疼痛者即为阳性，说明有神经根刺激现象，应注明两腿抬高度数。该试验是各种坐骨神经紧张试验的基本方法，但应排除腘绳肌和后膝关节囊疾患的影响。

（2）直腿抬高踝背伸试验：即在上法直腿抬高到最大限度但尚未引起疼痛时，突然将踝关节背伸（图5-125），若引起患肢后侧剧烈的放射性疼痛，即为阳性。用于区别髂胫束、腘绳肌、后膝关节囊等紧张所造成的直腿抬高受限。因踝关节背伸只增加坐骨神经和腓肠肌紧张，而对小腿以上的肌肉、筋膜并无影响。

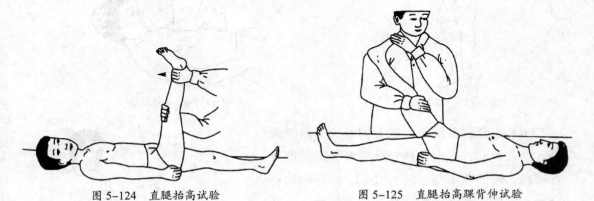
图 5-124　直腿抬高试验　　　　　　　　图 5-125　直腿抬高踝背伸试验

（3）坐位压膝试验：令患者坐于床上，两腿伸直，有坐骨神经痛时，患膝即自然屈曲，以缓解坐骨神经的紧张。如将膝关节下压，则坐骨神经痛加剧，即为阳性（图5-126）。

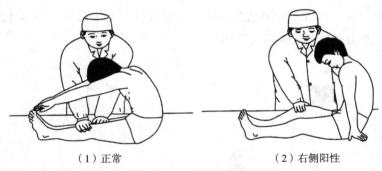

（1）正常   （2）右侧阳性

图 5-126　坐位压膝试验

（4）鞠躬试验：患者站立位，做鞠躬动作（图 5-127）。若患肢即刻有下肢放射痛并屈膝者，即为阳性。

（5）屈颈试验：患者仰卧位，医者一手置患者胸前，一手置枕后徐徐用力使其头颈前屈（图 5-128）。如出现腰痛及下肢放射痛，即为阳性。因屈颈可使脊髓上升1～2cm，神经根也随之被牵拉，因而使受压神经根分布区出现疼痛。如腰椎间盘突出症，腰骶神经根受挤压，屈颈时即引起患肢后侧放射性疼痛。

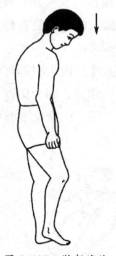

图 5-127　鞠躬试验

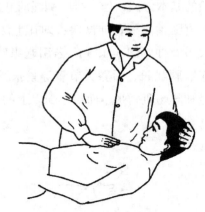

图 5-128　屈颈试验

（6）起坐屈膝试验：患者仰卧位，两腿伸直，令其坐起，有坐骨神经病变时，患肢即自行屈曲，而健肢不变（图 5-129）。如两侧均有坐骨神经痛，则两膝均屈曲，即为阳性。此试验阳性率很高，因屈膝可缓解坐骨神经的紧张。

（7）挺腹试验：患者仰卧位，据病情分四步进行。①两腿伸直，两上肢置腹部或身侧，

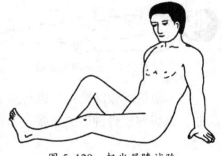

图 5-129　起坐屈膝试验

以枕部和两足跟为着力点，将腹部和骨盆用力向上挺起（图5–130），若出现腰痛及放射性下肢痛，即为阳性；若症状不明显，再行下步试验。②保持挺腹姿势下，做深吸气后屏气，同时腹部用力鼓气约半分钟，患肢出现疼痛者，即为阳性。③在挺腹姿势下，用力咳嗽，有患肢放射性痛者，即为阳性。④在挺腹姿势下，医者两拇指压迫患者两侧颈静脉，有患肢放射性痛者，即为阳性。

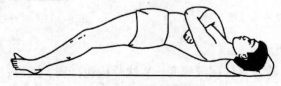

图 5–130 挺腹试验

以上操作依次进行，如出现阳性症状，即停止下步检查。

上述操作因使背肌、臀肌强烈收缩，骨盆前倾，若屏住呼吸，则胸、腹和颅内压均增高，而椎管内的压力也迅速增高，从而加重已受压神经根的刺激而发生疼痛。

（8）梨状肌紧张试验：患者仰卧位，伸直患肢，做内收内旋动作，若有坐骨神经放射痛，再迅速外展外旋患肢，若疼痛即时缓解，为阳性。或取俯卧位，屈曲患膝，医者一手固定骨盆，一手持患肢踝部，做髋关节的内、外旋活动，若出现上述反应，即为阳性（图5–131）。

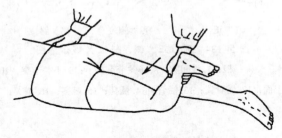

图 5–131 梨状肌紧张试验（俯卧位法）

3. 股神经检查

股神经由腰2、3、4神经根组成，腰3、4椎间盘病变，可引起股神经症状。

（1）股神经伸膝紧张试验：患者俯卧位，医者一手固定骨盆，一手持患侧踝部，膝伸或屈位，将髋关节强力后伸（图5–132）。若出现大腿前方放射性疼痛，即为阳性，表示有股神经受压。

（2）股神经屈膝紧张试验：患者俯卧位，两下肢伸直。医者一手置骶髂部固定，另手持患肢踝部，使膝关节逐渐屈曲至足跟接近臀部（图5–133），若出现腰痛及大腿前侧放射痛，即为阳性，说明股神经有病变。

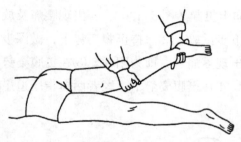

图 5-132　股神经伸膝紧张试验

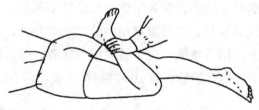

图 5-133　股神经屈膝紧张试验

（五）X 线检查

根据病情需要，若为脊柱胸段病变，X 线片应包括胸、腰段；腰段病变应包括胸、腰段及骶椎；若为脊柱侧弯，需拍胸、腰椎的全长正位 X 线片，以便测量定位。一般正侧位片即可满足诊断要求，必要时还需拍左右斜位片观察。（图 5-134）

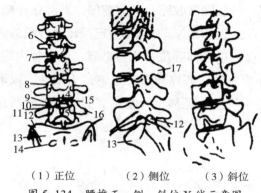

（1）正位　　　（2）侧位　　　（3）斜位

图 5-134　腰椎正、侧、斜位 X 线示意图

1 ～ 5. 腰椎体；6. 椎弓根；7. 椎间隙；8. 小关节突关节；9. 下关节突；10. 上关节突；

11. 椎体上面；12. 髂骨翼；13. 骶骨；14. 骶孔；15. 棘突；16. 横突；17. 椎板

1. 正位 X 线片

（1）正常胸、腰脊柱正位 X 线片，各椎体及棘突呈直线排列。若有脊柱侧弯时，可出现不同侧向的弯曲度。

（2）椎体两侧等高对称，椎间隙两侧相等，每个椎间隙也大致相等。正常腰椎间隙较大，胸椎间隙较小。若有椎间盘或椎体结核性病变，则椎间隙变窄或两侧椎间隙不等。

（3）注意椎体两侧连线是否规整，横突等是否正常。

（4）脊柱的胸腰段和腰骶部常有解剖变异。如腰椎骶化（图 5-135）和骶椎腰化。前者系指 L5 横突

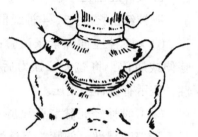

箭头所示，为第5腰椎一侧横突肥大

图 5-135　腰椎骶化

肥大，一或两侧部分或完全与 S1 融合；后者系指 S1 一或两侧与 S2 分离，形如腰椎。这些变异可影响局部生物力学的内在平衡，易发生劳损病变。

正常腰骶椎的左右椎板，约在 5 ～ 6 岁时与棘突融合，但 L5S1 常不愈合，称隐形脊柱裂，是腰骶部又一常见的解剖变异（图 5-136）。S1 椎弓裂最多见，也有包括 L5 的多个骶椎椎弓裂。一般多无明显的临床症状和体征，少数可见局部皮肤色素沉着、丛毛、小陷窝和腰痛等症状和体征（图 5-137）。

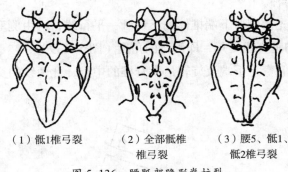

（1）骶1椎弓裂　（2）全部骶椎　（3）腰5、骶1、
　　　　　　　　　　　椎弓裂　　　　　骶2椎弓裂

图 5-136　腰骶部隐形脊柱裂

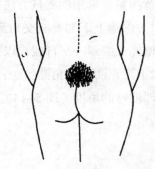

图 5-137　隐形脊柱裂的局部丛毛

2. 侧位 X 线片

（1）正常脊柱侧位 X 线片，为胸椎向后、腰椎向前（第四腰椎最明显）、骶椎向后的 "S" 状弯曲。诸椎体前缘连线、后缘连线（即骶椎管连线）、关节块连线及椎管顶连线，为大致相互平行、平滑而和谐的曲线。

（2）正常成人 T12L1 椎体稍呈前低后高的轻度楔形改变，应与压缩骨折相鉴别。

（3）椎板和上、下关节突之间的峡部，也可发生不联合现象，好发于 L4、L5，可致椎体向前发生不同程度的滑脱，引起腰痛和神经根病变，应与外伤骨折相鉴别。

（4）正常腰骶部是由腰椎的前凸与骶椎的后凸的连接处，形成一向前的凸起角度，称腰骶角。测量方法为：沿第一骶椎上缘的延长线与水平线所形成的交角，即腰骶角。正常约 30°左右，站立位 X 线检查时，约增加 8°～ 12°。此角度增大可影响腰骶关节的稳定性，容易发生 L5 椎体向前滑脱。

3. 斜位 X 线片

椎弓峡部不连接时，常需拍 X 线斜位片来显示。

在正常斜位 X 线片上，椎体附件表现为 "狗形"，椎弓峡部相当于 "狗颈"，上关节突相当于 "狗耳"，横突相当于 "狗眼"，椎板相当于 "狗身"，两下关节突相当于 "狗前后腿"，棘突相当于 "狗尾"。若出现 "狗颈戴项链"，表示椎弓峡部不连接（图 5-138）。若双侧峡部不连接，易发生椎体向前滑脱。

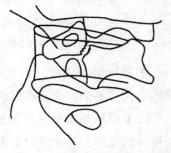

图 5-138　椎弓峡部不连接的斜
位 X 线示意图

4. 脊柱常见畸形的 X 线片测定

（1）脊柱侧弯的测定：需拍胸、腰脊柱的全长正位 X 线片进行测量。

测量时应注明侧弯的部位和方向，常以凸侧命名。原发性侧弯引起继发或代偿性侧弯者，多呈"S"形曲线。具体方法为：先由 X 线片上确定原发性侧弯的上下端椎体，即由原发性侧弯变为继发性侧弯的部位，X 线显示椎间隙左右相等，或虽有宽窄不等，但与前相反，则与此间隙相连椎体的上或下端，即原发性侧弯的上或下端。然后进行测量，常用的测量方法有以下两种。

1）侧弯上下端垂线交角测量法：先由侧弯下端椎体的下缘画一平行线，再由侧弯上端椎体上缘画一平行线，以上两线的垂直线交角，即侧弯的角度（图 5-139）。

2）三点两线交角测量法：先标出侧弯上下端及旋转最大脊椎的中点，此两线的交角，即侧弯的角度（图 5-140）。

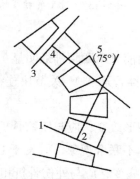

图 5-139　脊柱侧弯上下端垂
线交角测量法

1. 下面脊椎，其底面倾向弯曲的凹
面；2. 从下面脊椎底面向上引一条
垂直线；3. 上面脊椎，其顶面倾向
弯曲的凹面；4. 从上面脊椎的顶面
向下引一条垂直线；5. 两条垂线相
交的角度即侧弯的角度

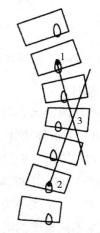

图 5-140　脊柱侧弯三点两
线测量法

1. 上端脊椎；2. 下端脊椎；3. 旋
转最明显的脊椎由上下端两脊
椎与旋转最明显脊椎连线的交
角，即侧弯的角度

侧弯代偿完全者，上下两继发侧弯角之和等于原发侧弯角。若不相等，说明原发性侧弯代偿不全，仍有发展的可能。

（2）脊柱侧弯旋转度的测定：为根据棘突与椎体侧缘或中线的关系，或根据椎弓与椎体侧缘的关系来测定（表 5-7）。

表 5-7 各椎体旋转度的测定

旋转度	凸侧	凹侧
中性	对称	对称
+	向第一格移位，早期歪斜	开始消失，早期歪斜
++	向第二格移位	逐渐消失
+++	移位至中线	消失
++++	移位超过中线至凹侧	消失

正位 X 线片，如椎弓根影像（卵圆形）与椎体侧缘距离相等，为中立位无旋转。若椎弓根距离椎体侧缘较远，为脊椎向该侧旋转。或在椎体中线两侧等距离各作二条平行垂线，根据椎弓根在脊柱侧弯凸侧及凹侧的显影位置，即可确定脊柱旋转度（图 5-141）。

（3）肋椎角及肋椎角差的测定与意义：顶椎（即侧弯曲度顶点的脊椎）与相应肋骨所成的角，即肋椎角。侧弯的凸与凹侧肋椎角的差，即肋椎角差。

测量方法：在正位 X 线片顶椎上缘或下缘中点作垂线，再由肋骨小头中点至肋骨颈、干交接处中点作连线，两线相交之角，即肋椎角（图 5-142）；两侧肋椎角相减即肋椎角差（图 5-143）。

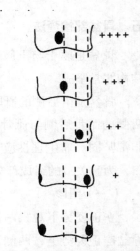

图 5-141 脊柱旋转度测量

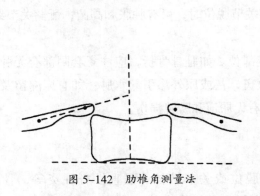

图 5-142 肋椎角测量法

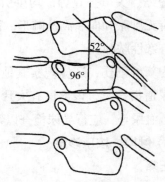

图 5-143 肋椎角差

若有脊柱侧弯，则两侧肋椎角不相等，凸侧肋骨向下倾斜度较凹侧大，在侧弯顶点肋骨倾斜度最大。早期侧弯较轻时，凸侧顶点，肋骨小头与相应顶椎椎体上角有一定距离（图 5-144），若侧弯继续发展，则肋骨小头与相应椎体上角相重叠（图 5-145）。

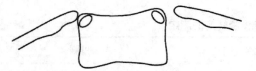 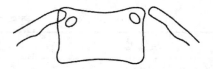

图 5-144 脊柱侧弯早期，肋骨小头与椎体   图 5-145 脊柱侧弯进展时，肋骨小头
上角的位置关系（有一定距离）   与椎体上角的位置关系（相重叠）

早期原发性脊柱侧弯是稳定性或进展性，定期行肋椎角测定，有一定的监测意义。若侧弯为稳定性，其肋椎角差小，不进展或逐渐减小；若为进展性，则肋椎角差大，且进展性增大。肋椎角差的临界值为 20°。若原发性脊柱侧弯，肋椎角差为 20°或大于20°者，应视为进展性。

五、骨盆部检查法

骨盆是躯干与下肢连接的桥梁，有承上启下，保护盆腔脏器的功能，其生物力学结构非常坚固。

骨盆是由后侧的骶尾骨、两侧的髋骨（髂骨、耻骨、坐骨）连接而成的坚强骨环。两侧的髂骨后侧与骶骨构成骶髂关节。骶髂关节为微动关节，周围有坚强韧带附着，非常坚固。非生理性应力，可发生骶髂关节错缝、半脱位或其他疾患。两侧髋骨的髋臼，为髋关节的组成部分。两侧的耻骨由纤维软骨联结而构成耻骨联合。

（一）望诊

立正姿势下观察两侧骨盆是否平衡对称，有无左右倾斜和前后倾。正常在立正位骨盆摆正姿势下，两侧髂前上棘和两侧髂嵴连线应在同一水平；否则说明盆骨有左右倾斜，如骶髂关节脱位、骨盆环骨折或继发于脊柱侧弯、臀肌麻痹、内收肌痉挛、一侧下肢短缩、关节强直等，均可引起骨盆倾斜。另外应注意，两侧髂后上棘连线是否水平，有无肿胀和向后高凸畸形。骶髂关节脱位时，可有肿胀和高凸；骶髂关节结核，该部可有寒性脓肿。

若为新鲜创伤，还应观察其他相应部位。如耻骨骨折，应注意会阴部有无肿胀和瘀斑；尿道损伤时，该部可有大片瘀血斑，甚或尿外渗引起水肿；如有尿潴留及尿道口血迹、血尿等，应行导尿检查以判别有无尿道和膀胱损伤。

（二）触摸、按压诊察

1. 压痛

骶髂关节有韧带损伤、错缝、半脱位或关节结核、强直性脊柱炎等，骨科三角（两侧骶髂关节和腰骶关节三个腰痛好发部位构成的三角区，称骨科三角，如图5-146）可有压痛。

依次按压髂前上、下棘，髂嵴，耻骨水平支，耻骨联合，坐骨体及坐骨结节等，若上述某部有骨折时，则相应部位有压痛。髂嵴后缘下的条索状压痛为臀上皮神经疾患；坐骨大孔部的粗条状压痛，为梨状肌疾患；两侧髂窝部的深在压痛，为骶髂关节炎表现；肿胀伴压痛可能为髂腰肌疾患或髂窝脓肿；骶髂关节和腰椎结核，脓液也可流注于此，形成肿胀压痛；骶尾骨骨折时，可在骶尾部触到明显压痛。

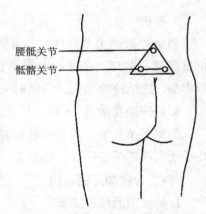

图 5-146　两侧骶髂关节和腰骶关节组成的腰部骨科三角

2. 畸形

骶髂关节部触到棱形高凸，为骶髂关节脱位表现；耻骨水平支部触到台阶状畸形，为该部的骨折错位；耻骨联合部触到缝隙者，为耻骨联合分离；若为缝隙伴台阶状畸形，可能为耻骨联合分离伴骶髂关节脱位；骶尾部触到的高凸和骨异常活动，为骶尾骨骨折或尾骨的骨折脱位。

（三）运动功能检查

1. 站位

骶髂关节疾患时，患者常屈曲患侧下肢，使健侧下肢支持体重。腰前屈和旋转受限并疼痛，后伸及侧屈受限较轻。

2. 坐位

骶髂关节疾患，坐时身向健侧倾斜，患侧臀部抬起（图5-147），由于坐位骨盆相对固定，故腰前屈时疼痛及受限程度较站位时明显减轻，甚或正常。而腰骶关节疾患，站立和坐位运动幅度和疼痛相同。

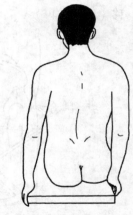

图 5-147　骶髂关节病变的坐位姿势

骶髂关节病变、腰椎间盘突出和腰部疾患，根据活动时的疼痛程度，列表5-8鉴别于下。

表 5-8　骶髂关节疾患、腰椎间盘突出、腰部疾患疼痛鉴别

病名	坐位		旋转	放射痛	腱反射
	屈曲	后伸			
骶髂关节疾患	−	−	+	+	−
腰椎间盘突出	+	+	−	+	+
腰部疾患（含腰骶关节，除外腰椎间盘突出）	+	+	+	±	−

注："+"为出现疼痛，"−"为无疼痛，"±"为腰骶部病变可有向股前外侧的放射痛。

3. 卧位

侧卧位做髋关节屈伸时，有骶髂关节疼痛者，为骶髂关节松弛的征象。检查时一手置骶髂关节部，令患者做髋关节伸屈活动，可听或感到响声，严重者在响声前有剧烈疼痛，之后疼痛消失，乃骶髂关节面摩擦所致。

4. 卧床翻身活动

骶髂关节病变，患者常喜健侧卧位，两下肢屈曲，翻身困难，常用手扶臀部转动。几乎所有骶髂关节病变，都有这一阳性体征。

（四）骨盆畸形测量法

1. 骨盆前后倾的测量

取站立位，测量骨盆入口平面与水平面的夹角，正常为60°为骨盆前倾，小于60°为骨盆后倾（图5-148）。

2. 骨盆左、右倾斜及一侧移位测量法

（1）正常两髂前上棘至胸骨剑突的距离相等，若一侧距离减小，表示该侧骨盆上移（图5-149）。

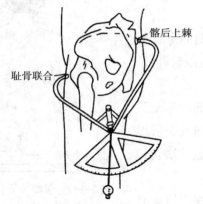

图 5-148　骨盆前后倾的测量

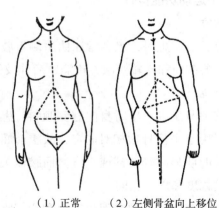

（1）正常　　　（2）左侧骨盆向上移位

图 5-149　骨盆左、右倾斜及一侧移位测量法

（2）画线法：两髂嵴连线的中点向下作一直线，正常时两线垂直，若一侧明显成锐角，则对侧骨盆有上移（图5-150）。若对侧骶髂关节与耻骨联合同时向上脱位，或坐、耻骨支及髂骨翼同时骨折向上移位，或坐、耻骨支骨折并骶髂关节向上脱位，均可出现上述现象。

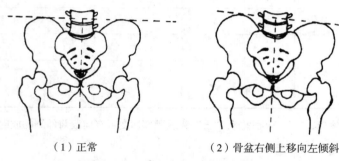

（1）正常　　　　　　　　（2）骨盆右侧上移向左倾斜

图 5-150　骨盆左右倾斜画线测量法

（五）特殊检查

1. 骶髂关节分离试验

又称髋外展外旋试验、盘腿试验、"4"字试验。仰卧位，伸直健侧下肢，患侧膝、髋关节屈曲并将小腿外侧置健侧大腿下段前侧，医者一手持健侧髂前上棘部，一手置患侧膝关节内侧并向床面按压（图5-151）。若骶髂关节有病变则发生疼痛，但应排除髋关节疾患。

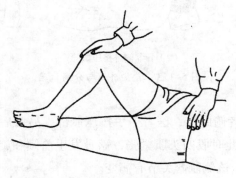

图5-151　"4"字试验

2. 分腿试验

又叫床边伸腿试验、骶髂关节扭转试验（图5-152），具体有下述两法。

（1）仰卧于床边，将健侧髋、膝关节屈至腹壁，令患者双手抱膝以固定骨盆。令患侧下肢垂于床边，医者一手推按健侧膝部助髋、膝关节屈曲，另手按压患侧大腿，使髋关节尽量后伸，若该侧骶髂关节出现疼痛，即为阳性。说明骶髂关节有病变。

（2）健侧卧位，令健侧髋、膝关节屈至腹壁以固定骨盆，患者一手握患侧小腿使膝屈曲90°并向后牵拉，使髋关节过伸，另手前推骶部，可使骶髂关节向后旋转，若出现疼痛为阳性。

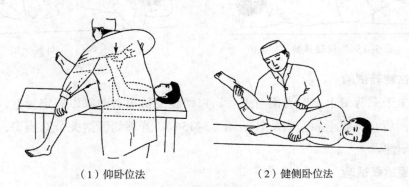

（1）仰卧位法　　　　　　　（2）健侧卧位法

图5-152　分腿试验

3. 骨盆挤压与分离试验

仰卧位，医者双手分别向外按压两髂前上棘内侧，使骨盆向两侧分离；之后，两手换置于髂前上棘的外侧向内挤压。或取侧卧位，医者用手按压上侧髂嵴部，同法检查对侧。还可行耻骨联合部按压试验（图 5-153）。此试验对髂骨翼，坐、耻骨骨折，均可出现阳性，而对骶髂关节病变阳性率不高。

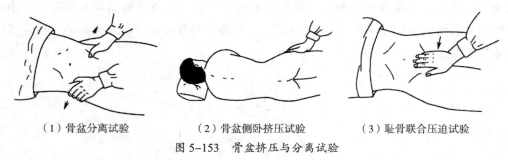

（1）骨盆分离试验　　　（2）骨盆侧卧挤压试验　　　（3）耻骨联合压迫试验

图 5-153　骨盆挤压与分离试验

4. 提腿试验

又叫伸髋试验。患者俯卧位，医者一手按压骶部，另手后提患侧大腿，使髋关节尽量后伸（图 5-154）。此时股四头肌紧张，髂骨发生前倾和旋转，如该侧骶髂关节出现疼痛，即为阳性。表示该侧骶髂关节有病变。

5. 斜扳试验

患者仰卧位，先做健侧，医者一手握小腿，尽量屈曲髋、膝关节，另手按压同侧肩部以固定躯干；然后将大腿尽量内收，使腰骶和骶髂关节发生扭转（图 5-155）。用同法再做患侧，若骶髂关节出现疼痛，即为阳性。说明痛侧骶髂关节有病变。

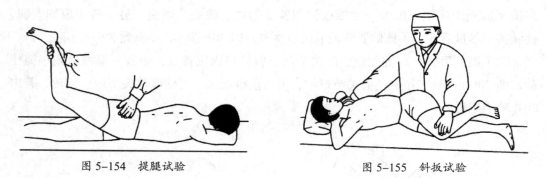

图 5-154　提腿试验　　　　　　　　　图 5-155　斜扳试验

6. 骨盆旋转试验

患者坐于靠背椅上，医者面对患者，以两腿夹持患者两膝以固定骨盆，再用两手扶持患者两肩，将躯干做左右旋转活动（5-156）。若某侧骶髂关节有疾患，则出现疼痛，即为阳性。

7. 单腿跳跃试验

先做健侧，后做患侧。如腰部无病变，健侧持重单腿跳跃应无疼痛；若做患侧单腿持重跳跃试验时，骶髂关节部有疼痛或不能跳起者，即为阳性。在排除髋关节、膝关节、脊柱等病变影响外，多为骶髂关节疾患。

8. 蹲坐试验

令患者坐于床边或板凳上，以两手撑起躯干，再突然放手坐下，若骶髂关节因震动而引起疼痛者，即为阳性（图 5-157）。

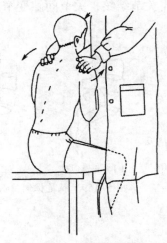
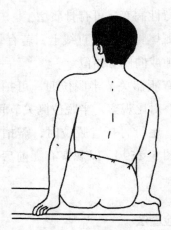

图 5-156　骨盆旋转试验　　　　　　图 5-157　蹲坐试验

9. 倾斜试验

患者站立位，将躯干向左或右倾斜，若一侧骶髂关节有病变，则躯干倾向对侧的动作多受限。

（六）X 线检查

一般拍照骨盆正位 X 线片，即可满足诊断要求（图 5-158）。

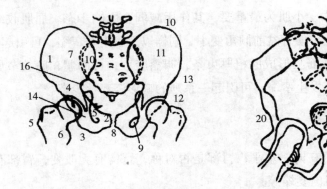

图 5-158　骨盆正侧位 X 线示意图

1. 髂骨翼；2. 耻骨；3. 坐骨；4. 髋臼；5. 大粗隆；6. 小粗隆；7. 髂骨；8. 耻骨联合；9. 闭孔；

10. 骶髂关节；11. 营养血管；12. 髋臼骨；13. 髂前上棘；14. 泪痕；15. 坐骨棘；16. 小骨盆内壁；

17. 坐骨大切迹；18. 坐骨小切迹；19. 坐骨结节；20. 髂骨小结节

1. 骨盆正位 X 线片

首先观察小骨盆的圆形弧度线是否正常，若有骨盆倾斜及骨折变位，均可破坏其正常解剖形态。两髂前上棘及坐骨结节，有无撕脱骨折；两侧髂骨翼有无骨折及错位；两侧髋臼有无骨折及错位；两耻骨、坐骨支有无骨折及错位，耻骨联合有无分离和上下错位；两侧骶髂关节正常应在同一水平，关节间隙应相等，若一侧有脱位（多合并骨盆环前部骨折）可出现上移和间隙增宽；骶髂关节结核，关节间隙变窄或模糊或有破坏；退行性病变，可有骨质增生。

正常骶尾骨在一条直线上，若有骨折或脱位，可出现裂隙或向侧方错位。

2. 疑有骶髂关节半脱位时，可拍两侧骶髂关节斜位片，对比观察，半脱位侧关节间隙可增宽。

3. 骶、尾骨折、脱位时，需拍骶尾骨侧位X线片（图5-159），以观察有无前后错位及成角畸形。

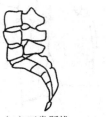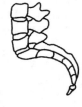

（1）正常骶椎　　　（2）水平骶椎

图 5-159　骶尾椎侧位 X 线示意图

六、髋部检查法

髋关节古称"髀枢"，由股骨上端的股骨头和髋骨的髋臼窝组成。是人体最大、最深和最完善的球窝关节。位于躯干与下肢的联结部，其主要功能是负重，又有相当大的运动范围，传递体重，使躯干向前跨步移动，其解剖特点与某些疾病的关系如下：

1. 髋臼和股骨头的外上方是主要负重区，也是退行性病变和股骨头坏死的好发区。

2. 股骨颈与干之间形成的颈干角，是臀肌作用的杠杆臂，若发生变化，可影响臀肌作用而出现畸形步态。

3. 臀肌中以臀中、小肌为最重要，其作用减弱会影响步态。屈肌收缩可使骨盆前倾角增大，伸肌收缩可使骨盆前倾角变小。同样以上肌肉有挛缩，可引起相应的畸形。

4. 大腿外侧有深筋膜形成的粗厚束条，叫髂胫束，可助髋、膝关节屈曲，有利人体维持直立姿势，若发生挛缩，可引起一系列的畸形姿势及步态。

（一）望诊

1. 一般观察

两髂前上棘是否在同一水平，臀部是否对称，臀沟有无改变，臀部有无肿胀、高突、窦道、瘢痕、肌肉萎缩等。

2. 步态

诸如疼痛性步态、短缩性步态、臀肌失效步态、鸭行步态、跳跃步态、麻痹步态、剪刀步态等。

3. 肿胀、瘀斑

观察肿胀的程度、性质、部位和瘀血斑的部位范围等。如弥漫性肿胀伴红热者，为热毒表现；虽肿胀弥漫但不红不热者，为髋关节结核；创伤性骨折、脱位，可因骨折的部位、程度而出现相应的肿胀和瘀血斑。如髋关节后脱位时，臀部呈弥漫性肿胀；前下方脱位时，则会阴部肿胀伴瘀血斑；股骨颈骨折时，多无明显肿胀，或仅在腹股沟部出现小片瘀斑；粗隆间骨折多肿胀严重，且可伴大腿内侧沿内收肌向下出现大片瘀斑。

4. 畸形

观察关节有无屈曲、内收、内旋和外展、外旋、高突等畸形。

（1）屈曲畸形：即髋关节不能伸直达中立位。检查时先将健肢屈近腹壁，以固定骨盆，若患肢也随之屈曲，其屈曲的角度，即畸形的角度。腰椎前凸增大，可代偿髋关节部分屈曲畸形（图5-160）。如髋部的炎性疾患，若治疗期间未注意保持功能位置，常后遗髋关节屈曲挛缩畸形。

（2）内收、外旋畸形：如一侧下肢超出躯干轴线，居其内侧而不能外展者，为内收畸形（图5-161）；居其外侧而不能内收者，为外展畸形（图5-162）。大腿轴线与躯干轴线所成的角即畸形的角度。如股骨颈、粗隆间骨折，或其他髋部疾患后遗有严重髋内、外翻畸形，或髋关节强直于内收、外展位，或内收、外展肌挛缩等，均可有内收或外展畸形。有时内收、外展畸形可伴发屈曲和旋转畸形。如髋关节后脱位时出现内收伴屈曲内旋畸形（图5-163）；前上方脱位时，出现外展伴外旋畸形（图5-164）；前下方脱位时，出现外展伴屈曲、外旋畸形等（图5-165）。

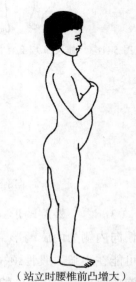

（站立时腰椎前凸增大）

图 5-160　髋关节屈曲畸形

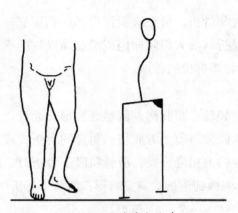

图 5-161　髋关节内收畸形

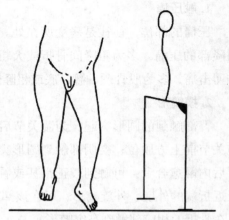

图 5-162　髋关节外展畸形

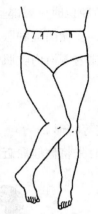
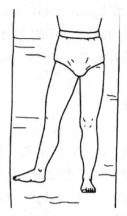

图 5-163　髋关节后上脱位的"粘膝征"畸形　　　图 5-164　髋关节前上脱位的极度外旋畸形

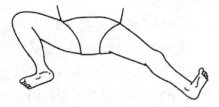

图 5-165　髋关节前下方脱位的屈曲外展外旋畸形

（3）内、外旋畸形：患者仰卧位，两下肢伸直，观察足尖、髌骨位置是否向上，如偏向内侧为内旋畸形，偏向外侧为外旋畸形。若仅足尖偏向内或外侧，则其旋转畸形可能在小腿。股骨颈、粗隆间或股骨干骨折，常有外旋畸形；治疗不当者也可后遗外旋畸形。髋关节脱位的内或外旋畸形，常和内收或外展及屈曲畸形同时存在。

（二）触摸、按压诊察

即医者用手触摸、按压检查有无疼痛、畸形和肿胀波动等。

1. 触压痛

压痛的部位，往往是病变所在处。如股骨颈骨折，可在腹股沟中部触到压痛；大粗隆部的压痛，多为粗隆间骨折或大粗隆骨骨折；沿大粗隆向内或沿肢体纵轴的推顶和叩击痛，多为股骨颈、髋臼底或粗隆间、股骨等部位的骨折。

2. 摸畸形

臀部触到的圆形突起，为髋关节后脱位的表现；腹股沟外侧触到圆形突起者，为髋关节前上方脱位；会阴部触到圆形突起，为髋关节前下方脱位。粗隆间骨折，或骨折后内翻愈合者，可触到较正常甚或看到明显的大粗隆高突；股骨粗隆下骨折时，由于近折端的外展、外旋畸形，可在该部前、外侧触到近折端高突畸形；股骨干骨折时，可在骨折的相应部触到高突畸形。

3. 听声音

髋关节伸屈活动时，大粗隆部触摸到或听到髂胫束前后滑动声，为髋部弹响症；

在自动伸髋终末出现的清晰声响，可能为髂腰肌腱由关节前向外滑动引起，或髋臼缘韧带松弛、股骨头与髋臼缘碰撞所致；先天性髋关节脱位的患儿，检查时可感到或听到股骨头脱出与归臼的响声。

（三）髋关节运动功能检查

1. 髋关节的中立位

两侧髂前上棘在同一水平线，腰保持正常生理前凸，髋关节伸直（不能前屈、后伸、内收、外展）为中立位（图5-166）。若一侧髋关节不能伸直摆在中立位，则应尽量使对侧肢体摆在与此对称位置，以便检查准确。

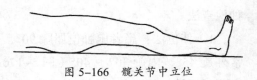

图 5-166　髋关节中立位

2. 髋关节正常活动范围及检查方法

（1）前屈：患者站立或卧位，在膝关节伸直位，髋关节可屈曲 90°；屈膝位髋关节可屈曲 130°～140°，即可屈近腹壁（图 5-167）。必要时可将对侧髋伸直，以固定骨盆，以免影响检查结果。

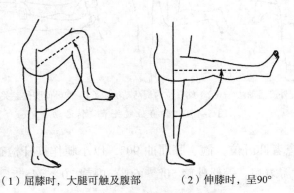

（1）屈膝时，大腿可触及腹部　　　（2）伸膝时，呈90°

图 5-167　髋关节屈曲活动范围

（2）后伸：患者俯卧位，将对侧大腿垂于检查台边，成 90°，然后检查，后伸可达 40°～50°（图 5-168）。或医者一手固定骨盆，一手持踝，屈膝上提小腿，如有屈曲挛缩，常见骨盆连同臀部一起被提离床面。

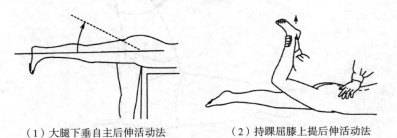

（1）大腿下垂自主后伸活动法　　　　（2）持踝屈膝上提后伸活动法

图 5-168　髋关节后伸活动范围

（3）外展、内收：患者站立或仰卧位，固定骨盆防止移动。外展40°～45°，内收35°～45°，可在对侧大腿上三分之一处交叉（图5-169）

（4）内、外旋运动：有伸位和屈位两种检查法。

1）伸位法：患者俯卧位屈膝90°，正常外旋45°，内旋30°～40°（图5-170）。亦可不屈膝，仰卧位，下肢伸直，转动小腿使髋关节旋转。

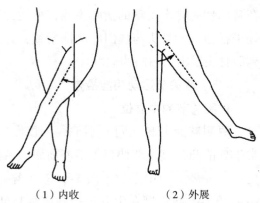

（1）内收　　　　（2）外展

图5-169　髋关节外展、内收活动范围

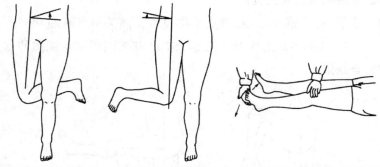

（1）站立位外旋活动法　　（2）站立位内旋活动法　　（3）仰卧伸膝位髋关节旋转活动法

图5-170　伸直位髋关节旋转活动

2）屈位法：患者仰卧位，髋、膝屈曲90°，以小腿作杠杆检查（图5-171）。此法动作较剧烈，用时需柔和。一般外旋50°～60°，内旋30°～45°。

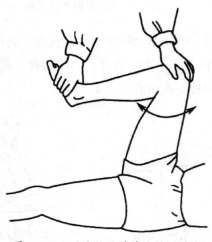

图5-171　屈曲位髋关节旋转活动法

（四）髋部特殊检查

1. 大腿滚动试验

患者仰卧位，双下肢伸直，医者用手搓动大腿，使其内外旋转滚动（图 5-172）。若滚动受限、疼痛，并见同侧腹肌收缩者，为阳性。股骨颈、粗隆间骨折及髋关节结核、炎症、股骨头坏死等，均可使滚动受限，即旋转活动受限。

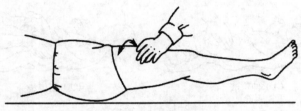

图 5-172　大腿滚动试验

2. 髋屈曲挛缩试验

患者仰卧位，先将健侧屈近腹壁，以克服腰前凸增大的代偿作用。再令患腿伸直，如不能伸直，即为阳性（图 5-173）。说明该髋有屈曲挛缩畸形。大腿与床面所形成的角，即屈曲挛缩的畸形度数。

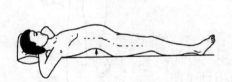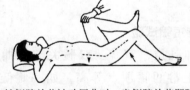

（1）患侧髋关节伸直时，腰椎呈代偿性前凸　　（2）健侧髋关节被动屈曲时，患侧髋关节即随之屈曲

图 5-173　髋屈曲挛缩试验

3. 过伸试验

又称腰大肌挛缩试验。患者俯卧位，患肢屈膝 90°，医者一手持小腿下段上提使髋过伸，若骨盆也随之抬离床面者，即为阳性（图 5-174），表示髋后伸受限。腰大肌疾患及髋关节结核早期及髋关节的炎性病变等，均可出现该试验阳性。

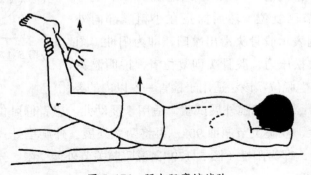

图 5-174　腰大肌挛缩试验

4. 推拉试验

患者仰卧位，髋、膝关节伸直，一助手固定骨盆。医者一手置大粗隆部，另手持小腿上推下拉，若能上下移动 2 ～ 3cm，即为阳性（图 5-175）。另法为医者一手固定骨盆，另手持小腿上段，使髋、膝关节屈曲 90°，将大腿上推下拉，如有上下过度移动，即为阳性，表示髋关节不稳。股骨颈骨折、髋关节脱位，此试验常为阳性。

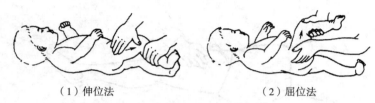

（1）伸位法   （2）屈位法

图 5-175　推拉试验

5. 单腿独立试验

又叫臀中肌试验。嘱患者先用健侧下肢单腿站立，患肢抬起，患侧骨盆上提，臀皱襞上升为阴性。再用患肢单腿站立，抬起健腿，则健侧骨盆及臀皱襞下降，即为阳性（图 5-176）。此法为检查负重侧髋的稳定度或臀中、小肌力量，任何能使臀中肌无力的病变，该试验均可出现阳性。

6. 下肢短缩试验

患者仰卧位，双膝、双髋关节屈曲，足跟并齐平放床面。正常两膝顶点等高，如一侧低即为阳性（图 5-177），表示低侧肢体短缩，可能有骨折或关节脱位。

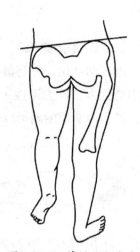

图 5-176　单腿独立试验

7. 检查儿童先天性髋关节脱位的两种方法

（1）屈曲推压试验：患者仰卧位，医者先使双髋关节屈曲 90°，双膝关节尽量屈曲。然后两手握患儿双下肢，两拇指分置小粗隆部，中指分置大粗隆部。以轻柔外展双髋的同时中指向前、内推压大粗隆部，如有响声表示脱位的髋关节已复位。然后拇指在小粗隆部向外推压，如有响声则表示股骨头滑出髋臼，即为阳性（图 5-178）。若拇指放松压力，股骨头即复位者，说明髋关节不稳定，容易发生脱位。该法适用于检查一岁以内的婴儿。

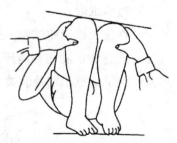

图 5-177　下肢短缩试验

（2）蛙式试验：又叫双髋外展试验，适用于婴幼儿。患者仰卧位，医者两手持患儿双膝部，将双膝、双髋关节屈曲 90°，再将两髋外展、外旋呈蛙式位。如一或两侧大腿不能贴近床面，即为阳性（图 5-179），说明髋关节外展受限。先天性髋关节脱位时，此试验多呈阳性。

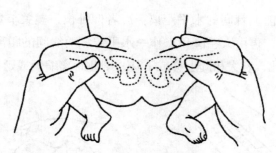

图 5-178　髋膝屈曲推压弹响试验

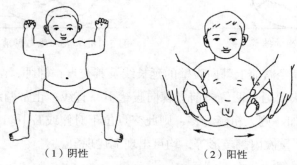

（1）阴性　　　　　　　　　（2）阳性

图 5-179　蛙式试验

8. 髂胫束挛缩试验

患者取健侧卧位，并屈曲健侧膝髋关节，以克服腰椎前凸。医者在后，一手固定骨盆，一手持患侧小腿使膝关节屈曲 90°，然后将髋关节外展后伸，再放手让患肢自然下落，正常应落在健肢后侧，若落于前方或外展不下落，即为阳性（图 5-180），表明髂胫束或阔筋膜张肌挛缩，并可在大腿外侧摸到挛缩的髂胫束。

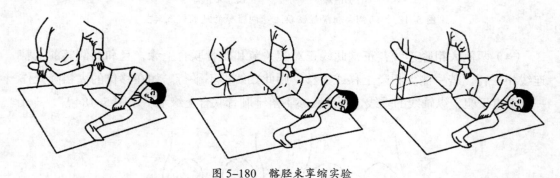

图 5-180　髂胫束挛缩实验

9. 大粗隆位置的测定

常用的方法有以下几种：

（1）髂、坐骨结节连线：患者仰卧位，由髂前上棘至坐骨结节画一连线，正常此线经过大粗隆部（图 5-181）。若大粗隆顶部高于或远离此线，均为异常。高出在 1cm 以内，不能作为病理现象。

（2）大粗隆与髂前上棘间的水平距离：患者仰卧位，髋关节置中立位。先自髂前上棘向床面作一垂线，再由大粗隆顶点作一水平线，两线间的距离，正常为5cm左右（图5-182）。两侧对比，若大粗隆上移或下移，则此距离缩短或延长。

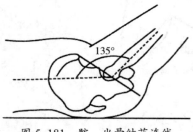 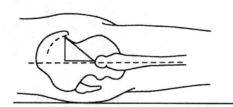

图5-181　髂、坐骨结节连线　　　　　　　图5-182　大粗隆与髂前上棘间的水平距离

（3）两侧大粗隆经髂前上棘向腹壁的延长线及其交点：仰卧，两髋关节置中立位，分别由两侧大粗隆尖部通过两侧髂前上棘向腹壁引一直线；正常两线应交汇于脐上或脐部（图5-183）。如一侧大粗隆上移，则此交点位于对侧或脐下。如股骨颈骨折、髋关节后上方脱位和严重髋内翻畸形等，均可出现上述现象。

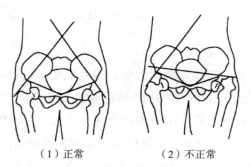

（1）正常　　　　　　（2）不正常

图5-183　两侧大粗隆经髂前上棘向腹壁的延长线及其交点

（4）两侧大粗隆连线：正常此线正对髋关节和耻骨联合上缘，且和两侧髂前上棘连线相平行。若一侧大粗隆上移或下移，则此二线即不平行。如在移位的大粗隆处作一条垂直于躯干纵轴线的垂线，则此线亦不落于耻骨联合上缘水平（图5-184）。

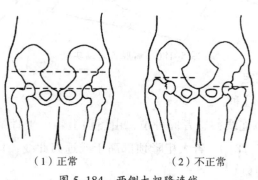

（1）正常　　　　　　（2）不正常

图5-184　两侧大粗隆连线

（五）X线检查

做髋部 X 线检查时，一般应拍正轴位片。儿童的先天性髋关节脱位时，应拍包括股骨上端的全骨盆正位 X 线片，以便对比观察及测量（图 5-185）。

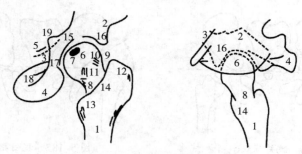

图 5-185　髋关节正轴位 X 线示意图

1. 股骨干；2. 髂骨；3. 耻骨；4. 坐骨；5. 骶骨；6. 股骨头；7. 股骨头凹；8. 股骨颈；
9. 头颈分界线；10. 张力线；11. 压力线；12. 大粗隆；13. 小粗隆；14. 粗隆间嵴；
15. 髋臼顶；16. 髋臼嵴；17. 关节间隙；18. 闭孔；19. 坐骨嵴

1. 髋关节正位 X 线片

（1）股骨颈、闭孔弧线：正常股骨颈内缘与闭孔上缘为一弧线，若股骨头向上或向下脱位，或股骨颈骨折向上移位，此线均不连续。

（2）大粗隆顶端的水平线：沿股骨大粗隆顶部向内作一与股骨纵轴线相垂直的水平线，正常此线应通过股骨头凹陷或其下方。若股骨颈、粗隆间骨折，股骨头髌滑脱等内翻愈合或髋内翻畸形者，由于大粗隆上移，此线高于股骨头凹陷。

（3）髂颈线：正常股骨颈外缘与髂前上棘外缘为一光滑的曲线，髋关节脱位或股骨颈骨折移位时，则此线不连续。

（4）股骨颈干角：股骨干的纵轴线与股骨颈纵轴线的夹角，称颈干角。正常为 130°左右，小于 120°者为髋内翻，大于 130°者为髋外翻。

2. 髋关节轴位 X 线片

主要观察股骨颈的前倾角和股骨颈骨折后的前后移位。髋关节轴位片上股骨颈纵轴线与股骨干纵轴线的夹角，即前倾角，正常为 13°左右。股骨颈骨折时，前倾角可减少或增大，复位时应注意此角的复常。

3. 儿童先天性髋关节脱位，全骨盆正位 X 线片

（1）髋关节双十（"++"字）测量法：先通过两侧"Y"形软骨上缘画一水平线，再由两髋臼后缘各画一通过水平线的垂直线。此三线相交即形成一"++"字形。正常股骨头髌，应在同侧"十"字的内下角，先天性髋脱位时，则移向外上方（图 5-186）。

（2）髋臼指数：即沿髋臼后上缘关节面向"Y"形软骨水平线画一斜线，两线相交的角，即髋臼指数。正常不超过 27，先天性脱位髋臼发育不良时，此角可增大（图5-187）。

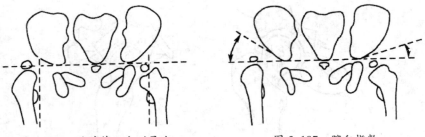

图 5-186　髋关节双十测量法　　　　　　　图 5-187　髋臼指数

（3）先天性髋关节脱位时，股骨颈上端至"Y"形软骨水平线距离缩小（图5-188）。

（4）先天性髋关节脱位但股骨头骺骨化中心偏小。

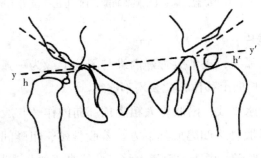

图 5-188　股骨颈上端至"Y"形软骨线垂直距离（h ＜ h′）减小

七、膝部检查法

膝关节由股骨下端和胫骨上端组成。实际膝关节是由三个关节六个关节面组成。即股骨内髁关节面与胫骨内髁关节面、股骨外髁关节面与胫骨外髁关节面、股骨滑车前面与髌骨后关节面共同组成。

膝关节缺乏球与窝的自然稳定装置，内、外侧半月板可增加其稳定性，但其稳定主要是靠肌肉和韧带，其中股四头肌和内侧副韧带最为重要。膝关节伸直位时最稳定，几乎无任何侧向和旋转活动。屈曲位稳定性差，可有 5°～ 12°的侧向活动，20°～ 30°的内旋、6°～ 8°的外旋活动，故该体位下易损伤。膝关节的主要功能是负重和屈曲活动。髌骨在伸展活动特别是在伸展最后的 15°中起重要作用。

（一）望诊

检查时脱去长裤和袜子，以便两侧对比。首先观察步态有无跛行，蹲起是否自如，再进一步观察有无其他异常。

1. 肿胀

肿胀的部位、范围、程度和性质是诊断的重要依据。一般筋伤肿胀较轻，骨折、脱位肿胀多较严重。损伤后膝关节的弥漫性肿胀，应考虑关节内骨折和韧带损伤；髌骨骨折后，关节前部呈弥漫性肿胀伴瘀血斑；关节两侧的明显肿胀，多为股骨和胫骨的内或外髁骨折；股骨和胫骨髁间骨折时，膝关节多有严重肿胀；腘窝部的严重肿胀，应注意骨折、脱位合并腘窝血管损伤；股骨内髁部的严重肿胀，多为内侧副韧带损伤或撕脱性骨折。

非创伤性的膝部肿胀较为复杂。髌前半球形的肿胀突起，为髌前滑囊炎表现（图5-189）；髌上部的肿胀膨隆，为髌上滑囊炎；膝关节滑膜炎少量积液时，两膝眼部饱满，大量积液时，"象面"轮廓不清（正常膝关节半屈位，前面观似"象面"，即髌韧带代表"象鼻"，其两侧凹陷代表"象眼"，股四头肌内侧头代表"象耳"），膝关节的梭形肿胀（即关节肿大，其上下肌肉萎缩）形似"鹤膝"，为膝关节结核的表现（图5-190）；膝关节的化脓性炎症，常呈弥漫性红肿，而溃破或愈合后，可遗留窦道和瘢痕。

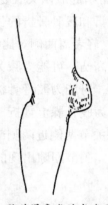 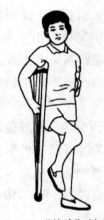

图 5-189 髌前滑囊炎的半球形囊性凸起　　　图 5-190 "鹤膝"样畸形

2. 畸形

站立位两足并拢观察。正常膝关节有5°～10°的外翻角和5°～10°的过伸度。

（1）膝内、外翻畸形：又称"O"型和"X"型腿。两踝关节并拢而膝关节不能并拢者，为膝内翻，两膝间距离越大，膝内翻越严重；若两膝关节不能并拢者，为膝外翻，两踝间距离越大，膝外翻越严重（图5-191）。

（2）膝反张：膝关节过伸超过10°以上者，为膝反张。

如近膝关节部股骨和胫骨骨折向后成角突起愈合或腰椎骨折合并瘫痪者，站立时常呈膝反张状（图5-192）。

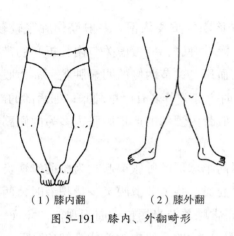
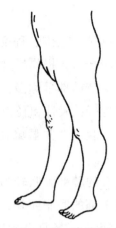

（1）膝内翻   （2）膝外翻
图 5-191 膝内、外翻畸形   图 5-192 膝反张

（3）膝关节屈曲挛缩：即关节不能伸直。膝关节的炎性病变，若长期处于非功能位僵硬时，可后遗程度不等的屈曲畸形；小儿麻痹后遗症的股四头肌瘫，常有膝关节屈曲挛缩畸形。

膝关节的横径增宽，多为股骨髁间骨折。

（4）股四头肌萎缩：膝关节部的病变及损伤常引起股四头肌萎缩。如半月板损伤，膝关节内及周围韧带损伤，关节内或关节周围骨折和股骨骨折的长期固定及劳损性疾患等，均可引起股四头肌萎缩，严重者一目了然，轻者需两侧对比测量方能确定。

（5）异常高凸或凹陷：创伤后出现的髌下方高凸，可能为膝关节前脱位；髌下的凹陷，可能为膝关节后脱位；膝前方平坦低陷者，可能为髌骨骨折；膝前方空虚，外侧高突者，可能为髌骨外脱位；髌上部的凹陷，为股骨髁上骨折。非创伤性的胫骨结节突起增大，为胫骨结节骨骺炎（图 5-193）；膝关节两侧近两侧部的局限性高突，多为骨异常活动骨瘤病；膝关节活动至某一角度时，关节间隙出现的突起，多为关节内游离体或半月板囊肿（图 5-194）。

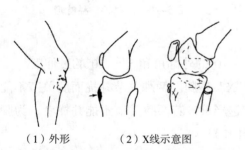
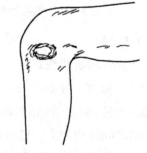

（1）外形   （2）X线示意图
图 5-193 胫骨结节骨骺炎外形和 X 线示意图   图 5-194 半月板囊肿外形

（二）触摸、按压诊察

1. 压痛

压痛点的部位、性质，对诊断有重要意义（图 5-195）。

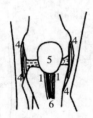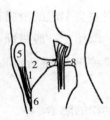

图 5-195　膝部常见压痛部位

1. 膝脂肪垫；2. 膝眼；3. 半月板前角；4. 侧副韧带；

5. 髌骨；6. 胫骨结节；7. 半月板侧角；8. 半月板后角

（1）损伤性压痛：膝关节内侧副韧带损伤时，多在股骨内髁部有压痛；髌骨下方的压痛伴凹陷，可能为髌韧带损伤；髌骨内侧部的压痛伴肿胀，为髌骨支持带损伤或髌骨脱位；腓骨小头部的压痛，可能为膝关节外侧副韧带损伤；髌骨骨折时，可在相应部触到压痛及裂隙；膝关节间隙压痛，常为同侧半月板或侧副韧带损伤。

（2）劳损性或其他疾患的压痛：髌骨两侧边缘部的压痛，多为髌股关节的劳损性病变；膝关节的劳损性病变，多在两侧关节间隙及"膝眼"部有压痛；髌韧带劳损，常在其止点胫骨结节部有压痛；髌下缘及髌韧带两侧的深在压痛，常为髌下脂肪垫的劳损（检查法：仰卧膝伸直位，一手向内下及外下推髌骨，另一手拇指按压髌下端脂肪垫附着部，脂肪垫损伤时，可有明显疼痛）；胫骨结节骨骺炎时，局部多有明显压痛。

2. 畸形

不同的损伤可触到不同的畸形表现。如髌骨骨折，可在局部触到台阶状或裂隙；髌上方触到的台阶状畸形，为股骨远端骨骺移位的表现；髌下方触到的台阶状突起，为膝关节前脱位；而触到空虚者，为膝关节后脱位；腘窝部触到台阶状突起，亦为膝关节后脱位；而触到钝圆突起者，为膝关节前脱位；髌韧带部触到裂隙凹陷者，为髌韧带损伤；髌上方触到空虚者，可能为股四头肌损伤。

3. 关节积液、滑膜肥厚及摩擦音

正常膝关节有约 5mL 的少量滑液，以润滑关节、缓冲震荡、营养软骨。积液多者，一目了然。中等或少量积液，可用浮髌试验来确定。一般积液超过 50mL，浮髌试验即可出现阳性。

正常膝关节滑膜触摸不到，若触摸膝关节软组织增厚有柔韧感，为滑膜增厚。膝关节任何性质的慢性炎症，均可导致滑膜增厚。如膝关节结核、色素沉着性绒毛结节样滑膜炎、类风湿关节炎等，均可引起滑膜增生肥厚。

正常膝关节活动不应该有摩擦音响。关节内骨折、损伤或劳损、退化等，伸屈活动时，可感到或听到摩擦声响。如髌股关节炎，伸屈活动或推压髌骨时，可感到或听到摩擦声响；关节内游离体，伸屈活动时，也可出现声响；半月板损伤，膝关节伸屈活动时常有声响；慢性滑膜炎引起的滑膜粗糙，可在股骨髁侧方触到粗糙的摩擦感；股骨髁和胫骨平台骨折复位不良时，膝关节伸屈活动时常有摩擦声。

4. 关节间隙及周围肿物的触诊

即用拇、中、食三指触摸髌上、髌前、髌韧带两侧、关节间隙及腘窝等处有无肿物（图5-196）。

（1）一般性肿物：髌上及髌前滑囊发炎时，局部可触到和看到囊性肿胀；腘窝部触到的囊肿，多为腘窝囊肿（或贝克囊肿）（图5-197、图5-198）；膝关节活动时关节间隙出现的肿物，多为关节内游离体或半月板囊肿，应触清其大小、数目和硬度等。

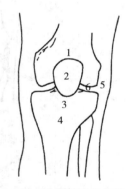

图 5-196　膝部肿块的好发部位
1.髌上囊积液；2.髌前滑囊炎；3.髌下滑囊炎；4.胫骨结节骨骺炎；5.外侧半月板囊肿；6.关节内游离体或积液

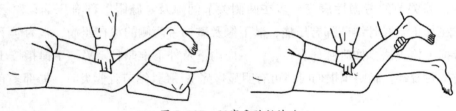

图 5-197　腘窝囊肿触诊法

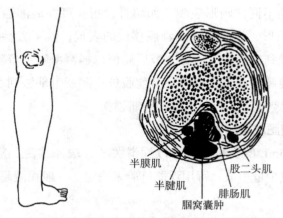

半膜肌　股二头肌　半腱肌　腓肠肌　腘窝囊肿

（1）腘窝囊肿外形　（2）腘窝囊肿与周围组织的关系（截面示意图）
图 5-198　腘窝囊肿

（2）肿瘤性肿块：股骨下端及胫骨上端是某些骨肿瘤的好发部位。该部的偏心性突起，硬而推之不移不痛者，多为骨异常活动骨瘤；肿而触之有乒乓球样感者，为巨细胞瘤表现；大腿下段肿而粗大，触之柔韧，有压痛、发热和青筋暴起者，为骨肉瘤的表现。

（三）膝关节运动功能检查

检查时应脱去长裤，在两侧对比下进行。膝关节的任何疾患，都可使运动受限，而以急性损伤和急性炎症受限最明显。膝关节强直时，则任何运动均丧失；关节外疾患时膝关节受限较小。膝关节的活动度增大，有重要临床意义。如结核性骨质破坏和胫骨平台塌陷性骨折，均可使活动度增大；膝关节损伤后的前后异常活动，多为交叉韧带断裂，而内、外侧向的活动增大，则为侧副韧带损伤；膝关节的肌肉萎缩、小儿麻痹后遗症等，可因关节松弛而活动度增大。

1. 膝关节的中立位

膝关节的中立位是下肢伸直，踝关节置0°位，髌骨和足趾向前。

2. 膝关节运动功能

膝关节的主要运动是伸屈，伸0°，可过伸5°～10°；屈曲150°，完全屈曲时小腿可接触到大腿后部。正常膝关节伸直时无侧向及旋转活动，屈曲90°时可有小量的被动侧向及旋转活动。

3. 膝关节正常运动范围（图5-199）

①伸直：0°，过伸5°～10°；②屈曲：120°～150°；③内旋：屈膝90°位，可有20°～30°的被动内旋活动；④外旋：屈膝90°时有6°～8°被动外旋度。

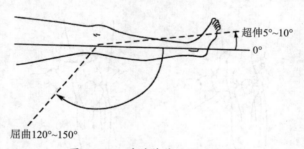

超伸5°～10°

0°

屈曲120°～150°

图5-199　膝关节伸屈活动范围

（四）特殊检查

1. 浮髌试验

患者仰卧，膝关节伸直位，医者一手置髌骨上方挤压髌上囊，并用手指挤压髌骨两侧，使滑液流回关节腔，再以另手食指轻按髌骨，若髌骨有撞击髌股关节面感，即为阳性（图5-200），说明积液不多。若髌骨随手指上抬而浮起者，表示积液较多。若为站立位，髌上囊的

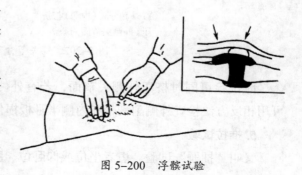

图5-200　浮髌试验

积液即自然流注关节腔，而髌骨浮起，以两拇指分别推压髌骨两侧，若有髌股撞击感，即为阳性。积液的性质可通过穿刺抽吸来鉴别。而急性炎症则可能为脓性，一般多为渗液。

2. 髌骨摩擦试验

嘱患者自动伸屈膝关节，髌股关节若有摩擦音及疼痛，即为阳性。

3. 单腿半蹲试验

以患肢单腿站立，屈膝下蹲，若出现腿软、疼痛，即为阳性。髌股关节出现摩擦音亦为阳性（图 5-201）。主要用于检查髌骨软化症。

4. 膝关节分离试验

又叫侧方挤压试验、侧副韧带紧张试验。患者仰卧位，膝关节伸直位，医者一手持小腿下段做外展动作，另手推膝关节外侧向内，使内侧副韧带紧张，若出现疼痛和异常摆动，即为阳性（图 5-202）。提示内侧副韧带损伤或松弛。也可先封闭压痛点，再极度外展小腿，使内侧关节间隙加大的情况下，拍正位 X 线片做进一步检查。

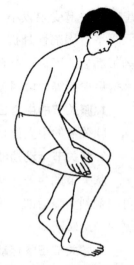

图 5-201　单腿半蹲试验

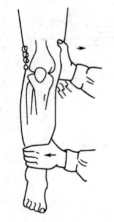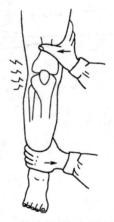

（1）外翻分离（内侧）与挤　　　（2）内翻分离（外侧）与挤
　　压（外侧关节面）试验　　　　　　压（内侧关节面）试验

图 5-202　膝关节分离与挤压试验

此试验可同时挤压外侧关节面，若有外侧半月板损伤，则可出现关节间隙疼痛。可用相反方法检查外侧副韧带和内侧半月板损伤。

5. 推拉试验

又叫"抽屉"试验。患者坐位或仰卧位，膝关节屈曲 80°，医者两手握持小腿上端前拉后推，如小腿有过度向前移动，为前交叉韧带断裂或松弛（图 5-203）。

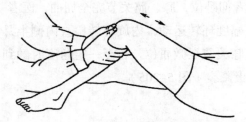

图 5-203　膝关节前后推拉试验

6. 半月板损伤常用的几种检查方法

（1）回旋研磨试验：又叫半月板弹响试验。是利用膝关节面的旋转和研磨动作，来检查有无半月板损伤。

本法有两个动作，各包括三种力量。患者仰卧位，医者左手固定膝关节，右手持足。先尽量屈膝并尽力使小腿外旋，左手于膝外侧向内推挤使膝关节外翻，在保持外旋、外翻的同时，缓慢伸直膝关节。如膝内侧有疼痛和响声，即为内侧半月板破裂。按上法做相反方向的动作，即在膝内翻、内旋的同时伸直膝关节，如膝外侧有疼痛和响声，即为外侧半月板破裂（图 5-204）。以上为本试验的基本方法。但实际疼痛和声响的部位，有时与其相反。即小腿内翻、内旋伸直时往往内侧半月板疼痛，反之则外侧半月板疼痛。也有不管向内或向外，只要关节面有研磨和旋转，其疼痛始终固定于一侧膝关节间隙。

另一方法为，医者一手持膝部并触摸内侧或外侧关节间隙，另一手持足或小腿下段，尽量屈膝并使小腿内收、外旋的同时伸直膝关节，如有响声和疼痛，为内侧半月板破裂；反之，小腿外展、内旋伸直时，如有响声和疼痛，为外侧半月板破裂。

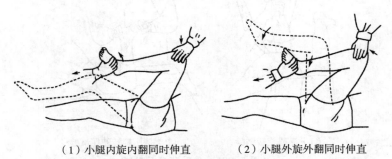

（1）小腿内旋内翻同时伸直　　　（2）小腿外旋外翻同时伸直

图 5-204　回旋研磨试验

半月板损伤的部位，可由膝关节伸屈不同角度时出现的响声和疼痛来判定。半月板后角破裂时，响声和疼痛出现于极度屈膝位；而中部破裂时，则出现于膝屈 90°位，前角破裂时，应在膝关节完全伸直时出现疼痛和响声。

该试验在损伤早期，软组织损伤在未修复时，即使阳性也不能肯定为半月板损伤。

（2）环转试验：患者仰卧位，膝、髋关节完全屈曲，医者一手置关节间隙处触诊，另手握足跟，然后做大幅度环转运动，内旋环转检查内侧半月板，外旋环转检查外侧半月板。同时逐渐伸直膝关节至微屈位，若至一定角度时触到粗响声者，为后角的巨大破裂，低浊声为半月板撕裂（图5-205）。

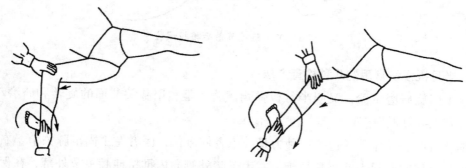

图5-205　环转试验（检查内侧半月板）

（3）俯卧研磨试验：又叫膝关节旋转提拉或旋转挤压试验。患者俯卧位，医者以膝抵压患肢腘窝上部，两手持患肢足部，上提膝关节，同时向内或外侧旋转，如有疼痛表示为韧带损伤；反之两手持足下压膝关节，并向内或外侧旋转，同时做极度屈膝后再伸直（图5-206）。如有疼痛则表示内或外侧半月板损伤。并可据疼痛出现时膝关节所处的角度，以判定半月板损伤的部位。最大屈度时的疼痛，为后角损伤；直角位出现疼痛，为中央部损伤；伸直时出现的疼痛，为前角损伤。

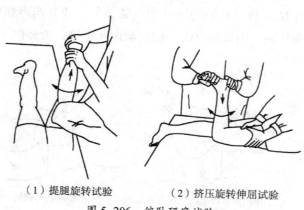

（1）提腿旋转试验　　　（2）挤压旋转伸屈试验

图5-206　俯卧研磨试验

（4）弹跳征：患者仰卧位，主动伸屈膝关节时，发生弹跳，小腿颤动，并有较大响声，有时伴疼痛，为盘状半月板的重要体征。

（5）交锁征：当活动膝关节时，突然于某一角度被卡住，不能伸屈并疼痛，成为"关节交锁"。当慢慢伸屈时，"咯噔"一声交锁解除，关节又能活动。

（五）X线检查

检查时，一般拍膝关节正侧位片即可。髌骨有时需拍轴位片，必要时还可拍膝关节隧道位片检查。（图5-207）

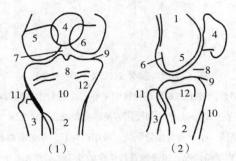

（1） （2）

图5-207 膝关节正侧位X线片示意图

1.股骨；2.胫骨；3.腓骨；4.髌骨；5.股骨外髁；6.股骨内髁；7.股骨髁间窝；
8.胫骨髁间隆突；9.胫骨平台；10.胫骨结节；11.腓骨小头；12.胫骨骨骺线

1. 正位X线片

（1）膝关节的股、胫两关节面切线互相平行。膝内、外翻及胫骨平台有塌陷骨折时，则上述关系失常。

（2）胫骨关节面切线与胫骨纵轴线的外侧夹角为胫骨角，正常值85°～100°。膝内、外翻时角度可改变。

（3）正常正位片，髌骨影像重叠于股骨内、外髁间凹的稍上方。股骨内髁大于外髁，相对应的胫骨平台，则外侧大于内侧。

2. 侧位X线片

髌骨位于股骨髁关节面的前上方。股骨内髁大外髁小，内髁圆外髁扁。

3. 髌骨轴、侧位X线片

髌骨的退化性变，轴位片上可观察到髌骨两侧缘的增生和髌骨关节面与股骨的髌股关节面磨损、粗糙、关节间隙变窄等硬化性变；髌骨的上、下移位或错格情况，可由侧位片上观察。（图5-208、图5-209）

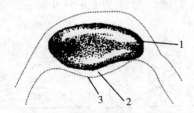

图5-208 髌骨轴位X线片示意图

1.髌骨；2.髌股关节隙；3.髌股关节面

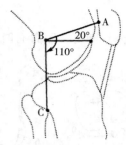

图 5-209 髌骨侧位 X 线片示意图

A.髌骨关节面的中点；B.股骨髁间窝上方骨质疏松区的中心；C.胫骨上端后缘和腓骨相交点。利用此三点可
测量出髌骨位置的高低，正常在 100°～ 110°，为使用方便将此角减去 90°（即"B"点到髌骨关节面下缘）即
10°～ 20°，大于此角者为髌骨高位，小于者为髌骨低位。可用以判断髌韧带断裂和髌骨骨折复位不良后的髌骨上
移程度、位置错格情况，以及髌骨软化症的发生率与髌骨位置关系的研究

4. 膝关节隧道位片

膝关节的退化性变或骨性关节炎时，可较清楚地显
示出股骨两髁关节面内侧缘的增生情况。（图 5-210）

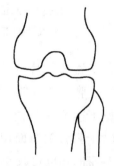

八、踝及足部检查法

图 5-210 膝关节隧道位 X 线片

踝关节由胫腓骨下端和距骨滑车组成。胫骨远端突出部为内踝，腓骨远端突出部
为外踝，胫骨远端后缘的唇样突出为后踝，合称三踝，组成踝穴，包容距骨滑车。外
踝较内踝长，有限制足外翻的作用，故踝关节内翻损伤多见。

踝关节的主要功能是负重，其运动主要是背伸和跖屈，内收、外展运动幅度很小。

足的主要功能是负重、站立和行走，推动躯干向前。足部的骨骼排列为内、外两
个纵弓（图 5-211）和一个横弓（图 5-212）。足弓主要靠足底的韧带、筋膜和肌肉维
持。足纵弓的高度，青年男性为 1.5 ～ 3.5cm，青年女性为 1.5 ～ 3.1cm。足横弓由跗
骨和跖骨构成为拱桥状，其宽度，男性为 6.6 ～ 9.8cm，女性为 6.3 ～ 8.8cm。足弓的
改变可引起足部疾患。

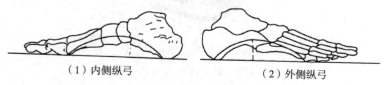

（1）内侧纵弓   （2）外侧纵弓

图 5-211 足纵弓

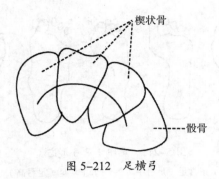

图 5-212　足横弓

　　当两足站立于一个平面时，体重主要落在两跟骨及第一、五跖骨头上，足跟负重50%，而第一、五跖骨头联合负重 50%。正常足部无论站立或行走，均起支持体重的作用。

　　足部的关节，以距、跟、舟三骨组成的距跟、距跟舟和跟骰关节最重要，合称三关节，相互联系，主持足的内、外翻运动。走不平路面时，跗横关节的功能尤为重要。

（一）望诊

　　检查时应脱去长裤和鞋袜，从站立、行走、坐或卧位等各种体位下进行观察。

1. 站立姿势、负重点和步态

　　站立时的正常姿势，为两足向前或略呈"八"字形，走路迈步抬腿自如，两足前进速度、距离相等，步行角度不超过 15°（即脚印与路线间的夹角）。若下肢有内或外旋畸形，足处于外展或内收位，就会出现后或前"八"字形脚（图 5-213）。足的负重点，可用脚印来显示（图 5-214）。

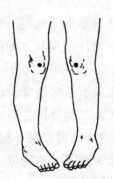

（1）下肢内旋畸形时呈
后"八"字形脚

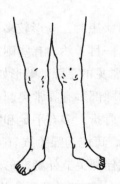

（2）下肢外旋畸形时呈
前"八"字形脚

图 5-213　下肢内、外旋畸形时足的异常形态

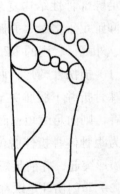

图 5-214　足的负重点

2. 足弓、足长和足宽

　　首先观察足有无平跖和高弓畸形。方法为将足浸水或足底涂抹墨水或滑石粉，踏于地面、木板或白纸上，印出脚印，以辨别足弓的形态（图 5-215）。足纵弓低落者，显示足长；横弓低落则显示足宽。

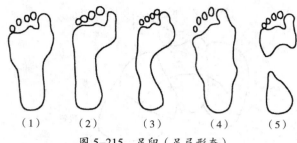

图 5-215　足印（足弓形态）

（1）正常足（足弓低）；（2）正常足（足弓中等）；（3）正常足（足弓高）；（4）扁平足；（5）弓形足

3. 肿胀、瘀斑

踝和足部软组织较薄，创伤后肿胀、瘀斑多较严重，甚或起大量水疱。如踝和足的前外侧扭伤，除外踝前下方肿胀外，足背部可有大片青紫瘀斑；踝关节内侧韧带损伤时，除局部肿胀外，足底内侧可有大片瘀血斑；跟骨骨折时，多为踝关节两侧肿胀，足底内后部可有大片瘀斑；单踝骨折时，仅在局部有肿胀；两或三踝骨折时，多出现全关节部肿胀；距下关节损伤时，则踝关节两侧肿胀。足背砸或轧伤时，可有严重肿胀并有大量水疱，甚或皮肤撕裂、剥脱。足和踝部损伤，有些即使仅为软组织损伤，肿胀也可长期不消。

踝关节的化脓性炎症、结核、类风湿性关节炎等，常为全关节弥漫性肿胀。足背或内、外踝下方的局限肿胀，多为腱鞘囊肿或腱鞘炎；跟骨结节部的肿胀，可能为类风湿性骨膜炎或跟腱周围炎；2、3 跖趾关节背侧的局限性肿胀，多为跖骨头软骨炎；第 5 跖骨头部的肿胀，可能为滑囊疾患。

4. 畸形

足踝部骨性结构复杂，损伤或有疾患时，畸形较多见。有些畸形如马蹄足、高弓足、仰趾足、多趾、并趾、外翻等，一目了然，有些则需两侧对比仔细观察，如跟骨的内、外翻，轻度的平跖足等。临床常见的足踝部畸形如下：

（1）损伤性畸形：两踝骨折时内踝部多有异常突起。若伴踝关节横径增宽，可能为两踝骨折并下胫腓关节分离；跟骨骨折，多有平足和脚跟增宽；三踝骨折并向后半脱位者，则前足缩短；而前足增长者，可能为踝关节前脱位；内踝后高突伴踝外翻者，可能为距骨体骨折伴脱位；足踝增宽伴踝关节外翻畸形者，可能为距下关节脱位；足背的横形突起，并前足短缩、扁平者，为跖跗关节脱位等。

（2）非创伤性足踝部常见畸形：

1）跟腱与下肢轴线变化：正常站立时，跟腱长轴线应与下肢长轴线相平行。足外翻时，跟腱长轴线向外偏斜（图 5-216），其偏斜程度同外翻程度成正比。

2）马蹄足：又称尖足、垂足。为跟腱挛缩踝关节跖屈畸形。站立时前足着地，足跟悬空（图 5-217）。若为创伤引起者，则为腓总神经损伤的表现。

3）仰趾足：又称跟足。与马蹄足相反，为跟腱麻痹，踝关节背伸畸形。站立时足跟着地前足跷起（图 5-218）。

4）内翻足：为腓骨长、短肌麻痹，致距下、距舟和跟骰三关节的畸形。跟骨内旋，前足内收，下肢（胫骨）长轴延长线，落在跟腱长轴线（跟骨中线）的外侧（正常二线应重合）。站立或走路时，足外侧着地，甚或足呈半圆形畸形（图 5-219）。

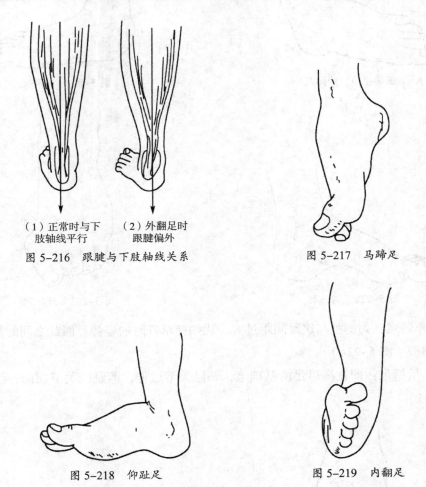

（1）正常时与下　（2）外翻足时
　肢轴线平行　　　　跟腱偏外
图 5-216　跟腱与下肢轴线关系　　　　　图 5-217　马蹄足

图 5-218　仰趾足　　　　　　　　图 5-219　内翻足

5）外翻足：亦为三关节畸形，只是与上相反，乃腓骨长短肌挛缩。跟骨外旋，前足外展，足纵弓低平，舟骨向内突出，胫骨长轴延长线落在跟骨中线内侧。站立和走路时足内侧着地（图 5-220）。

实际临床上第 2、4、5 畸形多合并发生，形成马蹄内翻足或马蹄外翻足，而单独发生者较少见。

6）扁平足：也叫平跖足。站立时足纵弓顶点的舟状骨接触地面，且向内突出，前足增宽并外展，跖面可形成胼胝，多合并轻度外翻畸形（图 5-221）。

7）高弓足：又叫凹足。与扁平足相反，足弓过高（图 5-222）。

8）蹈外翻：第一跖骨内收，蹈趾外翻，甚则骑跨于次趾上，第一跖趾关节内侧高突（图 5-223）。

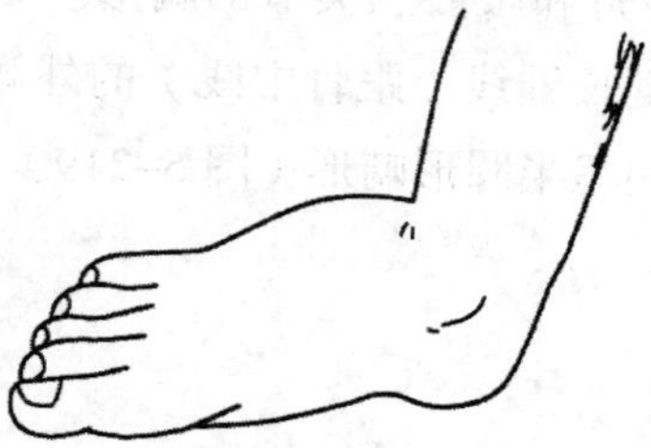

图 5-220　外翻足

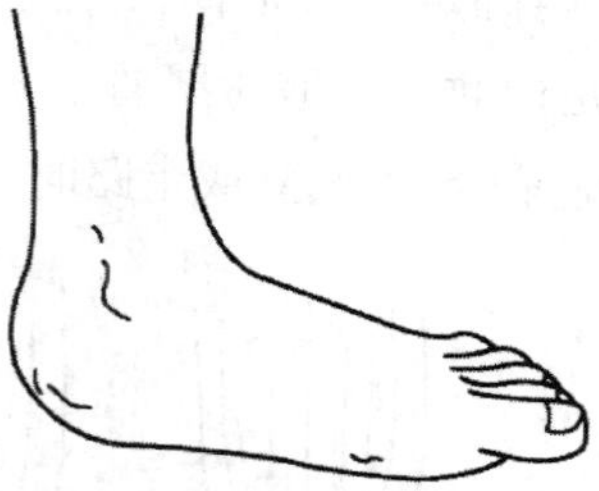

图 5-221　扁平足

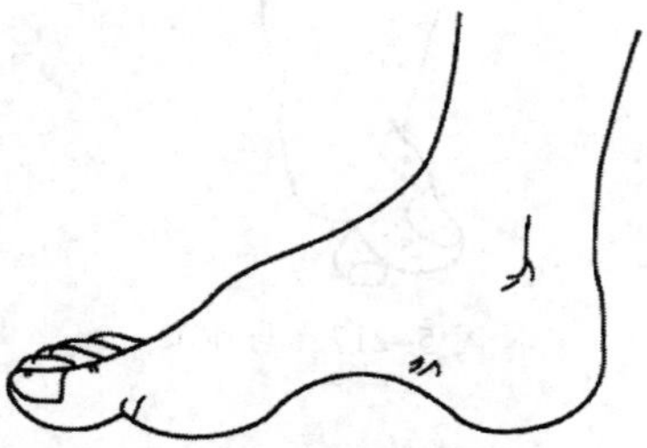

图 5-222　高弓足

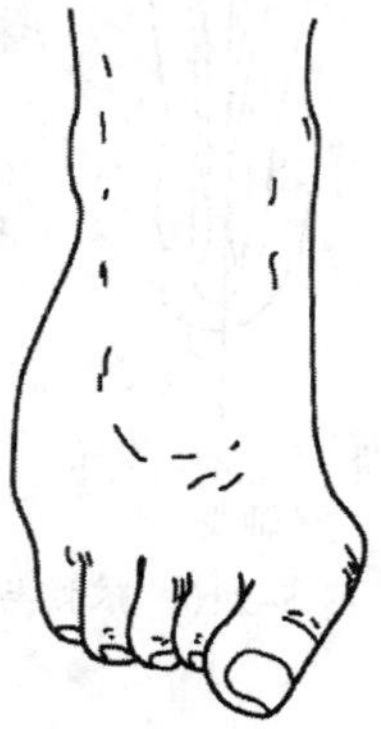

图 5-223　踇外翻

9）草鞋足：为踇趾与次趾间距过大，犹如穿草鞋时的姿势。两趾之间的足底有一深凹的褶痕（图 5-224）。

10）爪型足：即在高弓足的基础上，跖趾关节过伸，两趾间关节屈曲，形如爪状（图 5-225）。

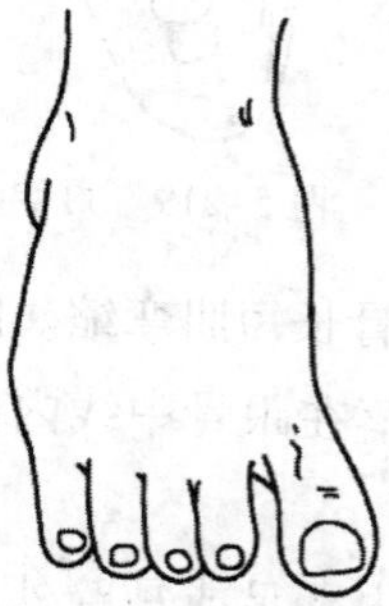

图 5-224　草鞋足

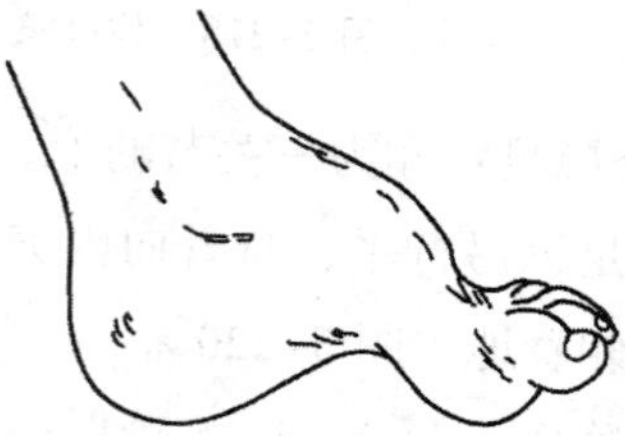

图 5-225　爪型足

11）锤状趾：常见于第二趾，其跖趾关节过伸，趾间关节屈曲，趾背侧皮肤常有胼胝（图 5-226）。

12）叠趾：常见于踇趾或小趾，驾叠于相邻趾上（图 5-227）。

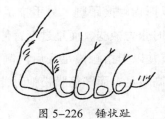

图 5-226　锤状趾

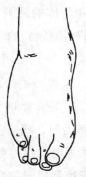

图 5-227　叠趾

5. 其他观察

足底有无鸡眼、胼胝、溃疡、窦道、瘢痕等。鞋底的磨损情况，如一侧鞋底有过度磨损，则多有跛行，鞋底磨损少为马蹄足，严重内翻足时，鞋和鞋底呈圆形。

（二）触摸、按压诊察

1. 压痛

两踝骨折时，可在踝关节两侧触到压痛；跟骨两侧的压痛，为跟骨骨折的表现；第五跖骨结节部的压痛，为该部撕脱性骨折；足踝扭伤者，多在外踝前下方有压痛；前足背部的压痛，为跖骨骨折或骨折脱位的表现，且多有相应跖骨纵向推顶疼。足底2、3 跖骨头部的压痛，为跖骨疼病或跖骨头骨异常活动骨炎；2、3、4 跖骨干的压痛伴纵向推顶痛，可能为跖骨疲劳性骨折；扁平足多在距舟关节内下方和外侧的跟骰关节部有压痛；第 1 跖骨头内侧的压痛，多为该部有滑囊炎。

跟骨及其周围的非外伤性压痛，为多种疾病的表现。如跟腱部的压痛，为跟腱周围炎，且多伴有摩擦音及肿胀；若为跟腱断裂，除压痛外尚可触到裂隙；跟腱止点部的压痛，可能是跟腱后滑囊炎；足跟后下方的压痛，如为儿童可能是跟骨结节骨骺炎，成人足跟跖面的压痛，可能是跟骨骨刺和脂肪垫疾患；足跟前部的压痛，可能为跖腱膜劳损（图 5-228）。

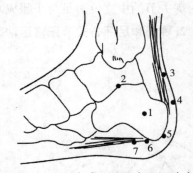

图 5-228　足跟部常见痛点部位及其意义

1. 跟骨疾病；2. 跟距关节疾病；3. 跟腱疾患；4. 跟骨皮下滑囊炎；5. 跟骨结节骨骺炎；6. 跟骨刺或脂肪垫病；7. 跖腱膜疾患

2. 畸形

外踝下触到的骨性突起，为跟骨压缩性骨折的表现；距骨周围性跗骨脱位时，可在距舟关节背侧触到距骨骨头的钝圆突起；舟骨部触到高突时，可能是舟骨脱位或骨折脱位或副舟骨；内踝部触到的裂隙或棱形突起，为内踝骨折；距骨骨折脱位时，可在内踝后部触到距骨体的钝圆突起；足前部触到的台阶状高突，为跖跗关节脱位的表现；第一跖趾关节内侧触到的骨性突起，为踇外翻的表现。

3. 跟腱张力检查

仰卧或坐位，医者一手持踝上部固定并以拇指触摸跟腱，另手推足底前部，跟腱挛缩时张力增大，踝关节背伸受限，跟腱麻痹时张力减弱，而呈过度背伸。

检查跖筋膜张力时，医者一手固定踝关节并以拇指触摸足底后内侧，另一手推前足背伸，跖筋膜挛缩时，呈弓弦状绷起并且有高弓足；而跖筋膜松弛时，则足弓低平。

4. 触摸足部温度和感觉等情况

严重的下肢损伤，应常规检查足部温度，胫前、后动脉跳动情况及感觉变化，以判定末梢血循情况和有无血管、神经损伤。方法为以食、中二指触摸足背和胫后动脉跳动情况，有肿胀时可先按压推挤后始能触摸清楚。还可用手指按压足趾或趾甲，以观察毛细血管的充盈反应；然后用食、中指腹或背部触摸足背的温度，以判断血循情况。用手指触摸或以钝针触刺，以测定其触觉和痛觉变化，来判定有无神经损伤。

（三）踝关节和足的运动功能检查

检查时，先令患者主动做踝关节背伸、跖屈和足趾背伸跖屈动作，若有障碍再做被动活动。若自主活动障碍而被动活动正常者，为肌肉麻痹或损伤；主、被动活动均受限者，为关节强硬。

1. 踝关节的中立位

踝关节的中立位为足与小腿成90°，足跟不内、外翻，前足无内收、外展。

2. 踝部和足部各关节正常运动范围（图5-229）

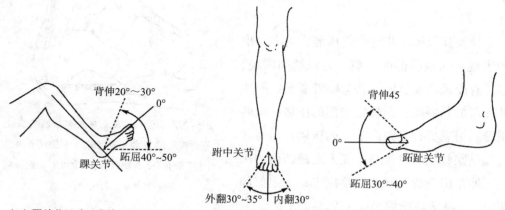

（1）踝关节运动（背伸、跖屈）　　（2）跗中关节运动（内翻、外翻）　（3）跖趾关节运动（背伸、跖屈）

图5-229　踝、足部关节运动范围

（1）踝关节运动范围：主要是背伸、跖屈。①背伸：20°～30°；②跖屈：40°～50°。

（2）距下关节：主要运动为内翻与外翻。①内翻：30°；②外翻30°～35°。

（3）跗中关节（距舟、跟骰）：主要是前足的内、外翻和内收、外展运动。①内翻30°；②外翻30°～35°。

（4）距骨循胫骨纵轴向内、外的旋转运动。

（5）足部各关节的联合运动有两种：①旋前：即外翻与外展同时进行；②旋后：即内翻与内收同时进行。

（6）跖趾关节运动：主要是背伸跖屈。①背伸：45°；②跖屈：30°～40°。

（7）趾间关节运动：主要是背伸跖屈。其伸屈活动也主要是跖趾关节的联合动作。

（四）踝和足部测量法

1. 轴线测量

正常足部结构与身体重力必须在一正确轴线上；否则不但会引起足部疾患，还会导致腰和膝部的劳损性病变。

（1）小腿轴线：正常站立时，小腿中段后面的中点与跟骨后面正中的连线，应与小腿至地面的垂直线在一条直线上。如有跟骨内、外翻，则两直线不重合而成交角（图5-230）。

（2）胫骨轴线：胫骨长轴直线，应正对第1、2趾间。如有足内、外翻，平跖或踝关节脱位，则轴线关系发生变化（图5-231）。

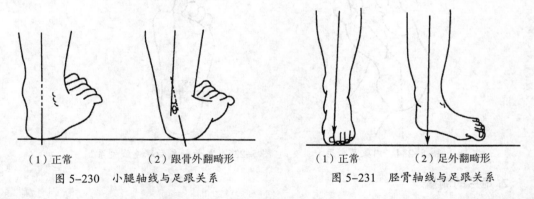

（1）正常　　　　（2）跟骨外翻畸形　　　　　（1）正常　　　　（2）足外翻畸形

图5-230　小腿轴线与足跟关系　　　　　图5-231　胫骨轴线与足跟关系

（3）外踝轴线：小腿外侧面经外踝向下的垂直线，应正通过足外侧长度（不含足趾）的后1/3处（5-232）。踝关节骨折脱位时，则此轴线关系发生变化。

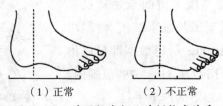

（1）正常　　　　（2）不正常

图5-232　外踝轴线与足外侧长度关系

（4）前后足关系：以跖跗关节为界，后为后足，前为前足。正常第一跖骨中轴线与距骨长轴线基本一致（图 5-233）。若第一跖骨内偏，为内收足畸形（图 5-234）；外偏为外展足畸形。

（5）足长轴：自足跟正中引一轴线，正常应通过第 1、2 趾间。该线与两踝连线相交，前外侧角为 95°左右，若成直角则表示前足外展；大于 95°则表示前足内收（图 5-235）。

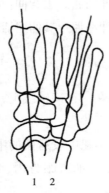

图 5-233　前、后足关系（X 线示意图）
1. 跟骨纵轴延长线通过第 1 跖骨纵轴；2. 跟骨纵轴延长线通过第 4 跖骨纵轴

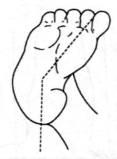 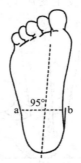

图 5-234　内收足畸形　　　图 5-235　足长轴与两踝连线关系

2. 足弓的测量

方法有以下几种：

（1）足弓指数：足弓除目测之外，还可测定其指数。即以量尺测定足弓高度（地面至足背最高处）和长度（从足跟后缘至最长趾末端），将测出的足高度除以足长度再乘 100，所得数据即足弓指数（图 5-236）。正常足弓指数在 31°～ 29°范围内，轻度平足为 29°～ 25°，25°以下为严重平足。

测量公式：足弓指数 = 足高度 / 足长度 ×100。

（2）足弓角：第一跖骨头、跟骨结节和内踝三

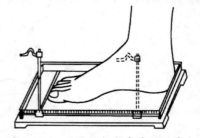

图 5-236　足弓指数足度量器测量法

点组成的三角形，顶角正常为95°，平足时可增大至105°～120°，高足弓时可减少至60°。跟骨侧的角正常为60°，平足时减少至50°～55°，高弓足时可增大至65°～70°（图5-237）。

（3）足舟骨定位线：内踝至第一跖骨头内侧连线，正常应通过舟骨结节（图5-238）。足弓低落时，舟骨结节在此线之下，如扁平足；足弓升高者，舟骨结节在此线上，如高弓足。

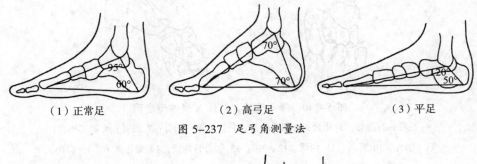

（1）正常足　　　　　　（2）高弓足　　　　　　（3）平足

图 5-237　足弓角测量法

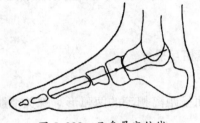

图 5-238　足舟骨定位线

（五）特殊检查

1. 足内、外翻试验

将足内翻及外翻时，如有疼痛，说明有外或内侧韧带损伤。

2. 跟骨叩击试验

医者用拳叩击跟骨时如有疼痛，说明有跟骨骨折或踝关节损伤。

3. 提踵试验

患足不能提踵30°（踝关节跖屈60°）站立，而仅能提踵60°（踝关节跖屈30°）站立者为阳性，提示有跟腱断裂。因30°提踵是跟腱的作用，而60°提踵站立时，则为胫后肌和腓骨肌的协同作用。

4. 跖骨头挤压试验

医者一手持足跟部固定，另手横行握挤五个跖骨头，若出现前足放射样疼痛为阳性（图5-239），可能为跖疼病、跖骨头软骨炎、扁平足等。

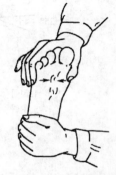

图 5-239　跖骨头挤压试验

（六）X线检查

做X线检查时，踝关节可拍正、侧位片，跟骨可由侧轴位片来显示；足可由正、侧位或斜位片来显示。（图5-240）

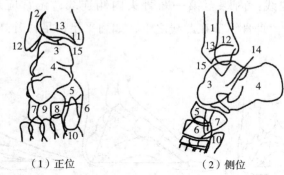

（1）正位   （2）侧位

图5-240　踝关节正、侧位X线片示意图

1.胫骨；2.腓骨；3.距骨；4.跟骨；5.舟骨；6.第一楔骨；7.骰骨；8.第二楔骨；

9.第三楔骨；10.跖骨；11.内踝；12.外踝；13.胫骨骨骺线；14.跟距关节；15.胫距关节

1. 踝关节正位片

显示胫、距关节面连线相互平行。

2. 踝关节侧位片

显示胫、距二骨关节面呈距离相等的两弧形。踝关节脱位及先天性畸形等，均可使上述关系改变。

3. 跟骨侧轴位片（图5-241）

（1）跟骨结节角：在跟骨侧位片上，作跟距后上缘两点连线。并作跟骨前突上缘及跟距后上缘两点连线。两线的后侧夹角，正常值为25°～45°。跟骨压缩骨折、先天性畸形足、扁平足等结节角减小，高弓足跟骨结节角增大。

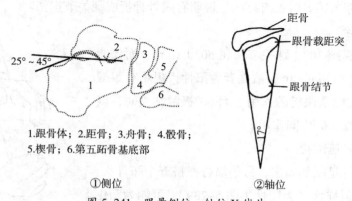

1.跟骨体；2.距骨；3.舟骨；4.骰骨；

5.楔骨；6.第五跖骨基底部

①侧位   ②轴位

图5-241　跟骨侧位、轴位X线片

（2）跟骨轴位角：在跟骨轴位片上，分别作跟骨内、外缘突出部的切线，两线交角正常值为 17°，跟骨骨折后多向外突起成角而致该角度增大。

4. 足正、侧位或斜位片（图 5-242）

（1）距骨纵轴延长线：在足正位片上作距骨纵轴线与第一跖骨纵轴线，正常时两线相一致；跟骨纵轴延长线与第四跖骨纵轴线相一致。跗跖关节脱位和足的先天性畸形等，上述关系紊乱。

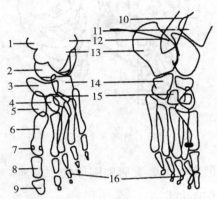

图 5-242　足正、斜位 X 线片示意图

1. 内踝；2. 距骨；3. 舟骨；4、5、15. 楔骨；6. 骰骨；7. 子骨；8. 近节趾骨；

9. 远节趾骨；10. 腓骨；11. 胫骨；12. 外踝；13. 跟骨；14. 骰骨；16. 中节趾骨

（2）踇外翻测量：在足正位片上，第一跖骨与踇趾二骨的纵轴线交角，正常值为 10°～20°，称为生理性踇外翻，角度增大时为踇外翻畸形。

（3）扁平足可由足侧位片上做如下测量

1）内弓：跟骨与水平接触最低点，距骨头最低点，第一跖骨头与水平接触最低点，三点连线与第二点所成的夹角，即内弓角，正常值 113°～130°。

2）外弓：跟骨水平接触最低点、跟骰关节最低点、第五趾骨头与水平接触最低点、三点连线与第二点所形成的夹角，即外弓角，正常值 130°～150°。

（4）跖骨骨折时，其内外移位可从足的正位 X 线片上来观察；而向足底和背侧的移位，有时需拍摄斜位 X 线片观察。

九、肩部检查法

肩部包括肩胛骨、肱骨头、锁骨和肩肱、肩锁、胸锁、肩胛胸壁四个关节（图 5-243）。肩部的运动功能，实际是上述四个关节的协同动作，故任何一个关节损伤都将影响肩部的运动功能。

肩肱关节简称肩关节，是上述四个关节的核心，是人体活动范围最大的关节，由肩胛骨的肩胛盂和肱骨的肱骨头构成。因其头大盂浅的解剖结构缺陷，故也是人体稳定性最差的关节，容易发生创伤性脱位。

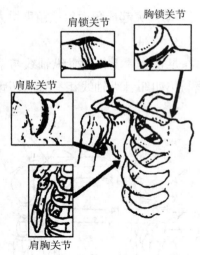

图 5-243 肩部四个关节示意图

由于肩关节缺乏稳定因素，主要靠肌肉围成的"肩袖"来稳定，故容易发生劳损和退行性病变而影响肩关节的功能。

（一）望诊

端坐位，显露上半身，两手自然下垂放在膝上，由肩前、后、侧等各方与健侧对比下进行观察。两肩外形是否对称，有无肿胀和畸形，两锁骨上下窝深浅是否相等，两肩胛骨高低是否一致，冈上肌、冈下肌、三角肌等有无萎缩，应两侧对比下仔细进行观察。

1. 肿胀

肩部闪扭筋伤多肿胀轻微；肩关节脱位时呈弥漫性肿胀；肩关节脱位合并肱骨颈骨折者，多肿胀严重；肱骨颈骨折时，肿胀也较严重，有些尚可有向前、内、下的大片瘀血斑；肩前上部的肿胀，多为锁骨骨折；肩前部的局限性肿胀，可能为大结节骨折；肩后部的肿胀，可能为肩胛骨骨折。肩关节的化脓性炎症，其前内方和后外方，可有显著红肿；肩关节的进行性肿胀伴剧痛，多为恶性骨肿瘤的表现。

2. 肌肉萎缩

肌肉萎缩是肩部疾患或损伤后期的常见现象。肌肉萎缩时肩部失去其浑圆的外形，如腋神经损伤时的三角肌麻痹，肩凝或损伤后期的失用性萎缩，小儿麻痹后遗症的筋肉弛缓性脱位等，均可引起肩关节周围的三角肌、冈上肌、冈下肌、胸大肌和背阔肌等的萎缩。

3. 畸形

肩部损伤和疾患可出现各种不同的畸形，常见的有以下几种。

（1）肩上部的高凸伴肿胀，为锁骨骨折或肩锁关节脱位；肩前部的高凸伴上臂后伸，为肩关节前脱位的表现。

（2）方肩：正常肩部的外形呈浑圆状。若肩部关节脱位或腋神经损伤而引起三角肌麻痹或失用性萎缩等，肩部扁平或呈现方肩畸形（图 5-244）。

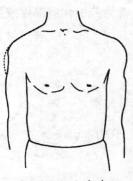

（3）垂肩：即患者肩部低垂。如锁骨骨折、肱骨颈骨折、肩关节脱位等，均可出现垂肩畸形。

（4）平肩：即肩部平坦。斜方肌麻痹时，可出现平肩畸形。

（5）翼状肩胛：即向前平举上肢时，肩胛骨即翘起，离开胸壁状若鸟翼。前锯肌麻痹，进行性肌肉萎缩等，均可出现翼状肩胛（图 5-245）。

图 5-244　方肩畸形

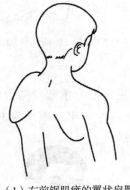
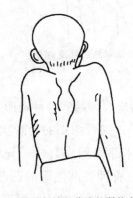

（1）左前锯肌瘫的翼状肩胛　　　（2）进行性肌萎缩的翼状肩胛

图 5-245　翼状肩胛

（6）先天性高肩胛：为一种少见的先天性畸形。肩胛骨短小上移，严重者肩胛骨内上角可上移达枕骨结节水平。若为双侧则双肩高耸，颈项短缩。

（二）触摸、按压诊察

即医者用手指仔细触摸、按压肩部，以检查患者有无疼痛和解剖结构异常等。

1. 摸压痛

压痛的程度和部位是确定诊断的重要根据（图 5-246）。肩部周围的片状压痛而无重点者，为软组织挫伤；肩锁和胸锁关节部的压痛可能为韧带伤或脱位；锁骨体部的压痛伴骨异常活动，为锁骨骨折；肩胛体部的压痛伴软骨部活动，为肩胛骨骨折；大结节部的压痛伴异常活动，为大结节骨折；肱骨大小结节间沟处的压痛，为肱二头肌长头腱鞘炎，乃肩凝的早期表现；肱骨大结节与肩峰之间的压痛，常为冈上肌腱损伤；若冈下肌、小圆肌腱亦损伤，则压痛可扩大到大结节下方；若"肩袖"有大的破裂时，则压痛处可触到沟状凹陷（图 5-247）；肩胛喙突与肱二头肌短头腱部的压痛，为肩凝症的特征之一；肩峰下滑囊炎时，三角肌区可有广泛的压痛；肩胛骨内上角部的压痛，常为劳损性肩部疼或颈椎病的表现。一般来说，压痛的部位即病变所在处。

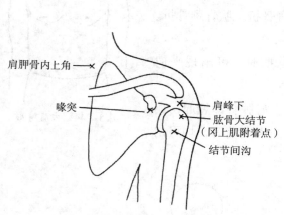

图 5-246　肩部常见压痛点部位

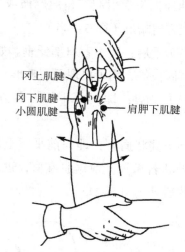

图 5-247　肩袖损伤触诊方法及压痛部位

2. 观畸形

肩部的损伤或疾患，可触到各种畸形，对确定诊断有重要参考价值。

（1）高凸或凹陷：锁骨两端的台阶状高凸，按之可平、离手复起者，为肩锁或胸锁关节脱位；锁骨体部摸到高突伴骨异常活动者，为锁骨骨折；沿肩胛骨两侧缘的凹凸不平，为肩胛体部骨折；肩关节脱位时，可触到肩峰突出其下空虚，喙突下或腋下有圆形突起；大结节下部的台阶状凸起为肱骨颈骨折的表现。

（2）肩三角的异常：肩三角为肱骨大结节、肩胛骨喙突和肩峰三个骨性标志构成的三角形（图 5-248）。肩关节脱位或肱骨大结节骨折移位时，两侧对比触摸，该三角关系变异。

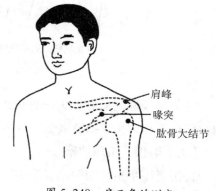

图 5-248　肩三角的测定

3. 听声音

触摸或肩关节活动中感到或听到的某种声响，是肩部某些疾病的特征。如自主外展肩关节时，肩峰下触到的细小磨砂样感，为肩峰下滑囊炎；冈上肌腱炎，肩外展时与肩峰相摩擦也可以产生声响，且伴疼痛；若在整个肩关节活动范围内，均可接触到粗糙摩擦感者，多为肩关节滑膜增厚或关节软骨面不平而相互摩擦所致。若肩关节活动达某一角度时才出现声响，多为三角肌或肱二头肌短头边缘纤维增厚，活动时与肱骨结节发生摩擦而出现的声响，称作弹响肩；肱二头肌长头腱移位滑出结节间沟时，也可以发出声响并伴疼痛。肩关节外展达90°以上时，肩胛胸壁间发生的摩擦声响，可能为肩胛胸壁肌肉损伤或肩胛下滑膜囊病变。

肩胛骨解剖结构变异发生的声响，如肩胛上角向前勾曲，或肩胛上角前有小骨突，或纤维软骨节，或肩胛前面的软骨瘤等。当肩关节外展超过90°而引起肩胛胸壁间关节活动时，均可发生声响，称为肩胛骨弹响。

（三）运动功能检查

肩部的功能，是以肩肱为主的肩锁、胸锁和肩胛胸壁关节的联合运动，因此，肩部的功能检查，还应结合各个关节的鉴别检查。

检查时患者背向站立，医者一手固定肩胛下角，令患者做上臂外展至肩胛骨开始外移时为肩肱关节运动，正常为90°（图5-249）；若上臂继续外展高举，则为肩胛胸壁关节滑动。肩锁、胸锁关节的检查，令患者做耸肩动作（图5-250），如有活动受限，可根据疼痛部位，确定病变在胸锁还是或肩锁关节。

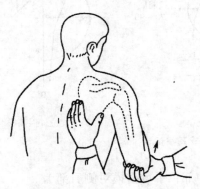

图 5-249　肩肱关节运动检查法

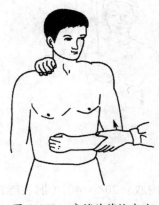

图 5-250　肩锁关节检查法

1. 肩关节的中立位

上臂下垂，肘屈曲90°，手向前方为中立位（图5-251）。

2. 正常肩关节运动范围

包括外展、高举（外展高举和前屈高举）、内收、前屈、后伸、内旋、外旋等七个动作。

（1）外展：80°～90°（图5-252）。

（2）高举：180°（上肢与躯干成一平行直线）（图5-253）。

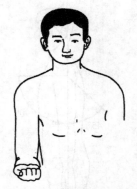

图 5-251　肩关节中立位

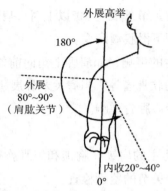

图 5-252 肩关节内收外展运动

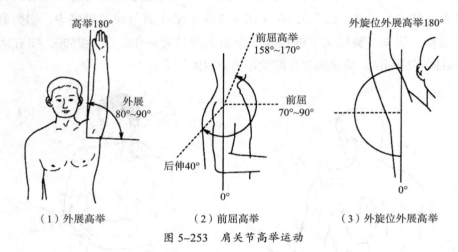

（1）外展高举　　　　（2）前屈高举　　　　（3）外旋位外展高举

图 5-253 肩关节高举运动

（3）内收：20°～ 40°（肘尖能置前胸部中部，手可搭摸对侧肩部）。

（4）前屈、后伸：前屈 70°～ 90°，后伸 40°～ 45°（图 5-254）。

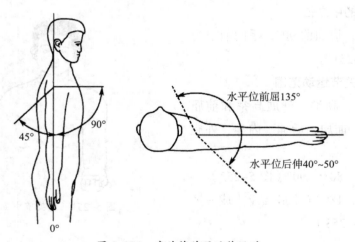

图 5-254 肩关节前屈后伸运动

（5）内、外旋：内旋80°，手指可由背后触及对侧肩胛下角（图5-255）；外旋30°，手可触及头枕部。

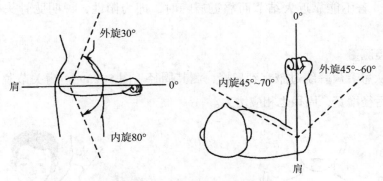

图 5-255　肩关节内、外旋运动

3. 被动活动

若主动运动受限，还应分别测定肩肱、肩胸关节的被动活动情况。运动受限的程度及方向有不同的临床意义。如新鲜脱位、骨折患者，肩关节运动几近完全丧失；肩凝各个方向运动均受限，尤以内旋受限最大、最早；冈上肌腱损伤，肩外展60°～120°时疼痛最明显，称为疼痛弧（图5-256）。

主动活动受限而被动活动正常者，为神经或肌肉损伤；主、被动活动均受限者，为关节强硬。

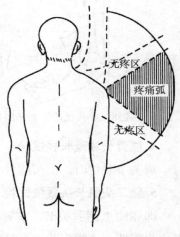

图 5-256　肩关节外展疼痛弧

（四）特殊检查

1. 肩内收试验

又称搭肩或摸肩试验。先令患者屈曲肘关节，然后再用患侧手触摸对侧肩部，肘能靠近胸壁为正常；否则为阳性，说明肩关节脱位（图5-257）。

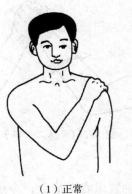
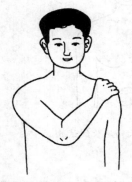

（1）正常　　　　　（2）阳性，肘不能靠近胸壁

图 5-257　肩内收试验

2. 直尺试验

以直尺置上臂外侧，先靠近肱骨外上髁部，后靠近上臂皮肤，正常直尺应能靠近肱骨大结节，若不能靠近大结节而靠近肩峰时，即为阳性，说明肱骨头有移位（图5-258）。

3. 肩周径测量

用软尺从患者肩峰绕过腋窝到肩峰，测其周径（图5-259）。肩关节脱位肱骨头移向前方，前后径增宽，周径也相应增大。

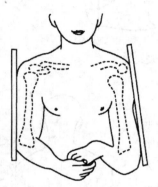 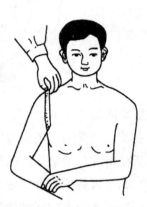

图 5-258　直尺试验（左侧阳性，右侧阴性）　　　图 5-259　肩周径测量法

4. 肱骨长轴延长线试验

肩关节脱位时，由于肱骨头内移，故该延长线可通过患侧眼部（图5-260）。

5. 肱二头肌长头紧张试验

即屈曲患侧肘关节，前臂旋后时或抗阻力下进行此动作时，若发生结节间沟疼痛者，为阳性，说明为肱二头肌长头腱鞘炎（图5-261）。

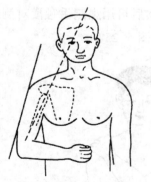 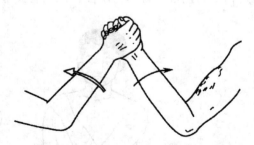

图 5-260　肱骨长轴延长线试验　　　　图 5-261　肱二头肌长头紧张试验

6. 耸肩试验

患者端坐，两臂自然下垂，医者双手分别置患者两肩上，令患者做耸肩动作（图5-262），若患侧力弱，可能为锁骨骨折、肩锁关节脱位，或副神经损伤引起的斜方肌

麻痹。

7. 梳头试验

梳头为肩关节前屈、外展和外旋的综合动作（图 5-263）。若有肩凝、肱二头肌长头腱鞘炎、韧带撕裂、关节囊粘连、臂丛神经或腋神经麻痹等，均可引起梳头障碍或不能梳头。

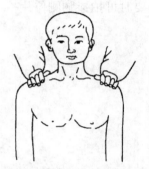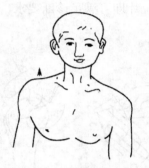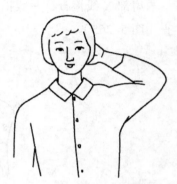

（1）斜方肌肌力测验　　（2）左斜方肌麻痹，不能耸肩

图 5-262　耸肩试验　　　　　　　　　　　　　图 5-263　梳头试验

8. 肩外展试验

患者站立位，医者双手分别置患者双肩上，触摸肩胛骨的代偿活动。令患者由中立位开始，主动外展直至高举过头，并及时反映外展过程中疼痛和起止部，予以记录。检查者注意其疼痛时的外展度数。若为肱骨、肩胛颈、锁骨等的骨折或肩关节脱位、关节炎等，则刚开始活动时即出现疼痛。若外展之初不痛，越近 90°时越痛，则为关节粘连。三角肌下或肩峰下滑囊炎，外展过程中有疼痛，但高举时疼痛反而减轻或消失。若能主动外展，但无力继续上举，则为斜方肌瘫痪或上臂丛麻痹。冈上肌或肩缝下滑囊炎者，则外展 60°～ 120°时出现疼痛，小于或超过此范围反而不痛。冈上肌断裂时，则主动外展小于 40°；若被动外展超过 40°时，则又可自动完成外展高举动作。若被动外展超过 90°时，出现肩峰处疼痛者，可能为肩峰骨折（图 5-264）。

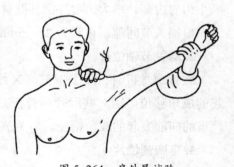

图 5-264　肩外展试验

9. 肩外展摆动试验

患者坐位，患肩外展致 90°时，医者持患肢做前后摆动，如有疼痛即为阳性。

10. 反弓抗阻试验

患者坐位，令患肢高举过头，医者拉住患手，令其用力向前做投掷动作，如有疼痛即为阳性。

11. 顶压研磨试验

患者仰卧位，肩外展 60°，肘屈 90°位。医者以腹部顶住患肘，双手持患肢向肩部顶压的同时摇动患肢做研磨动作，如有疼痛为阳性。

后三项试验，用于肩峰下滑囊炎的检查。

（五）X 线检查

肩部 X 线检查，一般拍正、轴位片即可满足诊断要求，必要时可拍穿胸侧位片检查（图 5-265）。

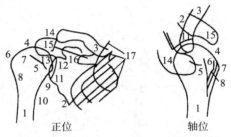

正位   轴位

图 5-265 肩关节正、轴位 X 线片示意图

1. 肱骨；2. 肩胛骨；3. 锁骨；4. 肱骨头；5. 骨骺线；6. 肱骨大结节；7. 肱骨小结节；

8. 结节间沟；9. 肱骨解剖颈；10. 肱骨外科颈；11. 肩胛盂；12. 肩胛盂前缘；

13. 肩胛盂后缘；14. 肩峰；15. 喙突；16. 肩胛切迹；17. 肋骨

1. 肩关节正位片

肱骨纵轴线与肱骨颈中心线的内侧交角，即肱骨颈干角，正常为 130°～ 140°。若减小为肘内翻，增大为肘外翻。肱骨颈骨折复位时，应注意此角的复常。

肩锁关节间隙，正常为 2 ～ 5mm，间隙增宽或对合不良者，应考虑肩锁关节脱位。

2. 肩关节轴位片

肱骨颈骨折时，除了做正位 X 线片检查外，还必须拍轴位片，以确定有无向前突起的成角移位。因有些股骨颈骨折，正位 X 线片可能显示为无移位骨折，而轴位却有严重的向前突起的成角错位。肩关节后脱位时，也只有轴位片才能显示。

3. 穿胸侧位片

肱骨颈骨折或复位固定后，不易拍轴位片，可拍此位，以显示肱骨颈骨折的前后成角和错位情况。

十、肘部检查法

肘关节由肱骨下端、尺骨上端和桡骨小头组成，其功能主要是屈伸运动。桡骨小头和肱骨小头及尺骨近段构成肱桡及上尺桡关节和下尺桡关节，协同完成前臂的旋转运动。

　　肱骨小头与肱骨干形成 25°～ 35°的前倾角（图 5–266），肱骨滑车略低于肱骨小头，故肘关节伸直时呈 5°～ 10°的外翻角。

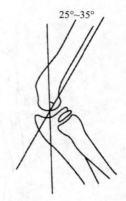

图 5–266　肱骨小头与肱骨干形成的前倾角

　　尺骨鹰嘴突较长，冠状突又很短，故肘关节前脱位少见而后脱位多见。

　　肱骨内、外上髁是腕和手屈、伸肌的起点，肌肉强烈收缩和某些职业，可引起肱骨内，外上髁的撕脱性骨折和劳损性病变。

　　肘关节前方有坚韧的深筋膜和肱二头肌腱膜，肘部损伤后瘀血肿胀严重时，受上述筋膜的约束，可压迫肱动脉而引起缺血性病变。

　　肘部有正中、尺、桡神经通过，某些骨折、脱位可引起某一神经损伤而发生相应的症状和功能障碍。

（一）望诊

　　检查时应显露整个上肢，对比观察两肘关节是否对称，有无肿胀、畸形和屈伸功能障碍及肌肉萎缩等。

1. 肿胀

　　肿胀的程度常可反映损伤的轻重和性质。肘关节损伤后呈中度弥漫性肿胀者，常为脱位的表现；骨折的肿胀常较重且有重点，如肘关节内侧肿胀，为肱骨内髁骨折，外侧肿胀为外髁骨折；肱骨髁上骨折、髁间骨折和肘关节脱位合并骨折者，常肿胀严重甚或起水疱；肿而发红者，为瘀血化热。肿胀的部位和久暂，也可反映病变的性质。若仅为鹰嘴两旁的凹陷丰满或消失，为关节内积液，积液多者肘关节呈屈曲位。关节积液常为炎症表现，久不消散者多为结核性或类风湿。肘部的梭形肿大（肘部肿大，上下肌肉萎缩），常为关节结核或慢性骨髓炎的表现。有时候在肘部及两侧有窦道或窦道愈合后遗留的瘢痕。

2. 畸形

　　畸形的情况常可反映损伤的部位和性质。如肘关节鹰嘴向后上突出的靴样畸形，为肘关节后脱位的征象；肘窝上部的突起，为伸直型肱骨髁上骨折的表现；肘关节的横径增宽，为肱骨髁间骨折和肱骨内髁骨折的征象；肘外侧高突者，为肱骨外髁骨折或桡骨小头脱位的表现。

　　肘内、外翻畸形：正常肘关节伸直时，前臂向外偏斜 5°～ 10°（儿童及女性稍大），为生理性外翻，亦称携带角或提物角。携带角大于正常者为肘外翻，小于者为肘内翻（图 5–267）。前者常见于儿童肱骨外髁骨折，移位严重或复位不良时或生长迟滞引起。外翻严重时可牵扯尺神经而引起相应的症状；儿童尺偏型肱骨髁上骨折复位不良时，常可发生或继发肘内翻畸形。

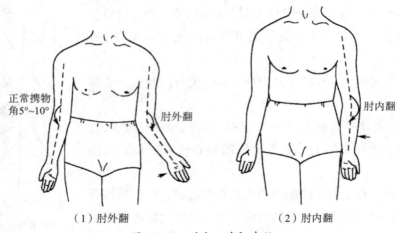

（1）肘外翻   （2）肘内翻

图 5-267 肘内、外翻畸形

（二）触摸、按压诊察

1. 压痛

肘关节损伤后，肱骨外髁或桡骨小头压痛者，轻者可能为外侧副韧带损伤，重者为外髁或桡骨小头骨折；内髁部压痛伴异常活动者，为肱骨内髁骨折；鹰嘴部压痛且触到裂隙者，为尺骨鹰嘴骨折；肘窝上的环周压痛伴骨异常活动者，为肱骨髁上或髁间骨折。

肘关节劳损疾患常见压痛点（图5-268），在肱骨外髁和肱桡关节部压痛者，为前臂伸肌总腱劳损，也叫肱骨外髁炎或网球肘；肱骨内髁部的压痛，为前臂屈肌总腱劳损；肱骨内髁和尺骨鹰嘴沟部的压痛，为尺神经炎或复发性尺神经脱位的表现。

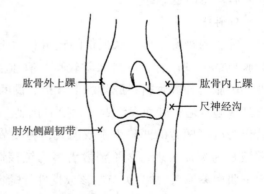

图 5-268 肘部劳损常见压痛点部位

2. 畸形或肿块

损伤后肘窝部触到钝性突起者，为肘关节后脱位；外髁部触到棱状突起者，为肱骨外髁骨折；肱桡关节部的高突，为桡骨小头脱位；肘后触到的囊性肿块，为尺骨鹰嘴滑囊炎，又称学生肘或矿工肘；肘窝部触到的硬性肿块伴活动障碍者，为骨化性肌炎。

3. 肱桡关节的触诊

沿肱骨外上髁嵴向下触摸到的间隙，即肱桡关节间隙，可配合前臂旋转以检查有无旋转障碍及疼痛。桡骨颈及桡骨小头骨折或桡骨小头脱位时，常有前臂旋转障碍或疼痛。

（三）肘关节运动功能检查

检查时暴露整个上肢，先做自主运动，自主运动受限时，再做被动运动。

1. 肘关节的中立位

为前臂伸直，手掌向前。

2. 前臂的中立位

为肘关节屈 90°，靠紧侧胸壁，拇指在上。

3. 肘关节正常运动范围（图 5-269）

（1）肘关节屈曲：135°～150°，正常肘关节完全屈曲时，手指可触摸到同侧肩部。

（2）肘关节伸直：0°，过伸 10°左右，儿童及女性较大。

（3）前臂旋转：旋前、旋后各 80°～ 90°。旋前时手掌向下，旋后时手掌向上。

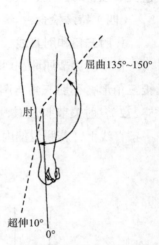

图 5-269 肘关节运动范围

（4）前臂旋转活动测量法（图 5-270）：前臂中立位，靠紧侧胸壁进行测量。①测角器测量法：能准确测出前臂的旋转度。②握棍测量法：前臂中立位，紧贴胸壁，双手各握一木棍，令患者做前臂旋转动作，两侧对比，以判断有无旋转运动障碍。

（5）运动障碍及其意义：伸屈运动障碍，多为损伤后关节粘连。如关节周围软组织挛缩、骨化性肌炎、骨折、脱位治疗不当而畸形愈合，均可影响肘关节伸屈功能；肘关节的屈曲位强直多由化脓性关节炎或类风湿关节炎引起。

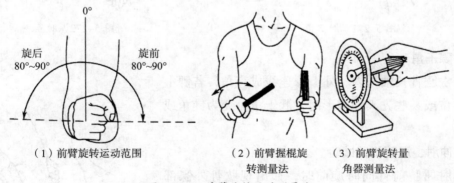

（1）前臂旋转运动范围　　（2）前臂握棍旋　（3）前臂旋转量
　　　　　　　　　　　　　　　转测量法　　　角器测量法

图 5-270 前臂旋转活动测量法

前臂旋转功能障碍常为尺、桡骨骨折畸形愈合或骨桥形成，上下尺桡关节疾患及桡骨小头脱位、骨折，或少见的上尺桡关节先天性融合等，均可引起前臂旋转功能障碍。

侧方异常活动和活动范围增大：正常肘关节伸直时无侧方活动。侧副韧带损伤，肱骨内、外髁骨折，桡骨小头骨折和少见的神经性关节炎等，检查时可出现侧方异常活动和活动范围增大。

自主运动障碍：鹰嘴骨折或肱三头肌断裂时，自主伸肘障碍或丧失；臂丛神经损伤时肘关节自主伸屈功能减弱或丧失，但被动活动正常。肘关节部的骨折、脱位，后遗关节强直时，主、被动活动均受限。

（四）特殊检查

1.肘三角和肘直线

正常肘关节屈曲 90°时，肱骨内、外髁与尺骨鹰嘴突三点连线形成一顶角向下的等腰三角形，称肘三角（图 5-271）。肘关节伸直时，此三点在一横线上，称肘直线（图 5-272）。肘关节脱位时，由于鹰嘴突上移，则肘三角倒置为顶角向上。肘直线也不在一条直线上，若脱位偏内或外时，则三角的两边不相等。

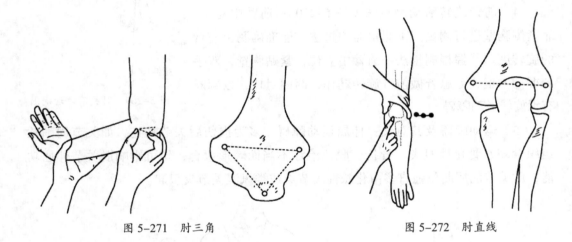

图 5-271　肘三角　　　　　　　　　　　　　　图 5-272　肘直线

2.髁干角

正常肱骨长轴与内、外上髁连线成直角，若髁上骨折移位或某些先天性畸形时，髁干角可变为钝角或锐角。

3.伸肘、屈腕旋臂试验

伸肘屈腕前臂同时旋前时，如出现肱骨外髁部疼痛，即为阳性，为诊断网球肘的重要体征（图 5-273）。

4.屈肌紧张试验

令患者在抗阻力下，强力握手伸腕，如肱骨内上髁部出现疼痛，即为阳性，为肱骨内上髁炎的体征。

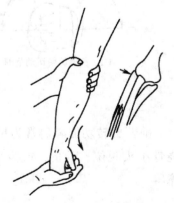

图 5-273　伸肘、屈腕旋臂试验

（五）X线检查

检查时一般拍肘关节标准正、侧位片即可，若肘关节于屈曲位固定不允许伸直者，可拍肘关节轴位片观察（图 5-274、图 5-275）。

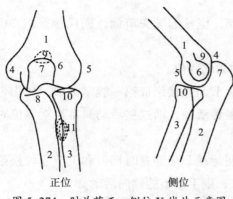

正位　　　　　侧位

图 5-274　肘关节正、侧位 X 线片示意图

1.肱骨；2.尺骨；3.桡骨；4.肱骨内上髁；5.肱骨外上髁；6.肱骨小头；7.尺骨鹰嘴；8.尺骨冠突；9.鹰嘴窝；10.桡骨小头；11.桡骨粗隆

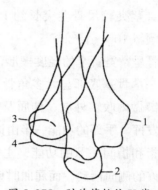

图 5-275　肘关节轴位 X 线片示意图

1.肱骨内上髁；2.尺骨鹰嘴；3.桡骨小头；4.肱骨外髁

1. 正位 X 线片

主要是观察携带角、肘直线和髁干角。

（1）携带角：正常肱骨纵轴线与尺骨纵轴线的夹角为 5°～ 20°，超过者为肘外翻，低于此值者为肘内翻。

（2）肘直线：伸肘时肱骨内、外髁与尺骨鹰嘴突三点连成一条横线。

（3）髁干角：肱骨内、外髁连线与肱骨纵轴线为一直角。

（4）肱骨小头与桡骨小头关节面相对应。

2. 侧位 X 线片

桡骨肘直线通过肱骨小头中心；肱骨小头与肱骨干形成向前 25°～ 30°的前倾角。桡骨小头脱位与肱骨髁上骨折时，上述关系可失常。

3. 肘关节轴位片

主要用于伸直型肱骨髁上骨折屈曲位固定时，以观察远折端的侧方移位情况，特别是向尺侧的移位情况。

十一、腕及手部检查法

腕是手与前臂的连接部，包括近排的舟骨、月骨、三角骨、豆骨及远排的大多角骨、小多角骨、头状骨、钩骨八块腕骨。其近排与桡尺骨下端组成桡腕关节；远排与五个掌骨近端组成腕掌关节；两排腕骨之间，为腕骨间关节，其中以桡腕关节最重要。

尺骨小头的三角软骨盘与近排软骨相连，不直接参与腕关节。三角软骨盘的基底与桡骨下端尺侧相连，尖端附着于尺骨茎突基底桡侧面，对维持下尺桡关节稳定起重要作用。下尺桡关节中桡骨可围绕尺骨做150°的旋转运动。该部容易发生扭伤和劳损而发生坍塌。

桡骨茎突较尺骨茎突长约 1 ～ 1.5cm，桡骨远端关节面，向尺侧倾斜 20°～ 25°，向掌侧倾斜 10°～ 15°。

月骨呈掌宽背窄的轻度楔形，故易向掌侧脱位。

第一掌骨基底部与大多角骨的鞍状关节面连接组成第一腕掌关节。拇指可随第一腕掌关节做内收、外展、伸屈及对掌等各种活动，而这些活动只有在对掌位时才能最大程度发挥。手部的功能一半由拇指承担。

掌指和指间关节的功能，主要是伸屈运动，当伸直时韧带和关节囊较松弛，手指可有少许的侧向活动，而屈曲时韧带紧张，则手指不能侧向活动。

（一）望诊

两侧对比观察，两手是否对称，外形有无异常，有无肿胀、畸形、肌肉萎缩等。

1. 肿胀

肿胀的轻重、部位，可在一定程度上反映出损伤或疾病的性质和轻重。腕和手部软组织较薄，伤后多肿胀明显，甚或起水疱。一般扭、挫伤多肿胀较轻，腕部明显肿胀者，多为桡骨远端骨折；腕骨间关节骨折、脱位，多肿胀严重；手背肿胀，多为掌骨骨折；局限于某一指掌或指间关节部的肿胀，轻者为韧带或关节囊损伤，重者为脱位或近关节部的掌骨或指骨骨折；腕和手指背侧的局限性肿胀，常为腱鞘炎和伸肌腱损伤。

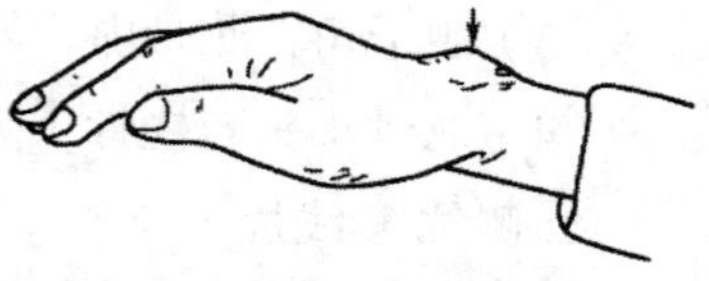

非创伤的腕部圆形肿块，为腱鞘囊肿（图 5-276）；腕关节和指关节的梭形肿大（周围肌肉萎缩），多为关节结核（图 5-277）和类风湿关节炎（图 5-278）；腕、手和指的红肿伴热痛，为热毒郁结，如指甲周围炎（图

图 5-276　腕背腱鞘囊肿外形

5-279）、腕和手指的骨髓炎；腕背腱鞘囊肿外形和化脓性关节炎、脓性指头炎（图 5-280）、化脓性腱鞘炎（图 5-281）及指蹼和掌间隙的化脓感染等。

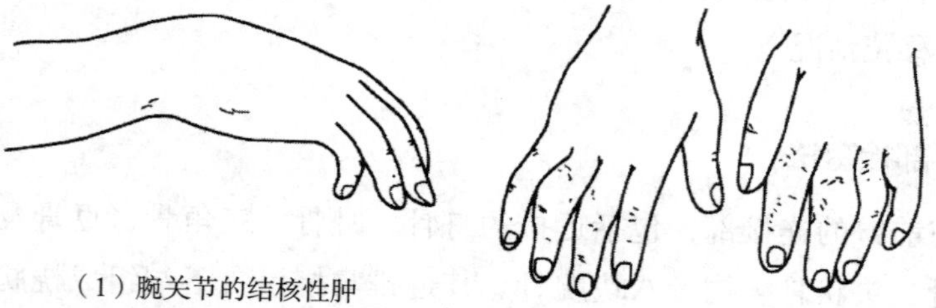

（1）腕关节的结核性肿
胀，常处于掌屈位

（2）手指结核性肿胀外形

图 5-277　腕和手指的结核性肿胀外形

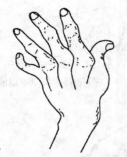
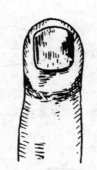
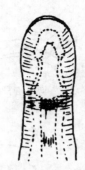

图 5-278 类风湿关节炎的肿胀外形　　图 5-279 指甲周围炎外形　　图 5-280 脓性指头炎外形

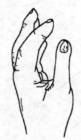
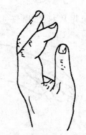

（1）早期仅有手指稍　　（2）晚期炎症蔓延至腱鞘范围
屈曲和局部肿胀　　之外，肿胀增加，范围扩大

图 5-281 化脓性腱鞘炎

2. 畸形

腕和手的畸形情况，常可反映疾病或损伤的性质和程度。畸形明显者，一目了然；轻微者，需两侧对比仔细观察才能发现。临床常见的腕和手部损伤后的畸形、腕部的餐勺状畸形（图 5-282），为伸直型桡骨远端骨折的特征；腕背外侧"鼻烟窝"凹陷的消失，为腕舟骨骨折的表现；腕关节前后径增厚，为腕骨间关节脱位的征象；手指末节下垂无力伸直者，为手指伸肌腱止点部撕脱的表现，称锤状指（图 5-283）；若损伤日久，前臂肌肉萎缩变细，腕和手指呈屈曲状，伸指则屈腕加甚，伸腕则手指屈曲加甚者，为缺血性肌挛缩的典型体征（图 5-284）；小鱼际肌和骨间肌萎缩，伴爪形手畸形者，为尺神经损伤特征（图 5-285）；大鱼际肌和掌部肌肉的严重萎缩，手呈扁平状，称猿形手或铲状手，为正中神经损伤症状（图 5-286）；大鱼际轻度萎缩者，常见于颈椎病和腕管综合征；手腕下垂无力背伸，为桡神经损伤的典型体征（图 5-287）；前臂广泛严重的肌萎缩并自主活动无力或消失，为臂丛神经损伤表现；若仅为尺侧屈肌萎缩者，可能为尺神经或正中神经损伤。

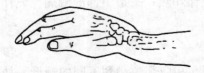
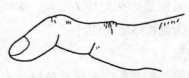

图 5-282 桡骨远端骨折的餐勺状畸形　　　图 5-283 锤状指畸形

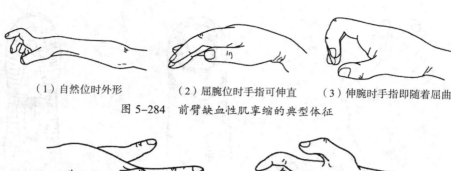

（1）自然位时外形　　　（2）屈腕位时手指可伸直　　　（3）伸腕时手指即随着屈曲

图 5-284　前臂缺血性肌挛缩的典型体征

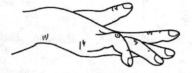

图 5-285　爪形手（腕背尺神经损伤）　　图 5-286　猿形手（正中神经损伤）

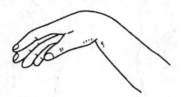

图 5-287　垂腕症（桡神经损伤）

（二）触摸、按压诊查

1. 压痛

压痛的部位常是损伤和病变所在，压痛的程度和范围为判断疾病或损伤性质的重要依据。腕和手部的损伤和骨折、脱位，常在相应部位有压痛。如前臂下端桡侧的压痛伴明显肿胀，多为桡骨远端骨折；腕背外侧"鼻烟窝"部压痛伴局部肿胀，为腕舟骨骨折；腕关节正中的压痛伴肿胀，为月骨骨折或病变的表现；下尺桡关节的压痛，或伴尺骨小头的异常活动和摩擦感，为下尺桡关节脱位或三角纤维软骨损伤；手背和手指的局限性压痛伴肿胀、骨异常活动和顶压痛，表示该部有骨折；指间关节的侧方压痛，常为韧带或关节囊损伤的症状。

腕和手部劳损常表现为相应部位的钝性压痛。如腕部劳损时，常有腕关节桡、尺侧屈腕肌止部的压痛；腕掌侧正中部的压痛，伴叩击时向掌侧的放射痛，为腕管综合征的表现；桡骨茎突背外侧的压痛，为腱鞘炎的症状；拇或食指指掌关节掌侧的压痛，或伴伸展时的弹响，为屈肌腱鞘炎，或称"扳机指""弹响指"；腕关节和手背部的，按之弹、软、柔、钝痛的局限性肿块，为腱鞘囊肿。

腕和手指的结核或类风湿性关节炎，多有相应关节部的广泛压痛伴活动障碍；腕和手指的骨髓炎和化脓性关节炎，多压痛广泛伴灼热；手指甲部的触痛，或伴冷热过敏痛者，为血管球瘤病的特征。

2. 畸形

腕和手部的骨折、脱位及某些疾患，常可在相应部位触到不同的畸形。如伸直型桡骨远端骨折，可在腕掌侧触到近折端的高突；腕掌侧正中触到的骨性突起，可能为月骨脱位或腕骨间关节掌侧脱位；腕背侧正中触到钝圆骨突起，为腕骨肩关节背侧脱位；指掌关节掌侧触到的钝圆突起，指背伸而不能掌屈者，为指掌关节脱位；指间关节掌侧的钝圆突起，手指偏歪或过伸，为指间关节脱位；手掌背侧触到的尖锐突起，为掌骨骨折；腕关节桡侧触到的膨大突起，多为桡骨的巨细胞瘤；手背和手指触到的单一或多数骨性膨凸，为软骨瘤病。

（三）腕和手的运动功能检查

检查时先做自主运动，有障碍时再做被动运动。一般主动运动障碍而被动运动正常者，多为神经或肌腱损伤；主、被动运动均受限者，为关节僵硬或肌肉挛缩。

1. 腕关节的中立位

为手指与前臂成一直线，手掌向下。

2. 腕关节的正常运动范围

其运动主要是伸屈、内收（尺侧屈）、外展（桡侧屈）。

（1）腕背伸：35°～60°（图 5-288）。

（2）腕掌屈：50°～60°（图 5-289）。

（3）腕内收：30°～40°（图 5-290）。

（4）腕外展：25°～30°（图 5-291）。

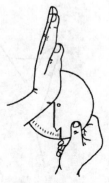
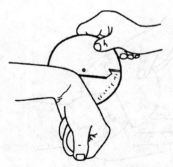

图 5-288 腕关节背伸运动测量法　　图 5-289 腕关节掌屈运动测量法

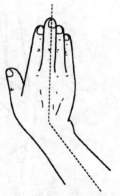
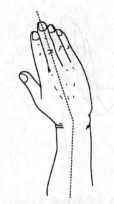

图 5-290 腕关节内收　　　　图 5-291 腕关节外展

3. 手指的中立位

为手指完全伸直。

4. 手指的正常运动范围

拇指和小指及第 2、3、4 指，运动范围不同，分述之。

（1）拇指掌指和指间关节，有伸、屈、内收、外展、对掌等运动。①伸展：0°（图 5-292）。②屈曲：指间关节 90°（图 5-293）；掌指关节 20°～ 50°（图 5-294）。③外展：桡侧外展 90°（图 5-295）；掌侧外展 40°（图 5-296）。④内收：靠近掌侧缘及食、中指掌面（图 5-297）。⑤对掌：可抵达小指指掌关节部（图 5-298）。

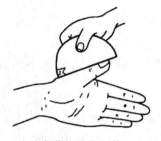

（1）拇指指间关节伸展

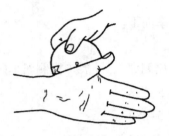

（2）拇指掌指关节伸展

图 5-292　拇指伸展运动

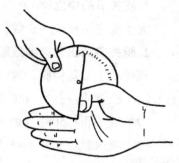

图 5-293　拇指指间关节屈曲运动

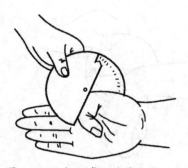

图 5-294　拇指掌指关节屈曲运动

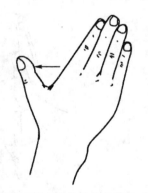

图 5-295　拇指桡侧外展运动

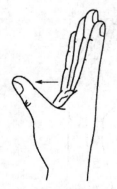

图 5-296　拇指掌侧外展运动

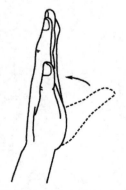

图 5-297　拇指内收运动

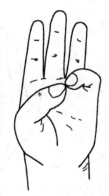

图 5-298　拇指对掌运动

（2）小指关节有伸屈、外展及对掌功能。

（3）第2～4指关节，主要是伸屈运动。①伸展：伸直0°。②屈曲：指掌关节90°；近侧指间关节100°～110°；远侧指间关节80°～90°（图5-299）。③第2、4、5指，尚可内收向中指并拢（图5-300）；外展四指互相分开（图5-301）。

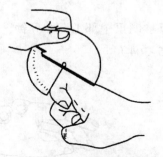 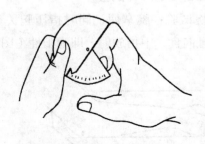

（1）近侧指间关节屈曲运动　　　　（2）远侧指间关节屈曲运动

图5-299　2～4指关节屈曲运动

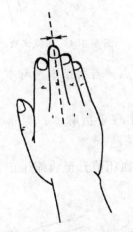 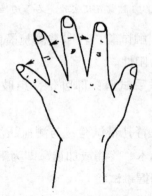

图5-300　2～4指内收运动　　　　　　图5-301　2～5指外展运动

（4）腕关节背伸使各手指伸直。

（5）腕关节屈曲使手指握拳。

（6）第2～5指指间关节屈曲，使手指尖端触及远侧掌横纹。若活动障碍，可用量角器测量其最大屈伸度，或测量指端距远端掌横纹的尺度（图5-302）。

（7）观察手指的并拢和分开，拇指的伸屈、内收、外展和对掌等运动情况。正常拇指内收可触及手掌尺侧缘，对掌可抵达掌侧各指掌关节部。

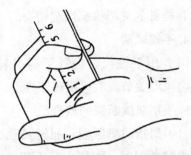

图5-302　屈指运动的另一种测量法

（屈指时测量指端距远侧掌横纹的距离）

（四）特殊检查

1. 前臂直尺试验

将一直尺置前臂尺侧的肱骨内髁到小指，正常尺骨小头不能接触直尺。若桡骨远端骨折移位时，则直尺可与尺骨小头接触（图 5-303）。

2. 腕管综合征的几种试验

（1）屈腕试验：腕掌屈，同时指压腕关节掌侧正中部 1～2 分钟，若手掌麻木、疼痛加重，且向食、中指放射，即为阳性（图 5-304）。

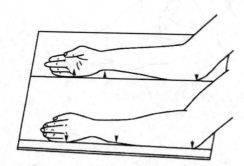

图 5-303　前臂直尺实验（右手阴性）

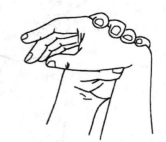

图 5-304　屈腕试验（左手阳性）

（2）叩触试验：轻叩掌侧腕横韧带近侧缘的中点，若手指出现麻木、刺疼或麻木加重，即为阳性。

（3）举手试验：仰卧位，患肢伸直抬高，若出现手指麻木、刺痛或加重，即为阳性。

（4）上臂扎带试验：与测血压法相似，只需将血压值升至收缩压正常值以上，若出现手指麻木、疼痛或加重，即为阳性。

3. 屈拇握拳试验

拇指屈曲，握拇指于掌心内，同时腕向尺侧倾斜，若桡侧茎突部出现疼痛，即为阳性（图 5-305），表示有桡骨茎突部狭窄性腱鞘炎。

4. 手镯试验

医者用手握尺、桡骨下端引起疼痛者，即为阳性。类风湿关节炎时可出现阳性。

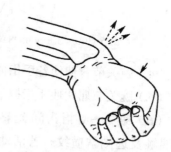

图 5-305　屈拇握拳实验

5. 手指肌腱断裂的检查

（1）拇指肌腱断裂：屈拇长肌腱断裂时，拇指末节不能自主屈曲（图 5-306）；伸拇长肌腱断裂时，拇指末节不能自主伸直；伸拇短肌腱断裂时，末节伸位时，无力伸直近节拇指；屈拇短肌腱断裂时，末节伸直位，无力自主屈曲近节拇指（图 5-307）；若拇指长短肌腱完全断裂，则拇指的伸屈功能将完全消失。

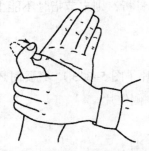
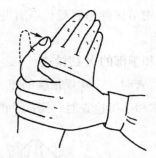

图 5-306　屈拇长肌腱断裂检查法　　　　　图 5-307　屈拇短肌腱断裂检查法

（2）食、中、环、小指的屈肌深、浅肌腱断裂：屈指深肌腱断裂时，末节指骨无力屈曲（图 5-308）；屈指浅肌腱断裂时，在末节指骨伸位时，中节指骨无力主动屈曲（图 5-309）；若固定掌指关节于伸直位，则近、远侧指间关节均无力主动屈曲者，则说明屈指深、浅肌腱均断裂。

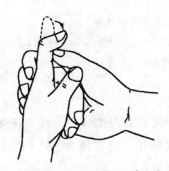
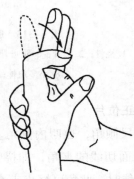

图 5-308　屈指深肌腱断裂检查法　　　　　图 5-309　屈指浅肌腱断裂检查法

（3）蚓状肌损伤：蚓状肌或屈指深肌腱在蚓状肌的起点近侧断裂时，则指掌关节无力主动屈曲。若指掌关节处于屈曲时，则指间关节无力主动伸直；指间关节伸直时，则指掌关节无力主动屈曲（图 5-310）。

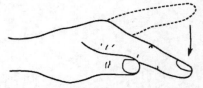

图 5-310　伸指肌腱在掌区断裂

（4）伸指肌腱断裂：根据断裂部位，有以下不同表现：

1）掌骨区断裂：指间关节可主动伸直，而指掌关节则无力主动伸直（图 5-311）。

2）指骨近节区中央腱条断裂：近侧指间关节无力主动伸直（图 5-312）。

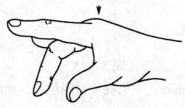
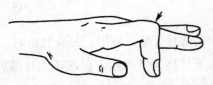

图 5-311　伸指肌腱在掌区断裂　　　　　图 5-312　伸指肌腱中央腱条在指骨近节区断裂

3）指骨中节区伸指肌腱止点附近断裂或撕脱骨折，则末节指骨不能主动伸直，呈垂锤状指畸形。

（五）腕和手部的 X 线检查

腕关节检查时，应常规拍腕的正、侧位 X 线片（图 5-313），必要时还应拍舟骨特殊位片。手掌和手指检查时，需拍手的正斜或正、侧位片。

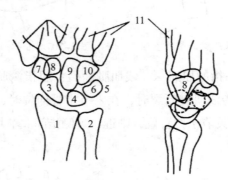

图 5-313　腕关节正、侧位 X 线片示意图

1. 桡骨；2. 尺骨；3. 腕舟骨；4. 月骨；5. 三角骨；6. 豆状骨；7. 大多角骨；

8. 小多角骨；9. 头状骨；10. 钩状骨；11. 掌骨

1. 腕关节正位片

（1）桡骨尺倾角，也叫内倾角。即通过桡骨关节面内侧缘作一桡骨纵轴垂线，此线与桡骨关节面切线的夹角，即桡骨关节面的尺倾角，正常值为 23°（图 5-314）。桡骨远端骨折移位时，此角可缩小或消失。

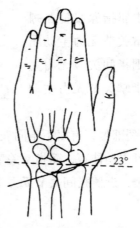

图 5-314　桡骨尺倾角

（2）正常月骨呈四方形，月骨脱位时，即表现为三角形（图 5-315）。

（3）下尺桡关节间距，标准正位片最大不超过 5mm，下尺桡关节脱位时，此间距增大。

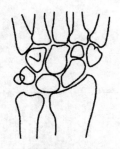
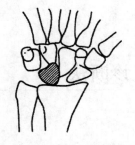

（1）正常月骨呈四方形　　　（2）月骨脱位时变为三角形

图 5-315　月骨影像

（4）头月轴线：正常头状骨与月骨和第三掌骨在一条直线上。月骨周围性腕关节脱位时，此线失常（图5-316）。

2. 侧位腕关节 X 线片

（1）头月轴线：正常侧位片上，头状骨和月骨在一条轴线上。月骨周围性腕关节脱位时，则此轴线失常。

（2）桡骨前倾角：通过桡骨关节面的前缘作纵轴线的垂线，此线与桡骨关节面切线的夹角，即前倾角，正常值为10°左右（图5-317）。桡骨远端骨折移位时，此角可消失或变为负角。

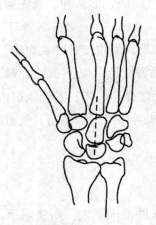
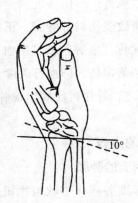

图 5-316　头月轴线　　　　　　　图 5-317　桡骨前倾角

第六章　辨证诊断法

第一节　症状辨证

一、肿胀

（一）概述

骨伤科疾病的肿胀是指四肢骨关节或受伤局部肿胀，多由于各种致病因素如感受六淫之邪，脏腑功能失调，或局部骤然损伤导致气血瘀滞，血离经脉，经络阻滞不通而肿胀或肿痛并作。骨科临床上的肿胀，由创伤、骨关节炎及骨感染等病变所致。《素问·阴阳应象大论》曰："寒伤形，热伤气；气伤痛，形伤肿。故先痛而后肿者，气伤形也；先肿而后痛者，形伤气也。"

跌打外伤所致受伤局部肿胀，正如唐代蔺道人所说"凡肿是血作"，是局部组织损伤出血，所以又称"血肿"或"瘀血"。《诸病源候论》说："血之在身，随气而行，常无停积。若因坠落损伤，即血行失度，随伤损之处即停积；若流入腹内，亦积聚不散，皆成瘀血。"总之，骨伤科疾病出现肿胀的病机为经络阻滞不通、气血凝滞不通则肿痛并作。

（二）肿胀的辨病

1. 创伤性病变的肿胀

（1）创伤早期肿胀：①软组织扭挫伤，血肿范围不大，压痛广泛，仅部分活动受限。②骨折或关节脱位，则瘀血肿胀较大，合并皮下瘀斑，严重的有张力性水疱。损伤局部压痛明显，并有异常活动或弹性固定及活动功能受限。骨折产生的瘀血肿胀与骨折部位肌肉厚薄有关。如上肢骨折、小腿骨折、踝部骨折瘀血肿胀较明显；而股骨及脊柱骨折，则瘀血肿胀外观较小，但内出血则比前者要多。③骨折局部外固定后，一般远端肢体有肿胀，若肿胀严重，或继续加重则是外固定过紧，影响血液循环，应注意动脉搏动情况；如动脉搏动减弱，需立即调整固定，解除压迫。一些骨折瘀血肿胀，可导致血管神经受压迫，如肱骨髁上骨折，严重的血肿往往压迫肱动脉，导致前臂缺血，产生严重并发症——肌筋膜间隔综合征。

（2）创伤后期肿胀：骨折治疗后，肢体局部肿胀长期不消，提示骨折愈合不良或未愈合。一般下肢骨折，在开始下地后，都有远端肿胀。随功能锻炼逐步康复和肌力恢复，肿胀也可逐渐消退。如久肿不消，则是筋脉气血失养或肾阳虚，也提示骨折愈合迟缓或功能锻炼不够，肌力恢复不良。

2. 骨关节炎病变肿胀

骨关节肿胀由风湿、类风湿、痛风及骨关节炎等病引起，其特点是无溃破感染，不出现化脓的局部慢性肿胀表现。

（1）风湿性关节炎引起的关节肿胀：往往涉及多个关节，且游走不定；急性发作期伴有类似感冒的症状，如恶寒发热，局部肿胀可出现红、肿、热、痛，经治疗即消退。治疗不彻底或因感冒抵抗力下降时易发作。

（2）类风湿关节炎的肿胀：多呈对称性，以肢体远端小关节多见，反复发作。肿胀硬结（关节韧带钙化），活动障碍，发作一次肿大加重一次，不易消退。多早期出现关节畸形。

（3）痛风性关节炎的肿胀：多见于第一跖趾关节，发作期伴剧痛，皮色红，肿胀多局限或有痛风结节，静止期皮色不变，不易消退。易反复发作。

（4）骨关节炎的肿胀：为虚肿，有的可合并慢性滑膜炎，如膝骨关节炎，小腿踝部肿胀，虚肿按之凹陷，症状缓解则消退。

（5）关节及肌腱滑囊炎的肿胀：多不疼痛，也无压痛，皮色不变，常见膝关节滑囊炎及腘窝囊肿或腕掌部腱鞘囊肿。

3. 骨关节感染性疾病肿胀

骨关节感染性疾病有急慢性骨髓炎、化脓性关节炎、骨关节结核及骨肿瘤。

（1）急性骨髓炎的肿胀：发病急骤，骨关节局部表现红、肿、热、痛，伴体温升高等，且肿胀相邻关节活动障碍；局部有深压痛；化验血象升高。

（2）慢性骨髓炎肿胀：病情较长，局部有溃疡窦道并感染多发；X线检查可协助诊断。

（3）化脓性关节炎肿胀：多为关节周围肿胀，皮温升高，抽吸有脓液。

（4）骨关节结核肿胀：病情较长，多为寒性脓肿，漫肿无头，皮色不变，抽吸有脓液，疼痛不明显，而关节活动障碍；X线或CT、化验检查可协助诊断。

（5）骨关节肿瘤病变肿胀：多皮色不变，慢性肿胀，早期疼痛不明显，逐渐加重，X线或化验、CT等检查可协助诊断。

（三）肿胀的辨证

1. 创伤骨折的肿胀特点

机体骤然遭受损伤后，骨断筋伤，血离经脉，气滞血瘀，阻滞不通，局部迅速出现肿胀、疼痛，其势迅速但肿胀边缘清楚，触按较软，继而肿胀逐渐扩大或消散。根据损伤的轻重和范围大小的差异，肿胀内部张力也不同，痛重则张力大，痛轻则张力小。损伤严重，肿胀亦严重，功能立即丧失。新伤肿胀多数皮色不变，若出现青瘀斑，多是伤损较重，并且多在伤后 3 ～ 5 日才出现瘀斑；外伤骨折肿胀 2 ～ 3 天为肿胀高峰，伤后 3 日以上积极治疗，若无合并症肿胀开始消退。由于骨折临床愈合较慢，故临床骨折的肿胀消退和功能恢复并不一致。肿胀基本消退而功能尚未恢复为骨折肿胀的特点之一。

2. 若为巨大暴力引起多发损伤或轧砸伤，瘀阻更甚者，局部肿胀硬如石，局部可出现水疱、血疱；若瘀滞气血阻断，除肿胀严重外，肢体还会出现青紫发凉、知觉迟钝或消失、肢体远端动脉触摸不清，多为血管损伤或肌筋膜室综合征。

3. 筋伤肿胀的特点

闪筋、扭筋临床表现为疼痛，肿胀轻微；挫伤筋肉或者筋肉的撕裂伤则出现肿胀。筋伤肿胀的消退伴随着疼痛的减轻以及功能的恢复。

4. 骨关节脱位的肿胀特点

骨关节脱位的肿胀较骨折肿胀为轻，伴关节畸形、弹性固定，关节复位后，肿痛减轻，功能恢复较快。

5. 热毒结聚肿胀的特点

肢体损伤后，局部抵抗力下降或感受六淫之邪，或瘀血化热，其肿胀随着热毒结聚加重，少有 3 ～ 5 日消退者，肿胀多表现为焮热而痛、皮色发红、局部多有发热灼手，并且多数有恶寒发热或寒热往来等全身症状，此类肿胀多见于附骨疽、历节风、开放性骨折或软组织损伤并发感染或瘀血化热引起等病症。

6. 陈旧性损伤的肿胀特点

陈旧性损伤多指伤后 2 ～ 3 周以上，局部肿胀或肢体远端肿胀尚未消散，大多由于骨折及软组织损伤较重或外固定范围较广泛，肢体活动受限，肌力恢复不良所致。局部皮色较淡，肌肉弹性差。

7. 气虚肿胀

气为血之帅，血为气之母，气行则血行，气滞则血凝。气虚肿胀，临床表现为朝轻暮重，肢体抬高肿胀可减轻，但是肢端颜色较淡。肢体下垂时肿胀就加重，肢端颜色较深，这是由于气虚血运无力导致。所以凡气虚肿胀，指压留痕，临床常见于骨伤病后期，久病则虚，尤其是卧床病人，缺乏功能活动，多数出现气虚肿胀。个别早期的瘀血肿胀也可以出现气虚征象，但是大多是局部性的，常由于固定不当，或缺少功能活动导致。骨折后期肢体长期肿胀不消，多属于骨折迟延愈合或不愈合的表现。

8. 寒湿肿胀

寒湿肿胀的肿胀多表现为皮色变淡，局部温度偏低，肢体沉重，遇到寒湿则肿胀加重，严重时触摸皮肤有湿腻感。此类肿胀多是损伤后期的并发症或慢性腰腿疼痛、股肿（静脉血栓或动脉血栓）、风湿性关节炎等病症。

二、疼痛

（一）概述

中医理论认为，疼痛由外感六淫、内伤七情或外伤导致气血运行不畅，经络阻滞不通所致。古人有"不通则痛，通则不痛""气伤痛，形伤肿，故先痛而后肿者，气伤形也，先肿而后痛者，形伤气也"等论述。这充分说明各种致病因素作用于机体导致经络阻滞，气血不通而出现局部肿胀疼痛。

现代理论认为，任何刺激达到损伤组织的程度，都可引起痛觉。机体任何组织，在损伤刺激作用下，往往引起一系列化学变化，相应地生成、激活或释放致痛物质，而出现疼痛。疼痛是任何形式的极度刺激，作用于机体的一些部位，通过神经系统的传递，传入大脑感觉中枢而产生的一种感觉反应。就其意义来说，疼痛是一种警戒信号，疼痛的减轻与加重又可判断疾病的进展与消退，但事实上又非完全如此，有些病症如胃肠溃疡、癌等，在发病初期，并无痛感，一旦感到疼痛时，就已进入晚期。

许多化学物质均可致痛，如酸、碱、高渗或低渗盐水作用于机体，都可引起疼痛。当组织损伤、缺血、炎症、肌肉坏死时，血中缓激肽、5-羟色胺等致痛物质含量明显升高，而激发疼痛。

（二）疼痛的测量

疼痛是一种自我感觉的征兆。临床很难客观地、十分准确地测量。因为疼痛的感觉，受人的体质、文化修养、意志强弱、心理素质等影响。国内外有很多测量方法，但均缺乏十分准确的指标。临床上常用的有：

1. 弧度分级法

可系统地判断运动系统组织损伤的疼痛。除患者自我感觉外，其运动功能表现是重要的客观指标，也即感觉与功能相辅相成。将疼痛分为 5 度：

Ⅰ度：自觉不舒服，局部酸胀、麻或有冷温不适感。加揉、压或温热则减轻，不影响肢体功能。

Ⅱ度：自觉疼痛，当不注意时（即分散注意力时）或睡眠后则不痛，运动无障碍或影响不大。

Ⅲ度：自觉疼痛，不注意也痛，妨碍运动，或运动时疼痛加重，局部压痛可忍受。影响情绪和工作，不影响睡眠。

Ⅳ度：自觉疼痛，影响运动功能，局部压痛，不可忍受，对情绪和睡眠影响较大。

2. 视觉模拟法（VAS 划线法）

无痛 / 剧痛之间划一条长线（一般长为 100mm），线上不作标记、数字或词语，以免影响评估结果。一端代表无痛，另一端代表剧痛，让患者在线上最能反映自己疼痛程度之处划一交叉线。

（三）疼痛的部位和动静时间鉴别诊断

1. 疼痛的性质及部位诊断

（1）皮肤疼痛：这种疼痛多来自体表，疼痛尖锐、定位明确，一般引起较明显的情绪变化。有时在冷冻、灼热、擦伤以及一些皮肤病理情况作用下，一般不至于引起疼痛或仅引起轻微短暂的疼痛；但也能引起强烈和弥漫性的疼痛，定位不易明确。

（2）深部疼痛：这种疼痛多源于肌肉、肌腱和骨关节病变等一些深部组织器官，疼痛迟钝，表现为酸痛、胀痛或绞痛，有时很难描述。弥散范围较广，因此不易明确定位。此类疼痛往往伴有强烈的情绪变化和内脏及躯体的反应，患者烦躁不安。深部组织对疼痛刺激敏感度很强，骨膜的痛阈值最低，韧带、肌腱和机体其他组织依次递升，这种痛阈差异和各组织的神经分布的疏密是一致的，骨膜的神经分布最密，筋膜中神经分布较稀疏，而结缔组织神经分布最稀疏。故临床上创伤骨折的疼痛表现最为明显。

（3）肌筋膜和骨、关节疼痛鉴别：肌肉腱膜疼痛范围较大，且压痛点有多处，疼痛程度可忍受；骨折疼痛局限于骨折局部，压痛点也局限，疼痛程度较重，难以忍受。同时，骨折或疾病疼痛，活动相应关节则疼痛加剧，且多不能自主活动相应关节。而软组织的疼痛一般可以忍受，一般能自主活动关节，仅为功能障碍而已。另一方面，软组织疼痛多无纵向叩击痛，而骨关节创伤疾病的疼痛即有明显轴向叩击痛，尤其是骨折的疼痛，轴向叩击痛十分明显，骨折治疗后，如轴向叩击痛消失，提示骨折临床愈合。

①肌筋膜牵涉痛：肌筋膜疼痛，往往沿起止点范围产生牵涉痛，临床上多见于斜方肌牵涉肩背痛，髂腰肌、阔筋膜张肌牵涉痛，前者可导致肩关节活动障碍，后者可引起腰椎侧弯、骨盆倾斜、髋关节活动障碍。肌筋膜牵涉痛多较表浅，可忍受。

②颈椎病根性神经痛：颈 3、4 神经根刺激也可导致肩胛提肌并斜方肌放射性痛；颈 5、6 神经根刺激可导致上肢桡神经、正中神经支配区放射性痛及麻痹，颈 7、8 神经根刺激可导致尺神经支配区放射性痛和麻痹。

③胸椎小关节紊乱可致肋间神经痛，其疼痛放射至胸胁，临床有时会误诊。

④腰椎 2、3、4 神经根受刺激，可导致闭孔神经、股神经支配区放射性疼痛或麻痹，表现在股内侧区（闭孔神经区）、前区股四头肌（股神经）部分。腰 4、5 和骶 1 神经

根刺激，可导致坐骨神经支配区——股外后侧及小腿、足背外侧放射痛及麻痹。

根性神经痛往往疼痛难忍；在神经根部位加压，则有明显神经通路放射疼痛或酸麻感觉。

2. 动静痛的诊断鉴别

疼痛有运动时减轻或加重，有安静时减轻或加重。一般来说，运动时疼痛加重，多为关节骨性病变，如骨关节炎、创伤性关节炎、骨坏死或肌肉拉伤；如安静时加重见于神经炎、低钙抽搐、肌筋膜炎及气虚血瘀证等。

运动疼痛，还有负重（站立）加重的情况，如脊椎关节、髋、膝、踝关节的骨性关节炎或骨坏死及骨折迟延愈合、骨关节滑膜炎膝关节半月板损伤等，临床须结合其他诊断进一步鉴别。创伤骨折的疼痛必须在完全制动情况下才会减轻。

3. 时间痛的鉴别

疼痛有时随时间改变而有轻重不同。中医对疼痛的辨证，十分注意疼痛的时间性，一般上午痛多，多为实证、热证（上午为阳）。下午痛或夜间痛，多为虚证、寒证（下午为阴）。初痛多实，久痛多虚，张景岳有"久腰痛，肾必虚"之说。

4. 气候痛的鉴别

骨伤疾病的疼痛有时随气候变化而改变，例如遇阴雨天气，疼痛加重，中医在辨证上将其归为风寒湿邪引起的疼痛。也有因气血两虚，阳气不足，遇寒痛重，得热减轻，此为寒证、虚证。如临床上常见的老年性肩周炎疼痛、颈腰病疼痛、强直性脊柱炎、风湿性关节炎等。多由于气血两虚、筋脉失养所致。

（四）疼痛的辨证

筋骨肌肉关节病变的疼痛，多因风、寒、湿、热等淫邪外袭，闭塞经络，气血不通，不通则痛。《素问·痹论》说："风寒湿三气杂至，合而为痹也。其风气胜者为行痹，寒气胜者为痛痹，湿气胜者为着痹也。"肌热如火者为热痹。风寒湿热之邪，侵入机体损害筋骨肌肉关节，痹阻经络气血则有不同的特有症状。如风邪伤之，则上下窜痛、游走而不定；寒邪伤之，则拘急剧痛、固定不移；湿邪伤之，则沉重酸痛、肢体沉困；热邪伤之，则火热灼痛。疼痛在临床上虽有明确的区分，但往往单一出现者少，而淫邪杂合为病者多。或者由于肢体骤然创伤，筋肉、骨关节损伤，血离经脉，阻滞不通，气血瘀滞，但由于患者体质强弱及病情的长短不同，患者所表现的虚、实、寒、热症状亦不相同，各有侧重而已。

1. 风痛

主症：肢体关节疼痛，游走不定，行窜周身，关节屈伸不利，上下相移，但多见于上肢。如肩凝症早期、风湿性关节炎等病症。

病机：经云"风者善行而数变""无常方，流窜不居"。故行窜周身关节，痛无定处。风为阳邪，轻浮于上，故周身肢节疼痛，多见于上部。

2. 寒痛

主症：肢体关节剧痛，固定不移，关节不得屈伸，皮色不变，喜热，畏寒，苔白，脉象弦紧。多见于老年性肩周炎、风湿性关节炎、寒湿性腰痛等病症。

病机：寒为阴邪，其性收引，《内经》所谓"寒则气收"，可使气机滞塞不通，不通则痛，故关节剧痛不移。热则散寒，气机畅通，故喜热畏寒。苔白、脉紧皆寒邪凝结脉道所致。

3. 湿痛

主症：肌肉关节沉重疼痛，部位不移，多见于腰脊、下肢；或肌肤麻木，转动困难；或手足麻痛，或痛处漫肿，肤色不变。舌胖大，有齿痕，苔白腻，脉沉缓。多见于风湿性关节炎、寒湿性腰腿痛等病症。

病机：湿邪黏腻重浊沉滞，阻留于肌肉关节，故肌肉关节沉重疼痛。湿邪阻滞阳气不通，故肌肤麻木或漫肿。湿邪伤脾，脾湿不运，湿气停留于内，故舌胖大，脉沉缓。

4. 热痛

主症：肢体关节灼热烧痛，随痛随肿，扪之灼热，痛不可近；或见身热，口渴，心烦。舌苔黄燥，脉滑数。临床多见于附骨疽、风湿性关节炎湿热痹型等病症。

病机：热邪兼湿，熏灼肌肉关节，所致气血壅郁不散，故关节肌肤肿胀，疼痛，痛处肿热，不可触按，遇热则重，遇冷减轻。热邪伤津，故心烦，口渴，苔黄燥。湿热内郁，血液循环加速则脉现滑数。

5. 虚痛

主症：肢体关节酸痛，或骨折后期，愈合不良，身体虚弱，肢体无力，或伴有心悸，气短，自汗头晕，耳内蝉鸣，腰膝酸软。舌淡脉弱。多见于骨折迟延愈合或不愈合、骨质疏松、类风湿关节炎后期表现。

病机：风寒湿邪侵入机体，闭塞经络，久久留连不去，而致气血虚弱，或骨折后期，气血运行不畅，故表现出肢体关节酸痛，伴有心悸、气短、自汗乏力等虚痛症状。

6. 实痛

主症：肢体关节疼痛，与风寒湿热之淫邪性质难分，机体壮实，气血不虚，既有寒邪收引之剧痛，又有湿邪重着之沉痛，还有游走窜痛，或骨折创伤瘀血早期作痛或体质壮实的急性腰腿痛病人。

病机：风寒湿邪相互夹杂，侵害筋骨肌肉关节，闭阻经络而出现性质难分的剧痛。形体不衰，邪气又盛，多见于痹证及骨折或筋伤早期。

三、麻木

应详细询问麻木的起始时间、部位、性质、程度。询问患者麻木是持续性还是间歇性；范围是在扩大还是缩小；部位是固定不移还是游走；各种不同动作（负重、咳嗽、喷嚏等）对麻木有无影响。一般神经根受累会导致所支配区域皮肤的感觉异常，早期多为皮肤敏感，逐渐出现麻木、刺痛及感觉减退。

临床中：①因经脉瘀阻导致患肢麻木不仁，新伤多伴有局部疼痛、肿胀、瘀斑，陈伤多伴疼痛、麻木固定。②因气血虚亏所致者，临床表现为四肢不知痛痒或如虫蚁行走，重则痿软、拘挛、疼痛、咳嗽引痛，多见于颈椎病、慢性腰腿痛；若经脉受累，则阳经行走区域可出现麻木或放射痛，并见少气懒言、乏力自汗、面色苍白或萎黄、舌淡而嫩、脉细弱等。③因筋骨不用所致者则表现为肌肉萎缩、肌筋挛缩、关节活动受限，病程久者，可出现畸形。

四、畸形

应询问畸形发生的时间及演变过程。畸形是反映损伤轻重的外部表现。望畸形应首先熟悉人体各部位的正常解剖形态，即所谓"素知其体相，识其部位"，才能临证时知常达变，运用自如。一般由于损伤的部位和程度不同，可表现出不同的外部畸形，可用以判定损伤的性质和严重程度。例如股骨上段骨折后，由于肌肉的牵拉，多出现向前外的突起成角畸形；肩部失去浑圆外形而呈方肩畸形者，为肩关节脱位的特征；肘部的靴状畸形，多为肘关节后脱位的表现；腕部的餐勺状畸形，是伸直型桡骨远端骨折的特征；髋关节的内收、内旋和屈曲畸形，为髋关节后脱位的表现，而外展、外旋和屈曲畸形，则是髋关节前下方脱位的特有症状等。总之，一定的损伤和疾患可表现出一定的畸形，不同的畸形则表示为不同的疾患或损伤。

五、萎缩

应详细询问萎缩的起始时间、部位、性质和程度。筋肉萎缩多由陈伤误治或神经疾患导致。望萎缩首先熟悉被检查部位的解剖关系和生理功能。全身弥漫性肌肉萎缩，多为全身营养障碍、失用、内分泌异常而引起的肌肉变性、肌肉结构异常等病因导致。

临床中：①因经脉瘀阻而致者，表现为肢体损伤、疼痛、局部肿胀、瘀斑明显、举手握拳无力、不能抬腿动足、关节不利，常伴肢体麻木不仁、舌质紫暗、脉弦涩。②因久病体虚或脾胃素虚，出现气血亏虚者可见胃纳不振、少气懒言、面色萎黄、神疲乏力、肢体萎软无力、舌质淡白、脉细弱。③因长期卧床，肢体缺乏锻炼或固定日久，出现筋骨不用，肌肉减退，肌筋挛缩，关节伸屈不利，活动受限，甚则出现畸形。④因督脉、经脉损伤，导致损伤平面以下肢体感觉运动丧失，可见肢体萎软，伴腹胀、发热、二便障碍，周围神经断裂则表现相应的肢体萎软不仁。

六、功能障碍

应询问功能障碍发生的时间。一般骨折或脱位后，功能大部分立即丧失，软组织损伤等往往是在伤后一段时间功能障碍才出现。如弯腰劳动时久而致的软组织损伤，当时虽有腰部不适，但尚能坚持工作，卧床休息后疼痛反而加重，不能活动甚至卧床转侧亦不便。

四肢的骨折、脱位，虽其主要的负重或支持功能当即丧失，但还应询问当时肢体远端的活动情况，以辨别是单纯的骨折、脱位，还是合并有神经损伤。如单纯的髋关节后位，足踝的伸屈活动当不受影响，若足踝不能活动，说明合并坐骨神经损伤；又如单纯的肱骨骨干骨折，腕和手的活动应该不受影响，若腕关节不能背伸或背伸无力，说明合并桡神经损伤等。若有这类情况，还应了解肢体远端的功能障碍，是伤后原发的，还是经过处理或转运继发的。如单纯性的腰椎骨折患者，可因当时短暂的昏厥，被在场人错误救治，而致脊髓神经损伤发生下肢功能丧失；也有的单纯骨折，经处理固定后出现了肢体远端的功能丧失坏死征象（筋膜间隔区综合征——缺血性肌挛缩）。问清这些情况，既可作为进一步治疗的参考，也可以为处理医疗纠纷提供根据。

第二节　气血辨证

气血辨证的要点就是气滞血瘀和亡血过多引起的局部病变和全身病变。气血辨证可用于创伤治疗的各个时期，简述如下。

一、以伤气为主

常见气滞、气闭、气脱及气虚。

（一）气滞

多发生在扛、抬、端、提重物过程中，屏气用力过猛，或因扭、搋、闪、挫而致伤。临床上可见胸胁满闷、疼痛不适，影响转侧和呼吸；或见腰背沉困重着，痛无定处，忽聚忽散，范围较广。

（二）气闭

多见于创伤之初，虽无合并脏腑损伤和内外大出血，但却因创伤惊吓而出现骤然昏迷。临床生命体征变化不大，多可在短时间内自己清醒。

（三）气脱

创伤出现气脱，多为危象。原因有：一是大出血引起的气随血脱，二是严重损伤和脏腑损伤而导致的气脱。症见气息微弱、面色㿠白、肢冷汗出、口目微开、手撒遗尿、脉微欲绝。

（四）气虚

多见于损伤日久，正气虚衰，或素体亏虚，化源不足，气机虚弱无力，症见疼痛绵绵、漫肿不散、头昏目眩、少气懒言、心悸、耳聋耳鸣、多梦易惊、食少多汗、脉虚细无力。

二、以伤血为主

主要是伤后瘀血停积、血脱及血虚等证候。

凡创伤无论是骨伤、软组织伤、闭合伤、开放伤还是手术伤等，都会导致瘀血。瘀血的轻重和性质与创伤的程度有关。瘀血停留的部位一般来说多在原受伤处，或受伤部位的相应脏腑和组织器官之中。瘀血的危害在于引起局部病变、全身病变和相应脏腑病变，它不但影响局部损伤的修复，严重者可危及病人的生命。

瘀血引起的局部症状有肿胀、疼痛、瘀斑、水疱等。肿胀为血脉损伤，离经之血瘀于局部，血为有形之物，故"形伤作肿"；肿胀能导致气滞，气为无形之物，故"气伤作痛"；瘀血溢于皮下而引起瘀斑，肿胀严重而张力过大则形成水疱。瘀血引起全身的一般症状有发热、口渴、尿少、便秘、纳呆等。瘀血严重也可引起血脱。

瘀血停积在不同部位引起相应脏腑的症状：瘀血在头部，轻者见眩晕、头疼、健忘、耳鸣（脑震荡）、重着（因脑髓瘀阻），或见空窍出血，或见昏迷不省人事（脑损伤）。瘀血在胸胁，多见肺部症状，如呼吸气短、咳嗽上逆，甚或咯痰带血、胸胁闷胀、转侧不利（肋骨骨折）。瘀血在脊里，如在颈部，轻者疼痛、头转不利；重者出现四肢瘫痪、呼吸困难、咯痰无力、身热无汗等。如瘀在腰背，轻者局部肿胀疼痛，活动加重；重者二便闭涩、腹胀如鼓、两下肢瘫痪。瘀血在骨盆，多见腹胀中满、小便淋沥，甚或涩滞滴血不通。

血脱：常因创伤后人体内外大出血引起，病情紧急，症见面色苍白、神情呆滞、四肢厥冷、全身汗出、脉搏微弱等。

血虚：多因损伤出血或瘀血过多，或素体虚衰，久治不愈，营养不足等均可引起血虚。临床表现为面色苍白、头晕目眩、失眠多梦、心悸气短、手足麻木、舌淡苔白、脉虚细无力。

有关伤科瘀血的治疗，唐容川在《血证论》中说："凡离经之血，与营养周身之血，已睽绝而不相合……急易用药消除，或化从小便出，或逐从大便出，各使不留，则无余邪为患。"陈士铎在《辨证录》中说："……内治之法，必须以活血化瘀为先，血不活则瘀不能去，瘀不去则骨不能接。"平乐郭氏正骨第五代传人高云峰说："肿不消则骨不长，瘀不去则新不能生。"以上都强调伤科瘀血必须用"活血化瘀"之法清除，至于瘀血引起脏腑的某些严重病变，应根据不同情况，采取不同措施，进行紧急处理。

第三节　脏腑辨证

脏腑辨证，即以藏象学说为基础，将收集的相关资料综合分析判断损伤疾患所在的脏腑部位及其性质的一种辨证方法。脏腑辨证多通过外在的临床表现判断内脏损伤，如《灵枢·本神》说："视其外应，以知其内脏，则知所病矣。"《血证论》强调"业医不知脏腑，则病原莫辨，用药无方"，说明了脏腑辨证的重要性。

藏象学说认为，肺主皮毛，脾主肌肉，肝主筋，肾主骨。皮肉筋骨与五脏六腑有着密切的关系，皮肉筋骨都需要脏腑气血的濡养，反之，其病变也可影响到各脏腑，因此，脏腑辨证在骨伤科辨证中也有非常重要的意义。

（一）肝系辨证

肝者，其体合筋，其华在爪，开窍于目，与胆腑互为表里。肝藏血，《素问·五脏生成》说："故人卧，血归于肝……足受血而能步，掌受血而能握，指受血而能摄。"肝主疏泄，可能调畅气机，疏泄胆汁，促进消化，还可调节情志；肝亦主筋，司关节运动。如《素问·五脏生成》说："肝之合筋也，其荣爪也。"《素问·六节藏象论》说："其华在爪，其充在筋。"骨伤科辨证中肝系损伤的证候常见以下几种。

1. 肝郁气滞

精神抑郁或急躁，善太息，胸胁或少腹胀痛，胸闷不舒，妇女可见乳房胀痛、经期不调等。多见于胸胁内伤、跌打损伤瘀血凝滞于肝等，如《灵枢·邪气脏腑病形》说："有所堕坠，恶血留内，若有所大怒，气上而不下，积于胁下，则伤肝。"

2. 肝血虚

眩晕，视力减退，肢体麻木，关节拘急，手足震颤，或妇女经少色淡，爪甲不荣，面色苍白等。多见于伤后慢性出血，或者久病耗伤，致血液亏损，肝失濡养。

3. 肝火炽盛

头晕胀痛，兴奋易怒，烦躁不安，耳鸣目糊，心悸胁痛，舌红苔黄，脉弦数。多见于伤后恼怒，气郁化火，血热妄行，伤后感染等。

4. 肝风内动

头目眩晕，肢体抽搐，肌肉震颤，四肢麻木，颈项牵强，角弓反张，舌红苔腻，脉弦细。多见于颅脑损伤，或伤后感染。

5. 肝胆湿热

皮肤巩膜或有黄染，身痒发热，胸脘痞闷，口苦口干，不思饮食，舌红苔黄腻。

多见于胸胁损伤，恶血归肝以及伤后外感湿热等。

（二）心系辨证

心居于胸中，其体合脉，其华在面，开窍于舌，与小肠互为表里。《素问·痿论》说："心主身之血脉。"推动血液在脉中运行不息，濡养全身；心又主神明，为人体精神和意识思维活动的中心；而《素问·至真要大论》说："诸痛痒疮，皆属于心。"说明疮疡的痛痒与心系相关。骨伤科辨证中心系损伤的证候常见以下几种。

1. 心气虚

面色苍白，体倦乏力，神疲心悸，气短，自汗，活动后加重，舌淡苔白，脉细弱。常见于年老体衰、伤后气血不足等。

2. 心血虚

眩晕，心悸，乏力，失眠多梦，健忘，面色无华，舌淡，脉细。常见于伤后体虚、失血过多等。

3. 心火亢盛

发热，心烦，失眠，疮疡痒痛，小便黄赤，灼热，舌红，脉数。常见于瘀血内停、伤口感染等。

（三）脾系辨证

脾位于中焦，主肌肉、四肢，其华在唇，开窍于口，和胃互为表里。《素问·痿论》说："脾主身之肌肉。"《灵枢·本神》说："脾气虚则四肢不用。"脾主运化，为气血生化之源、后天之本，如《素问·灵兰秘典论》说："脾胃者，仓廪之官，五味出焉。"脾主统血，有统摄血液防止溢出脉外的功能，对损伤后的修复起着重要的作用。骨伤科辨证中脾系损伤的证候常见以下几种。

1. 脾气虚

食欲不振，胃脘满闷，面色萎黄，四肢不温，肌肉四肢倦怠不用，舌淡，脉濡弱。常见于慢性损伤或伤后饮食失调。

2. 脾不统血

皮下出血、便血、尿血、紫斑等慢性出血，伤后流血不止，反复出血，或伴有食欲不佳、面色萎黄、神疲无力、舌淡脉弱。常见于损伤后出血不止，或者饮食所伤，素体虚弱所致脾阳衰弱，统摄无力。

3. 脾虚湿困

食欲不振，胃脘胀满，恶心欲吐，头痛如裹，浮肿，舌腻，脉濡缓。多见于损伤后复感湿邪。

（四）肺系辨证

肺居于胸中，其体合皮，其华在毛，开窍于鼻，与大肠互为表里。肺主气，司呼吸，如《素问·至真要大论》所说"诸气膹郁，皆属于肺""肺病者，喘咳逆气"；肺又主宣发肃降，宣散肺气，调理津液，为水之上源。骨伤科辨证中肺系损伤的证候常见以下几种。

1. 肺气虚

胸胁隐痛，喘咳气短，自汗，疲倦懒言，舌白苔薄，脉虚弱。多见于胸胁陈旧性损伤等慢性疾患。

2. 肺阴虚

干咳，或痰少而黏，痰中带血，潮热盗汗，五心烦热，午后颧红，失眠多梦，舌红苔少，脉细数。常见于慢性疾患致肺阴耗损，如骨关节结核等。

3. 瘀滞胸胁

胸廓饱满，胸胁闷痛，发热或不热，烦渴，舌青紫，脉弦。多见于胸胁部损伤，气滞血瘀。

（五）肾系辨证

肾位于双腰，其体在骨，生髓充脑，其华在发，开窍于耳及二阴，与膀胱互为表里。《灵枢·本神》说"肾藏精"，为生长发育之基，先天之本；肾还能调节机体水液代谢，为水之下源；肾主骨生髓，《素问·阴阳应象大论》说"肾生骨髓""在体为骨"。骨伤科辨证中肾系损伤的证候常见以下几种。

1. 肾阳虚

形寒肢冷，腰膝酸软，阳痿早泄，面色无华，食少便溏，五更泻，舌淡嫩，苔白滑，脉沉细。多见于年老体衰、久病卧床的损伤患者。

2. 肾阴虚

眩晕耳鸣，健忘，腰膝酸软，咽干舌燥，夜尿，舌红，少苔，脉细数。常见于腰部骨与关节损伤后期，或者慢性疾患久病伤肾。

3. 肾气不固

尿频，小便清长，遗精早泄，腰膝酸软，舌质淡，苔白，脉沉细。多见于久病体虚、年老肾衰、神经衰弱等。

4. 肾精不足

眩晕耳鸣，腰膝酸软，早衰，生长发育迟缓，生育功能下降，动作迟缓。常见于劳累过度、慢性劳损和先天性禀赋不足，发育迟缓患者。

平乐正骨理论强调，人体是一个小天地，是一个以五脏为核心，通过经络、血脉联系起来的有机整体，五脏之间通过生克制化保持着动态平衡。就伤科而言，五脏平衡具体体现在气血动态平衡与筋骨动态平衡过程中。局部损伤会造成瘀血阻滞，导致全身气血失衡，继而筋骨失衡，二者的失衡必然破坏五脏系统的平衡，故认识伤科疾病的病机必须重视五脏失衡。治疗伤科疾病的目的就是要促进气血与筋骨安和、恢复五脏平衡。同时认为其发病与肝、脾、肾三脏密切相关，临证应重视从肝、脾、肾入手进行诊断与治疗。

第四节　经络辨证

经络辨证，是以经络学说为理论依据，对损伤的症状、体征进行综合分析，判断疾病属何经、何脏、何腑，进而辨别出其病因病机从而诊断疾病的一种辨证方法。经络布满全身，内联五脏六腑，外络四肢关节，运行全身气血，沟通上下内外，起着十分重要的作用，正如《灵枢·脉经》所说："经脉者，所以能决生死，处百病，调虚实，不可不通。"

骨伤科疾病的发生、传变与经络有非常密切的关系，经络辨证在骨伤科疾病的诊断、预后以及治疗等方面也有着重要的指导作用，如《灵枢·本脏》说："经脉者，所以行血气而营阴阳，濡筋骨，利关节者也。"当人体受到损伤时，经脉失常，气血运行受阻，机体抵抗力下降，外邪入侵，内传脏腑，影响脏腑功能以及全身状态，反之，脏腑功能不足时也可通过经络反映到外部，如肝肾亏虚的患者，常常通过肾经、膀胱经传变而出现下肢感觉与运动功能障碍等。正如《杂病源流犀烛·跌仆闪挫源流》中说"损伤之患，必由外侵内，而经络脏腑并与俱伤""亦必于脏腑经络间求之"。骨伤科经络辨证主要包括十二经络辨证和奇经八脉辨证。

（一）辨十二经脉

十二经脉均有一定的规律可循，都有固定循行部位及穴位。在临床上可依据患者症状、体征的部位、性质以及传变规律，初步判断与某一经络相关，如《灵枢·经别》中说："夫十二经脉者，人之所以生，病之所以成，人之所以治，病之所以起，学之所始，工之所止也。"

《灵枢·海论》说："夫十二经脉者，内属于腑脏，外络于肢节。"四肢关节的病理生理都与经络密切相关，如手阳明大肠经病变时，可出现肩前、拇指、食指疼痛等，再如足阳明胃经病变时，可出现股、膝关节及胫前外侧以及足背等处疼痛，中趾麻木等不适，反之，如出现腰背部疼痛、足小趾麻木不适，则多考虑足太阳膀胱经病变。

（二）辨奇经八脉

奇经八脉是指冲、任、督、带、阳维、阴维、阳跷、阴跷八脉，具有联系十二经脉、调节人体阴阳气血的功能。奇经八脉辨证中骨伤科病证在督脉最为多见，如胸背疼痛、下腰痛等，如《难经·二十九难》说："督之为病，脊强而厥。"又如《素问·骨空论》中描述："督脉为病，脊强反折。"

经络辨证不仅在诊断疾病上有重要意义，而且可指导骨伤科内治法的辨证，在针灸、按摩、推拿等治疗措施中有着更加重要的指导意义。

当机体受到损伤时，十二经脉就可能反映出各种病候。为了便于理解，现将《灵枢·经脉》中有关伤痛的证候列表如下（表6-1）。

表6-1 《灵枢·经脉》中有关伤痛的证候表

十二经脉	证候
手太阴肺经	缺盆中痛，甚者交两手而瞀。臑臂内前廉（缘）痛厥，掌中热，肩背痛
手阳明大肠经	肩前臑痛，大指、次指痛不用
足阳明胃经	膝膑肿痛，胸膺、乳、气街、股、伏兔、骭外廉、足跗上皆痛，中指不用
足太阴脾经	不能卧，强立，股膝内肿、厥，足大趾不用
手少阴心经	臑臂内后廉（缘）痛厥，掌中热痛，臂厥
手太阳小肠经	不可以顾，肩似拔，臑似折。颈、颔、肩、臑、肘、臂后外廉（缘）痛
足太阳膀胱经	脊痛腰似折，髀不可以曲，腘如结，踹如裂，是为踝厥。项、背、腰、尻、腘、踹、脚皆痛，小趾不用
足少阴肾经	脊、股内后廉（缘）痛，痿、厥，嗜卧，足下热而痛
手厥阴心包经	臂肘挛急，腋肿，烦心，心痛，掌中热
手少阳三焦经	肩、臑、肘、臂皆痛，小指、次指不用
足少阳胆经	缺盆中肿痛，腋下肿，胸胁、肋、髀、膝外至胫、绝骨、外踝前及诸节皆痛，小指次指不用
足厥阴肝经	腰痛不可以俯仰

第五节 平衡辨证

平衡是人体生命健康的标志，健康之法本于平衡而守于平衡；衡则泰，失衡则疾；不及或太过造成的机体平衡紊乱是疾病发生的根本原因；守衡是"治未病"之大法；恢复平衡是疾病治疗与康复的目标与标志。所以，辨明病后机体失衡状态，加以针对调整，使之恢复平衡是非常重要的。

一、气血失衡

平乐正骨认为气血是人体生命活动之总纲，也是伤科病机之总纲。人体是一个有机的整体，局部肢体的损伤可引起脏腑功能紊乱，气血运行失常。气血是人身之至宝，人的生、长、病、老无不根于气血。气血的运行保持着既对立制约又相互依存的动态平衡关系。气血平衡则机体安；气血失衡则疾患生。损伤首犯气血，气血乱则伤病生，伤科疾病的辨证论治核心就是调理气血至平衡状态。

常见的气血失衡有以下三种。

血瘀气滞：创伤早期，肢体受损，筋脉损伤，血溢脉外，瘀血停留，致血瘀气滞。临床上多表现为局部青紫、肿胀、疼痛。瘀不去则痛不止、新不生，治宜行气消肿、活血化瘀止痛为大法。用药以"破"为主。亡血者补而兼行。

气血不和：创伤中期，瘀未尽去，新骨待生，气血不和，经络不通。临床上多表现为局部瘀肿消而未尽退，疼痛减而未尽消，肢重，纳呆，懒言，舌暗淡，苔薄。治宜活血理气、和营活络、接骨续筋、消肿止痛。以"和"为主。

肝肾亏损，气血虚弱：创伤后期，久病体虚，肝血不足，肾精虚损，脾虚而气血生化乏源，导致气血虚弱，筋骨失濡。临床上多表现患肢虚肿、沉困无力，肌肉萎缩，面色无华，舌淡气短。治宜补肝肾、健脾益气养血、强筋健骨、通利关节。以"补"为主。

二、筋骨失衡

筋骨是人体复杂而平衡的运动系统之总称。筋束骨、骨张筋，筋主动、骨主静，筋与骨的关系颇为密切。筋肉收缩产生的力通过肌腱和韧带作用于骨，不同部位的筋通过骨将力进行有效整合，从而产生协调统一的运动，因此，筋与骨之间的协调是保持关节运动动态平衡的基础。筋与骨在结构上密不可分，在生理上相互协调，共同完成人体之运动功能。在病理上互相影响，骨病必及筋，筋病必伤骨。临床上常见筋弛骨痿、筋断骨错、骨断筋伤、骨疽筋挛等证。所以，平乐正骨在治疗上强调筋骨并重、并治，动静互补。

三、五脏失衡

《正体类要》曰："肢体损于外，则气血伤于内，营卫有所不贯，脏腑由之不和。"平乐正骨强调人体是一个小天地，是一个以五脏系统为核心，通过经络血脉联系起来的有机整体，局部病变会引起五脏六腑、气血经络等整体病理反应，若不加以调衡，则影响骨伤病的康复。常见证候有以下四种。

肝气郁结证：肝有疏泄作用，喜舒畅而恶抑郁，若肝失疏泄或情绪抑郁不舒，均可引起肝气郁结。多见于胸胁内伤、跌打损伤瘀血凝滞于肝等。表现为精神抑郁或急躁，善太息，胸胁或少腹胀痛，胸闷不舒，妇女可见乳房胀痛、经期不调等。

肝肾亏损证：肝主筋、肾主骨，筋骨既赖肝肾精血津液的充养，又赖肝肾阳气的温煦，如因先天禀赋不足，或因饮食不节、惊恐、郁怒，使肝肾精气受损，或阳气受损，损伤肝肾。一方面致营卫气血涩滞不行，壅遏于骨节周围而化热，酿痰、留瘀，使关节肿胀变形疼痛，屈伸不利；另一方面，又因卫外不固，易于感受外邪，风寒湿热之邪乘虚侵入，阻遏营卫，壅滞经络，深入筋骨，促使病情加重。

肝胃不和证：多由伤后情志不遂，肝气郁结，气郁化火，胃失和降，脏腑功能不协调，引起纳呆腹胀，便溏不爽，或腹痛欲泻，泻后痛减等症。

脾胃虚弱证：多因损伤后饮食失调、劳逸失度或久病体虚所引起。脾有运化水谷中的营养物质和输布水液以及统摄血液等作用。脾虚则运化失常，并可出现营养障碍，水液失于布散而生湿酿痰，或发生失血等症。包括脾气虚、脾阳虚、中气下陷、脾不统血等证型。

五脏协调平衡论对伤科辨证论治有指导作用。平乐正骨理论十分重视内外结合、整体辨治，强调疏通气血、调理脏腑，因时、因人施治，顾护机体平衡。在药物治疗上创立了"破、和、补"的三期治疗原则。对于创伤的治疗，平乐正骨主张三期用药原则：创伤早期，疏肝理气，"破"血逐瘀；创伤中期，调肝和胃，调"和"气血；创伤后期，健脾益气，"补"益肝肾。

第六节　骨伤科并发症的辨证诊断

骨折、脱位、筋伤及骨病等损伤可伤及气血，引起脏腑经络功能紊乱，出现各种损伤内证，故临床诊断中应加以辨证。

历代文献对损伤内证均有论述。《素问·缪刺论》说："人有所堕坠，恶血留内，腹中满胀，不得前后，先饮利药。"《诸病源候论》在《金疮血不止候》《金疮咳候》《金疮渴候》《金疮烦候》《压连坠堕内损候》中记载了多种损伤内证的病因病理和临床表现。《正体类要》序说："肢体损于外，则气血伤于内，荣卫有所不贯，脏腑由之不和。"说明损伤局部与整体的辩证关系。《杂病源流犀烛·跌仆闪挫源流》指出："跌仆闪挫，卒然身受，由外及内，气血俱伤病也。""必气为之震，震则激，激则壅，壅则气之周流一身者，忽因所壅，而凝聚一处，是气失其所以为气矣。气运乎血，血本随气以周流，气凝则血亦凝矣。气凝在何处，则血亦凝在何处矣。夫至气滞血瘀，则作肿作痛，诸变百出。虽受跌受闪挫者，为一身之皮肉筋骨，而气既滞，血既瘀，其损伤之患，必由外侵内，而经络脏腑并与俱伤。""故跌仆闪挫，方书谓之伤科，俗谓之内伤。其言内而不言外者，明乎伤在外而病必及内。其治之之法，亦必于经络脏腑间求之，而为之行气，为之行血，不得徒从外涂抹之已也。"分述如下。

一、伤后昏厥辨证

1. 气闭昏厥

主症：伤后即出现暂时昏迷，不省人事，呼吸气粗，但时间一般不长，约在半小以内苏醒，醒后常有头晕头痛、恶心呕吐诸症，但不再昏厥。

病机：因气机逆乱，上壅心脑，阻塞清窍，致昏迷不省人事；气机闭塞，肺气不畅，故呼吸气粗，醒后因气机未顺，升降失司，故头晕头痛、恶心呕吐。

2. 瘀滞昏厥

主症：神昏谵语，或昏迷不醒，肢体瘫痪，烦躁扰动，头痛呕吐，有些患者偶可清醒，但片刻后可再昏迷。甚则呼吸浅促，二便失禁，瞳孔散大，舌质红绛，或有瘀点，苔黄腻，脉弦涩。若瘀血乘肺，急者在伤后数小时，慢者在伤后一周，可有呼吸急促、神志不清、昏睡，昏迷、发热，二便失禁、偏瘫、瞳孔大小不等，脉弦数等。

病机：恶血留内，血迷心窍致神昏谵语，或昏迷不醒；瘀留经隧，经络不通，故见肢体瘫痪；瘀血在内，阳明燥实，故见烦躁扰动；瘀留头部，清窍被蒙，升降失司，故头痛呕吐；若脑出血继续内溢不止，迷蒙清窍，可见再度昏迷、呼吸浅促、二便失禁、瞳孔散大；舌质红绛或有瘀点、脉弦涩，为瘀血内滞之象；瘀血乘肺，肺气受阻，故呼吸急促；宗气内竭，故有神志不清、昏睡、昏迷等症。

3. 气血双脱

主症：伤后失血过多，又未能及时补充，而突然出现昏厥，二便失禁，冷汗淋漓，四肢厥冷，面色爪甲苍白，倦卧气微，舌淡唇干，脉细数。

病机：由于失血过多，气随血脱，故突然昏厥，正气不固，因而目闭口张，二便失禁；阳气虚不能温通，故四肢厥冷；不能卫外，故冷汗淋漓；气血不能达于四末，故面色爪甲苍白；倦卧、气微、舌淡唇干、脉细微，为气血双脱之征。

4. 气血亏虚

主症：平素体虚，伤后见头晕目眩，神疲懒言，面色无华，心悸少寐，饮食减少，搬动肢体或稍有刺激则昏厥，舌淡脉细。

病机：元气素虚，复受损伤，中气不足，清阳不展，故头晕目眩、神疲懒言、面色无华；气血亏虚，心脾两虚，故心悸少寐、饮食减少；因其体弱，稍有刺激，则气机紊乱而导致昏厥；舌淡脉细为气血亏虚之象。

5. 伤痛昏厥

主症：损伤之初并无昏厥，以后因疼痛剧而昏厥，并伴头身出汗，内热作渴，短气烦躁，舌偏红苔薄黄，脉弦或弦数。

病机：因痛伤气血，阴虚火旺生风而昏厥，热迫津液外出而汗出；内耗津液，故内热作渴，热扰心神而烦躁；舌偏红、苔薄黄，为阳火炽甚，弦脉主痛。

6. 痰阻清窍

主症：喘急痰鸣，气紧气促，呼吸困难，昏愦迷蒙，或呕吐痰涎，舌苔白腻，脉多沉滑。

病机：损伤之后，继发痰涎壅盛，或素为痰湿之本，新伤诱发旧病，痰阻气道则喘急痰鸣、气紧气促、呼吸困难；痰随气升，上闭清窍，则昏愦迷蒙；舌苔白腻，脉多沉滑，是痰浊内壅之象。

总之，昏厥之证有虚实之分，实则气壅息粗，牙关紧闭，四肢僵直，脉沉实，治宜开窍回苏为先，虚则气息微弱，汗出而热，脉细弱，治宜固脱回阳；昏厥经急救治疗后苏醒，但损伤并未痊愈，尚需依其诊断和病情演变继续治疗。

二、伤后发热辨证

1. 瘀血发热

主症：多为头、胸、腹内伤，或骨、关节伤，或挤压伤等较重损伤所引起，一般在伤后 24 小时以后出现。体温在 38 ～ 39℃，无恶寒，肢体有固定痛处或肿块，并有口干舌燥而不多饮、心烦、夜寐不宁、不思饮食、口苦等，甚则可有肌肤甲错，面色黯黑，唇舌青紫或瘀斑，舌质红有瘀斑，苔白厚或黄腻，脉多弦数、浮数或滑数。发热有夜热早凉的特点，发热程度和时间与损伤轻重成正比。损伤轻者热度低，持续时间 1 周左右；损伤重者发热高，一般可持续 2 ～ 3 周。

瘀血发热的另一特点是脉证不一致。《金匮要略·惊悸吐衄下血胸满瘀血病脉证并治》曰："病者如热状，烦满，口干燥而渴，其脉反无热，此为阴状，是瘀血也。"此外，有时也可出现自觉发热而体温不高的现象。

病机：瘀血内停，郁而化热，故见发热，无恶寒；瘀血停着，则疼痛固定或有肿块；血瘀发热，病在血分，故口干咽燥而不多饮；瘀血化热，热扰心神，故见心烦、夜寐不宁；瘀血内阻，新血不生，气血不能荣于头面肌肤，故见肌肤甲错、面色黯黑，唇舌青紫或瘀斑；舌质红有瘀斑，苔白厚或黄腻，脉见弦涩，均为瘀血内留，血行不畅，血分有热之征。因阴邪结而伏于内，则成"阴伏"。

2. 邪毒发热

主症：初起发热，恶寒，头痛，全身不适，苔白微黄，脉浮数。病势进一步发展，邪毒壅于肌肤积瘀成脓者，症见局部焮红、肿胀、灼热、疼痛。若脓肿穿溃，则流出黄白色稠脓，伴有全身发热、畏寒、头痛、周身不适等症。若热入营血，则出现高热，可超过 39℃，甚至 40℃以上，夜间尤甚，烦躁不安，夜寐不宁，神昏谵语，出现斑疹，舌质红绛或紫黯，脉细数或滑数。

病机：由于邪毒初入未盛，正邪交争，卫气被郁，开阖失司，故见发热、恶寒，毒邪上扰，则见头痛、全身不适，苔白微黄，脉浮数是热痛之征。由于病情进一步发展，邪毒积瘀成脓，故见局部红、肿、热、痛。因正气内盛，托毒外出，故见脓肿穿溃，流脓黄白相间，若正气内虚，邪毒内攻营血，营阴受伤，故高热夜甚，心神被扰，以致烦躁不安，夜寐不宁，神志被蒙，故神昏谵语，若迫血妄行，可见斑疹；舌质红绛或紫黯，脉细数或滑数，是邪毒内陷营血，伤阴劫津之象。

3. 血虚发热

主症：一般有出血过多的病史，出血在 500 ～ 1000mL 即可出现症状，热势或高或低，面色无华，头晕目眩，视物模糊，时有眼前发黑，或眼冒金花，食少便溏，气短懒言，肢体麻木，倦怠喜卧，脉虚细或芤等。

病机：因出血过多，阴血亏虚，阴不制阳，虚阳外越而发热；血虚头目失于濡养而致面色无华、头晕目眩、视物模糊等；脾虚运化失司，故见食少便溏、气短懒言；血不养筋则肢体麻木、倦怠喜卧；脉虚细或芤为血虚之象。

4. 肝郁发热

主症：身热心烦，胸胁闷胀，或有寒热往来，口苦，咽干，舌苔黄，脉弦或数。

病机：肝气不舒，气郁化火，故发热心烦；胸胁闷胀为肝气郁结，气机不畅所致；肝郁不达，故有寒热往来、口苦、咽干；苔黄、脉弦或数为肝郁化热之象。

虽有上述四种主要证型，但除此之外，还有如瘀血内滞，久郁不化，瘀血不祛，新血不生引起的瘀血兼血虚证，或损伤出血过多，气随血脱，气虚推动无权，血滞为瘀而发热，导致的虚实夹杂证等。

三、伤后呕吐辨证

呕吐一证，多由外力损伤，瘀血内阻，肝气犯胃，痰浊内蕴，胃失和降所致，故宜辨证论治。

1. 瘀阻于上

主症：多有头部外伤或昏迷史，常并发头昏头痛、眩晕、昏厥，食后即吐，呕吐可为喷射性，舌暗紫，脉弦涩。

病机：瘀血阻上，迷蒙清窍，故头昏头痛、眩晕、昏厥；浊气不降，气逆上升，故食后即吐，或为喷射性呕吐；舌紫暗、脉弦涩为瘀血内阻之象。

2. 瘀阻中焦

主症：多见于胸胁脘腹损伤之后，呕吐伴有伤处疼痛，痛有定处，痛处拒按，或脘腹胀满，胃纳不佳，舌苔黄腻，脉弦涩。

病机：因瘀阻脾胃，中焦气机受阻，气机失畅，则胃逆作呕；胸胁脘腹损伤，瘀血内行，故伤处疼痛，痛有定处并拒按；瘀阻气滞，脾胃运化失常，故脘腹胀满、厌食；苔黄腻、脉弦涩为内有停滞失运之候。

3. 肝气犯胃

主症：以气伤为主，嗳气吞酸，作呕欲吐，疼痛，痛无定处，胸胁痛闷，烦躁不安，舌红，脉弦数或弦紧。

病机：伤气后，肝气郁滞不畅，横逆犯胃，以致胃失和降，因而作呕欲吐、嗳气吞酸；气机郁滞，则胸胁痛闷，痛无定处；如气郁化火，则烦躁不安；舌红、脉弦数或弦紧，为气滞肝旺之征。

4. 痰饮内盛

主症：素体阳虚，脾胃虚弱，损伤之后，呕吐清水痰涎，头眩心悸，舌苔腻，脉滑。

病机：脾胃不健，运化失司，复受损伤，气血凝滞，痰饮愈甚，上逆犯胃则呕吐清水痰涎；痰遏清阳，清阳之气不展，故头眩心悸；苔腻、脉滑，为痰饮停留之象。

总之，呕吐一证，应根据其不同类型，宜采用活血化瘀、祛瘀和胃、化痰和胃等不向治法。由于呕吐不止，饮食难进，不但影响损伤部位康复，而且还可引起各种病症，故应积极治疗。

四、伤后癃闭辨证

癃闭的治疗，根据"六腑以通为顺"的原则，应着重于通。在内服药物不能收效的情况下，可配合运用外治法和探导法，以急通小便。目前，临床采用的导尿法和针灸疗法，简便易行，效果亦好。而更重要的是，引起癃闭的原因各有不同，临床必须审因论治，对尿路损伤者宜请专科会诊。

1. 瘀阻经络

主症：小便不利，小腹胀满，烦躁，渴不思饮，漱水不欲咽，舌色紫，脉涩或细数。

病机：伤后气血瘀阻，经络闭阻，复加肝失条达，脾肾气化无权，而致小便不利，水留于内而为小腹胀满；败血归肝，疏泄失常，而见烦躁；气血津液不能循经上行，故见渴不思饮、漱水不欲咽；舌色紫、脉涩或细数，为内有停瘀之象。

2. 尿路损伤

主症：尿道破裂，表现为尿血，膀胱膨胀，排尿困难，会阴部（海底穴）血肿，尿液外渗。膀胱破裂，其腹膜外破裂者，无腹膜刺激征，表现为尿少带血、小腹胀满、拒按；其腹膜内破裂者，尿液流入腹腔而引起腹膜刺激征，如腹痛、恶心、呕吐、腹肌紧张、拒按等。

病机：尿道破裂，窍隧不通，故见尿血、膀胱膨胀、排尿困难等症；膀胱破裂，尿液贮存不能，横溢腰腹，而致小便短少；其腹膜内破裂刺激腹膜，故可见腹膜刺激征。

3. 津液亏损

主症：出血过多，伤后疼痛剧烈，大汗淋漓，饮水少，小便不利，口干咽燥，渴而能饮，舌红少津，脉细数。

病机：因出血过多、出汗多，阴液大耗，复加饮入甚少，化源不足，无以下输膀胱，故小便不通；因津液亏损，故见口干咽燥、渴而能饮；舌红少津，脉细数乃津液不足之征。

4. 下焦湿热

主症：小便不利，热赤或闭，小腹胀满，或大便不畅，舌质红，苔黄腻，脉细数。

病机：湿热壅积膀胱，膀胱气化失调，故小便不利而热赤，甚或闭而不通；湿热互结，气滞于下，故小腹胀满；因湿热内蕴，大肠失润，故可见大便不畅；舌质红、脉细数为阴分受伤，苔黄腻为下焦湿热所致。

5. 阳衰气虚

主症：小腹胀满，小便不通或滴沥不畅，排出无力，面色㿠白，神疲气怯，腰、膝无力，舌淡，脉细无力。

病机：肾阳不足，气化无力，故见小腹胀满、小便不通或不畅，排出无力；元气衰惫，命门火衰，可见阳气虚弱、肾阳不足诸症。

五、伤后便秘辨证

便秘的一般表现为大便燥结，排出困难，经常三五日或七八日才一次，长期便秘会引起痔疮、便血、肛裂等。

1. 瘀血蓄积

主症：胸、腹、脊柱、骨盆等损伤，伤后大便不通，腹满腹胀，腹中坚实，疼痛拒按，按之更甚，纳呆，口渴，发热，舌红苔黄厚而腻。

病机：因血瘀气滞，停积不行，粪便结于肠道而不下行；因胃肠瘀血，粪便蓄积，腑气不通，故见腹满腹胀、腹硬痛而拒按；因脾胃受扰，故纳呆；瘀结而耗阴伤津，化热灼津，则见口渴、发热、便结硬坚；舌红苔黄厚而腻为内有瘀积之征。

2. 热盛津枯

主症：伤后常有发热，面红身热，大便干结，小便短赤，或伤后汗出过多，口渴唇燥，便坚，舌红苔黄燥，脉洪或滑数。

病机：本症多见于形体壮实或素体阳盛之人，热盛灼津，故面红身热、大便干结；热移小肠，小便短赤；若热盛逼津外出，则汗出较多，津液不足，则见口渴唇燥，肠道津枯则便坚；舌红苔黄燥、脉洪或滑数，均为热盛伤津之象。

3. 气机郁滞

主症：胸胁痞满，嗳气频作，纳食不振，欲便不得，腹中胀痛，舌苔薄腻，脉弦。

病机：伤后情志失畅，久卧气滞，肝气不畅，故见胸胁痞满、嗳气频作；肝脾不和，失于健运，则纳食不振；因气机郁滞，糟粕内停，所以欲便不得、腹中胀痛；舌苔薄腻、脉弦，为气郁失畅之象。

4. 气血两亏

主症：久病气虚，或出血过多，头晕目眩，心悸气短，面色㿠白，胃纳甚少，排便努挣，但不干结，便后乏力，苔薄白舌质淡，脉沉细弱。

病机：本症病变以肺脾二脏为主，肺气虚则大肠传导无力，脾气虚则运化无权，气血生化之源不足，故见头晕目眩、心悸气短、面色㿠白；因脾失健运而致纳少；由于脾虚复因出血过多，血虚津少，不能滑润肠道，故便不坚，但须努挣；苔薄白质淡、脉沉细弱，为气虚血少之象。

六、伤后瘫软辨证

1. 经脉瘀阻

主症：肢体损伤、疼痛，局部肿胀，瘀斑明显，举手握拳无力，不能抬腿动足，关节不利，常伴肢体麻木不仁，舌质紫暗，脉弦涩。

病机：气伤则痛，形伤则肿，气血受损，故见肿痛、瘀斑；因瘀血停聚凝结，压迫、阻闭经络，故手足无力、关节不利；瘀阻经脉，血气不畅，肢体失濡，则肢体麻木不仁、舌质紫暗、脉弦涩。

2. 气血虚亏

主症：久病体虚或脾胃素弱，胃纳不振，少气懒言，面色萎黄，神疲乏力，肢体痿软无力，舌质淡白，脉细弱。

病机：气血不足，脾胃失运，故胃纳不振，生化之源不足，气血无以生成，动则少气懒言、面色萎黄、神疲乏力；肢体失于气血濡养，日久则痿软无力；舌质淡白、脉细弱均为气血虚亏之象。

3. 筋骨不用

主症：长期卧床，肢体缺乏锻炼或固定日久，肌肉萎缩，肌力减退，肌筋挛缩，关节伸屈不利，活动受限，甚则出现畸形。

病机：因伤后长期卧床，肢体萎废不用，出现肢体痿软，日久则关节拘挛或出现畸形。

4. 督脉、经脉损伤

主症：肢体痿软，损伤平面以下肢体感觉运动丧失，伴腹胀、发热、二便障碍，周围神经断裂则相应的肢体痿软不仁。

病机：督脉受伤，经脉断离或受压，则肢体痿软不仁；脏腑失和，则有腹胀、发热等，并常与麻木并存。

第七章 肌电图检查诊断

神经传导检查（nerveconductionstudies，NCS）和针电极肌电图检查（needleeleetromyography，EMG）在诊断及评估神经和肌肉病变时，起着非常关键的作用，是其他任何检查不可替代的，是骨伤科领域一项重要的辅助检查技术。它主要是依据神经解剖原理和神经电生理特性对周围神经功能状态进行评估和分析，从而为临床进一步诊断提供可靠的依据。

第一节 肌电图检查诊断基础知识

一、神经传导速度测定基本方法

（一）运动神经传导

运动神经传导研究的是运动单位的功能和整合性。通过对运动传导的研究可以评价运动神经轴索、神经和肌肉接头以及肌肉的功能状态，并为进一步针电极肌电图检查提供准确的信息。其原理是通过对神经干上远、近两点超强刺激后，在该神经支配的远端肌肉上可以记录到诱发出的复合肌肉动作电位（CMAP），又通过对此动作电位波幅、潜伏时和时程分析，来判断运动神经的传导功能。和感觉神经不一样，运动神经到终末支时都已经形成了很小的分支，而这些细小运动终末分支最终是通过神经肌肉接头支配单个肌纤维的。通常大多数神经肌肉接头集中在肌腹，这个区域又叫运动点或终板区，有些肌肉可能会有几个运动点。一般用皮肤表面电极就可以清楚地记录到复合肌肉动作电位，但如果肌肉萎缩很明显，就需要用针电极来记录。

临床应用：运动神经传导是通过研究混合肌肉动作电位来评价周围神经的功能状态，神经传导速度反映的是神经干中央和直径粗的神经纤维的功能状态，对临床诊断起着举足轻重的作用。首先，它可以确定是哪些神经受损，以及受损神经的病理生理类型是以脱髓鞘为主还是以轴索损害为主，为诊断和治疗提供依据。通常脱髓鞘病变的典型运动传导改变为末端潜伏期明显延长，神经传导阻滞和神经传导速度减慢，尤其是当运动神经传导速度明显减慢时，提示可能有遗传性周围神经病存在。而轴索病变时则表现为肌肉动作电位波幅明显降低，末端潜伏时正常或稍微延长，当损害很严重时，才会出现神经传导速度减慢。另外，对有些神经病变在其临床表现尚未明显出现之前即可以发现其亚临床改变，如遗传性周围神经病、糖尿病早期神经病变等。对那些由于缺血、嵌压引起的周围神经局部损害，可以通过运动神经传导检查寻找局部节段性脱髓鞘来明确损害部位。此外，它还可以鉴别运动系统病变是由于周围神经病变、神经肌肉接头病变还是肌肉本身疾病所引起，为临床治疗提供依据。

（二）感觉神经传导

运动神经传导反映了冲动经过神经、神经肌肉接头和肌纤维本身的传导过程。和运动神经传导相比，感觉神经传导只反映了冲动在神经干上的传导过程，它研究的是后根神经节和其后周围神经的功能状态。

临床应用：对周围神经系统功能状态评价，除了运动神经以外，感觉神经也非常重要。而感觉神经传导测定是检查感觉神经的最基本手段，具有以下优点：

（1）可以发现那些仅影响感觉神经而不影响运动神经的疾病，如股外侧皮神经炎、桡浅神经病和纯感觉性多发性神经病。

（2）对于早期比较轻微的远端轴索损害或轻度混合神经损害，感觉神经电位异常可能是神经电生理检查的唯一发现，也就是说，运动神经传导尚在正常范围时，感觉神经电位却已经出现了异常，包括波幅降低或传导速度减慢，如早期由于局部脱髓鞘损害而导致的腕管综合征等。

（3）对鉴别后根神经节节前损害疾病（脊髓前角细胞和神经根病）和节后损害疾病（神经丛及其后周围神经损害）非常重要，节后病变时，感觉神经电位通常为异常，而节前病变时，感觉神经电位正常。

（4）由于感觉神经纤维没有参与运动单位，所以可以用来鉴别由于周围神经病、神经肌肉接头病变以及肌肉本身病变而导致的广泛性损害，而后两者感觉神经电位正常。尽管感觉神经传导在确定某些病变中起着很重要的作用，但它在应用上仍具有一定的局限性。首先，感觉神经传导异常在临床上比运动神经传导异常更难解释，因为它很敏感，容易受到各种生理和物理因素的影响，所以，要结合具体情况具体分析。其次，同运动神经传导相比，各肌电图室之间感觉神经检查标准不全一致，其差异主要在于是顺向法还是反向法记录、刺激和记录电极之间的距离是固定还是可变、潜伏时测量是以起始点计算还是以峰点计算、波幅测量是从基线到峰点还是从峰到峰。

二、肌电图检查基本原理

肌电图和神经传导速度检查结合起来，是对周围神经和肌肉病变的最主要检查手段。神经传导速度研究的是运动和感觉神经的兴奋性，而肌电图则研究的是运动单位的整合性，即检查整个运动系统主要是下运动神经元，即周围神经、神经肌肉接头和肌肉本身的功能状态。

应用记录与分析肌肉生物电，以了解运动单位的状态，评定和诊断神经肌肉功能的方法，称为肌电图检查。

肌电图检查的工作原理是用特制的皮肤电极或针电极，将肌肉的动作电位引出，经过肌电仪的放大器、阴极示波器、扬声器等装置，最后以图像显示出来。根据不同波形变化，对动作电位的时限、波幅、波形和频率等参数进行分析，结合被检查者主动放松、小力收缩及最大力收缩三个时相的表现，可协助判断神经肌肉的功能状态，以供临床诊断参考。

检查时患者平卧位，受检部位体表做常规消毒，将已消毒的针电极插入被检部位的肌肉，分别观察在插针时、肌松弛时和肌随意动作时的生物电活动。

（一）正常肌电图

1. 插入电位

在向肌肉插入电极时，能引起运动单位短暂的电位发放，这种瞬间电位变化，称为插入电位。

2. 电静息

肌肉完全松弛后，无肌电位出现，肌电图上呈一条直线，称电静息。

3. 运动单位电位

当肌肉作轻微收缩时，可出现单相波、双相波或三相波，时限（持续时间）为 $3 \sim 15ms$，波幅为 $100 \sim 200\mu V$，频率每秒 $5 \sim 10$ 次。在肌肉分别作轻、中、重三种用力状态下，电位变化分别呈单纯相、混合相、干扰相。它是肌肉收缩时的基本单位。

（二）异常肌电图

异常肌电图包括异常插入电位、异常自发电位和异常运动单位电位。

1. 异常插入电位

正常的插入电位持续时间很短暂，多在针停止移动后持续时间不超过 300ms，当插入电活动持续时间大于 300ms 时，则为插入电位延长。插入电位延长与插入电位过多或过少均为异常。其延长的电活动可以以正锐波形式出现，也可以肌强直电位、复杂重复放电、束颤电位等形式出现。插入电位延长可见于神经源性和肌源性损害；注意个别正常人也会在针插入后出现几次正锐波，但不持续。插入电位减少，多见于严重的肌肉萎缩或肌肉纤维化而导致肌纤维数量明显减少时，也可见于周期性瘫痪发作期时。

2. 异常自发电位

肌肉在放松时所出现的自发电活动，叫自发电位。在肌电图检查时，除外发生在终板区的自发电位，几乎所有的自发电位都属于异常电位。检查时要重点观察它的形状、稳定性、发放频率，并且一定要注意听其特有的声响。异常自发电位包括以下几种。

（1）纤颤电位：主要在下运动神经元损伤时出现，偶可见于一些肌源性损害。由于肌肉失神经控制，肌纤维对血内微量乙酰胆碱敏感。当肌肉松弛时，不呈电静息波形，反而由于自发性收缩而产生纤颤电位。肌电图特点为短时限（1～2ms）、低电压（10～100μV）。一般是两相或三相，放电间隔多不规则。

（2）正锐波：正锐波通常多和纤颤电位一起出现，也可单独出现，尤其是在肌肉失神经支配早期，也可在炎性肌病和一些肌营养不良中出现。正锐波是一个起始为正相，继之伴随出现一个时限较宽、波幅较低的负向波。它可以伴随插入电位出现，也可以自发发放，其波幅变化范围较大，从10～100μV，有时可达3Mv。同纤颤电位一样，它的发放频率比较规则，检查时，可发出比较钝的爆米花声。

（3）复杂重复放电：是一组肌纤维同步放电时产生的复杂重复放电。出现在神经源性损害或肌源性损害者，多提示病变进入慢性过程。通常是由于一个单个肌纤维去极化而相继传导至相邻失神经支配的肌纤维，产生一组肌纤维循环放电。肌电图表现为突发突止，频率为20～150Hz，波幅为50～500μV，规律出现，每次发放的形态基本一致，并且会出现持续的像机关枪样的声音。

（4）肌强直电位：出现于萎缩性肌强直、先天性肌强直，也可以出现于低钾麻痹和一些肌病，如多发性肌炎。它是病理性的持续性肌纤维异常放电，多出现在针尖插入或移动时，是一种正锐波样或是纤颤电位样放电，两种电位都有波幅和频率时大时小的变化，波幅在10μV～1mV之间，发放频率为20～150Hz。检查时，可以听到典型的飞机俯冲样声音，或是像摩托车发动时的声音。需要注意的是，在有些失神经支配的神经源性病变中也可以出现较短暂的肌强直放电。

（5）束颤电位：多在前角细胞损害、神经根受刺激时出现。肌肉松弛时，由一个运动单位自发产生的电位为束颤电位。波幅为100～2000μV，时限为3～15ms，频率极不规则。

3. 异常运动单位电位

即肌肉收缩时产生的异常肌电活动，包括以下几种。

（1）多相电位：当神经部分损伤而肌肉收缩时，由于各肌纤维不能同时活动，因此出现4～5相以上的多相运动电位。波形复杂，有时不但相位多，且波幅也高，可达4～5mV，甚至10mV以上，故又称巨大电位。

（2）单纯相电位：当神经严重损伤而肌肉强力收缩时，由于参与的运动单位有限，不能呈现干扰相，而只出现多相的孤立电位。

（3）肌病电位：进行性肌营养不良症和没有神经损伤的萎缩肌肉在收缩时，常出现多相小电位。波幅小，为50～300μV，时限5～20ms，频率每秒10～40次，亦称肌营养不良电位。

第二节　常见损害肌电图分类表现

在肌电图检查时，检查者可以根据自发电位出现的情况、运动单位电位形态、发放频率和募集形式来判断病变性质、严重性、病程和预后。以下是一些不同损害类型和不同病程的肌电图表现形式。

一、急性神经源性损害（以轴索损害为主）

急性神经轴索损害多见于外伤、压迫等病变。损害后大约在4～7天损伤远端神经开始出现轴索变性，2～3周后远端肌肉便出现了失神经支配现象。此时，肌电图检查在放松时可见正锐波和纤颤电位；轻收缩时，运动单位电位形态保持正常，大力收缩时，在无力肌肉上会出现正常形态运动单位电位募集相减少。大约数周至数月后，周围存活的轴索开始以芽生方式重新支配那些已经失去神经支配的肌纤维，此时的运动单位电位变得比正常要大，导致其时程加宽、波幅增高、位相增多。而这种类型的改变在慢性神经源性损害时不会出现，大多数多发性周围神经病患者很少会出现这样的改变，因为他们通常都是病程已经很久的患者。

二、慢性神经源性损害（以轴索损害为主）

当神经轴索损伤并且发生变性以后，神经再生方式有两种：一种是如果为神经完全断裂，则神经将通过断端轴索再生来完成。但由于神经再生非常慢（大约每天不到1mm），所以，神经越长就恢复越慢，可能需要数月或数年，而上述这种神经轴索再生，需要有一个前提条件，就是前角细胞必须是完好无损的，如果前角细胞已经死亡，则神经再生就很困难了。另一种情况是神经部分损害，此时，神经再生是通过邻近存活的运动神经元以芽生方式支配已经丧失神经支配的肌纤维。所以，在慢性神经源性损害情况下，由于出现了神经重新支配现象，导致一个运动单位内肌纤维数量增加，使得在肌电图检查时，出现时程加宽、波幅增高的巨大电位。此时，由于肌纤维得到了再生神经纤维的支配，自发电位会明显减少或消失。巨大电位一旦出现，就标志着病程已经有几个月或几年，而进入慢性期。

三、以脱髓鞘为主神经源性损害

当病变以神经纯脱髓鞘损害为主时，由于轴索未被损害，所以不会出现肌肉失神经支配现象和神经再生现象。主要表现为神经传导速度异常。

四、急性肌源性损害

由于肌源性损害时，一个运动单位内具有功能的肌纤维数量减少，导致运动单位电位时程缩短、波幅减小。此外，由于存活的肌纤维功能异常，导致一个运动单位内肌纤维不能同时发放电位，即出现多相电位增多，大力收缩时，可出现早期募集现象。有些炎性肌病，由于终板区附近肌纤维坏死，所以，在放松时可见自发电位。

五、慢性肌源性损害

在慢性肌源性损害时，由于肌纤维变性和坏死，可出现肌肉失神经支配和神经再生现象，肌电图表现很像慢性神经源性损害。此外，在患者放松时，会出现非常小的纤颤电位，提示病情已经进入慢性期。

六、骨伤科常见肌电图改变特点

（一）下运动神经元疾病及肌源性疾病

应用肌电图检查可以区分神经源性肌萎缩、肌源性肌萎缩及其他原因所致肌萎缩。神经源性肌萎缩可见纤颤电位，肌源性肌萎缩则出现肌病电位。

（二）周围神经损伤

肌肉部分失神经支配时出现纤颤电位，当肌肉收缩时出现运动单相电位、多相电位。完全失神经支配时，除出现纤颤电位，无任何运动单位电位。数月后，肌电图上仍无任何运动单位电位再现，常提示神经完全断裂。

（三）神经压迫性疾病

颈椎病、椎间盘突出症或椎管内肿瘤，常压迫一个或多个神经根，受压脊神经所支配的肌肉出现失神经的肌电图改变，并可根据出现异常肌电位肌肉的神经节段判断病变的位置。如脊髓型颈椎病，涉及双上肢；根型颈椎病，可为双侧，但大多数为单侧发病；若外展小指肌有异常肌电图，而外展拇短肌正常，结合临床有尺神经受累现象，则考虑下位颈椎的病变。腰椎间盘突出症多发生于 L4～L5 或 L5～S1。L3～L4 椎间盘突出压迫 L4 神经根，股四头肌、内收肌有异常肌电图征；L4～L5 椎间盘突出压迫 L5 神经根，臀中肌、姆长伸肌、趾长伸肌有异常肌电图征；L5～S1 椎间盘突出压迫 S1 神经根，腓骨长、短肌，小腿三头肌及臀大肌出现异常肌电图征。

第三节   常见周围神经损伤肌电图诊断

周围神经损伤分为急性和慢性损伤。急性神经损伤分为三种，即神经失用、轴索断裂和神经断伤。慢性神经损伤指慢性神经受压或嵌压性神经病，主要的病理变化是局部神经脱髓鞘和轴索变性。

一、常见单发性周围神经损害

单一神经损伤，根据临床症状往往不难诊断，神经电生理检查主要用于定位与鉴别损伤部位、性质，以及对疗效与病情恢复的判断。

（一）肩胛上神经损害

临床上主要表现为肩胛区疼痛，此种疼痛被描述为深在的并由肩胛区放射到上肢的疼痛，当肩膀运动，特别是上肢外展时疼痛加剧，但有些病人可以没有疼痛。肌电图检查可见病变侧冈上、下肌的神经源性损害，动作电位波幅减低和潜伏时延长。同时要检查 C5、C6 神经根支配的肌肉如三角肌、肱二头肌和椎旁肌，以排除颈神经根病或臂丛神经上干损害。

（二）腋神经损害

在临床上病人主要表现为肩外侧三角肌表面麻木，由于三角肌无力和萎缩明显，导致上肢外展和外旋无力，临床诊断不难。肌电图可见三角肌动作电位波幅减低，主要用于定位鉴别诊断和观察神经恢复情况，为治疗提供依据。

（三）副神经病

副神经是纯运动神经，其纤维来自 C1 ~ C4，在其下行过程中，它首先发出纤维支配胸锁乳突肌，然后，在颈外侧区走行更加表浅，支配斜方肌。在临床上当颈外侧区处受到外伤压迫或局部手术时，会造成副神经远端损伤，导致斜方肌无力，出现垂肩、轻度的翼状肩胛，尤其当上肢外展时比较明显。而当副神经近端损害时，可出现胸锁乳突肌和斜方肌无力，病人头向对侧转动无力。神经电生理检查和其他的上肢近端神经病相比，副神经的传导检查比较容易，这也是其常被用来做重复电刺激检查的原因。一般副神经损害，多是轴索损害，所以，胸锁乳突肌和斜方肌的动作电位波幅明显减低，表现为神经源性损害。另外，也要检查冈上肌、冈下肌、三角肌、菱形肌和椎旁肌，以排除更广泛的神经病。

（四）肌皮神经损害

肌皮神经直接起源于臂丛侧索，肌支主要支配肱二头肌、其终末支延续成一纯感觉支，叫前臂外侧皮神经，支配前臂外侧的感觉。此神经多在肱骨近端骨折时损伤，导致肘部屈曲无力，肱二头肌萎缩、反射减低，前臂外侧麻木。比较常见的是远端肌皮神经感觉支受压，通常发生在肘部肱二头肌肌腱和肱桡肌之间，当病人前臂旋前和外展时，感到麻木或疼痛加重。此神经运动传导检查记录电极放在肱二头肌肌腹上，参考电极放在远端肱二头肌肌腱上，刺激电极在 Erb 点，比较两侧动作电位波幅和潜伏时。肌电图主要检查肱二头肌，但也要检查旋前圆肌、桡侧腕屈肌、三角肌、肱桡肌、冈上肌和冈下肌，以排除 C5、C6 神经根病和更广泛的臂丛神经损害。

（五）正中神经损害

1. 腕管综合征

正中神经在腕部嵌压性病变即腕管综合征，是来肌电图室做检查最常见疾病之一，占所有做肌电图检查病人总数的 30%～40%。对于该病的诊断，神经电生理检查有着任何其他检查不可替代的作用。

（1）神经传导检查：早期腕管综合征，其病理生理改变是以髓鞘脱失为主，当病变进一步发展，则会继发轴索变性。早期可以出现正中神经运动远端肌肉动作电位末端潜伏时延长和感觉传导在示指记录潜伏时延长，但肌肉动作电位和感觉神经电位波幅均正常。当继发轴索变性时，除了出现远端肌肉动作电位末端潜伏时延长和感觉神经电位潜伏时延长外，还可出现其波幅减低。由于感觉纤维通常比运动纤维损害要早，所以，正中神经感觉潜伏时比运动末端潜伏时延长出现也早。

（2）肌电图检查：腕管综合征病人肌电图检查的最关键肌肉是拇短展肌，早期或很轻的病人，由于只有髓鞘脱失，故拇短展肌通常正常，而到后期比较严重时，拇短展肌肌电图上就会显示由于轴索变性而出现的失神经电位如纤颤电位、正锐波，或神经再生电位。

（3）诊断

①轻度腕管综合征：正中神经感觉潜伏时或手掌混合神经潜伏时稍延长和感觉神经电位波幅降低。

②中度腕管综合征：正中神经末端感觉、运动神经电位潜伏时均延长。

③严重腕管综合征：正中神经末端运动潜伏时延长伴动作电位波幅减低或消失，感觉神经电位潜伏时延长伴波幅减低或消失，肌电图检查异常。

2. 旋前圆肌综合征

正中神经在前臂由腹侧向背侧穿过旋前圆肌的两个头，并发出分支支配旋前圆肌，如果此两个头之间的纤维组织或肌肉本身增厚，或前臂外伤、骨折等压迫正中神经，引起旋前圆肌综合征。临床上表现为旋前圆肌处疼痛和压痛，感觉障碍除了出现在拇指、示指、中指和无名指桡侧半外，大鱼际肌处也可以出现明显感觉异常。肌电图表现为第 2、3 指深屈肌、拇长屈肌动作电位末端潜伏时延长。要注意检查非正中神经支配的 C6、C7 和 C8～T1 支配的肌肉，以排除臂丛和颈神经根损害。

（六）尺神经损害

尺神经病变，仅次于腕管综合征，但相对于腕管综合征来说，尺神经病变病损部位较难确定。要注意鉴别是否伴随有臂丛下干或 C8～T1 神经根损害。

1. 尺神经肘部病变

（1）感觉神经传导检查

①小指感觉检查：尺神经在肘部损害时，通常记录到的小指感觉神经电位波幅明显降低或消失，不过，在臂丛下干和内索里也含有小指感觉神经纤维，所以臂丛下干和内索损害时也会出现同样的改变，此时还要根据其他指标来判断。

②手背尺侧皮神经检查法：当肘部损害时此电位应该异常，但由于神经干内神经纤维束的群聚现象，导致其纤维在肘部未被累及，则此电位也可以正常，而腕部损害时，此电位正常。

（2）运动神经传导检查

①尺神经运动传导在小指展肌记录：观察末端潜伏时和肌肉动作电位波幅。

②尺神经运动传导在第1骨间神经记录：此检查适用于小指展肌萎缩明显的病人，它同时也可以对病变部位提供更好的佐证，但由于神经干内神经纤维束群聚现象，当肘部损害未影响到支配第1骨间肌的纤维时，此项检查可以正常。

（3）肌电图检查：肌电图检查对确定尺神经损害部位以及与C8～T1神经根损害和臂丛神经下干损害鉴别很重要，主要是观察尺神经支配肌肉有无失神经支配或神经再支配现象。通常检查第1骨间肌、尺侧腕屈肌，如果这两块肌肉出现异常，结合传导速度检查，即可以确定病变部位在肘部。但损害仅为脱髓鞘，则此两块肌肉可以正常。还要检查由C8～T1神经根发出的正中神经支配肌肉，如拇短展肌、拇长屈肌，由桡神经支配的肌肉如示指伸肌，以及颈椎旁肌，以排除C8～T1神经根病变和臂丛神经下干损害。

2. 尺神经腕部损害

尺神经在腕部损害很少见，又叫Guyon病。可由于局部骨折或外伤，以及腕部反复性磨损导致。其临床表现有时容易和肘部损害相混淆，而当仅有第1骨间肌萎缩，又不伴有任何感觉障碍时，则容易被误诊为运动神经元病。

腕部尺神经分成一支浅感觉支，支配小指和无名指感觉，运动支为手掌深运动支，支配第1骨间肌和第3、4蚓状肌。

神经电生理检查主要用于确定损伤部位，表现为：感觉传导包括小指和手背尺侧皮神经感觉检查均正常，肌电图可发现第1骨间肌和小指展肌有失神经电位和神经再支配改变，而尺侧腕屈肌和指深屈肌肌电图则正常。

（七）桡神经损害

桡神经是上肢最大的一条神经，最常见的损害部位是在桡神经沟处，多由于外伤或桡神经长时间受压所致。桡神经主干损害还可见于腋部，也可见前臂桡神经终末支损害，如后骨间神经和桡浅神经损害，根据临床表现诊断不难。神经电生理检查主要用于确定损害部位、判断损害的严重程度和预后。

1. 运动传导检查

由于桡神经运动传导所记录的肌肉在前臂和其他肌肉相互重叠，使得桡神经检查在技术上有一定困难。

2. 感觉传导检查

桡神经感觉支临床很容易检查。

3. 肌电图检查与定位诊断

骨间背侧神经病（轴索损害）：桡神经远端肌肉动作电位波幅减低，桡浅神经感觉电位正常。

骨间背侧神经病（髓鞘损害）：桡神经远端肌肉动作电位正常，但在前臂和肘之间有传导阻滞，桡浅神经感觉神经电位正常。

骨间背侧神经病（混合型）：桡神经远端肌肉动作电位波幅减低，但在前臂和肘之间有传导阻滞，桡浅神经感觉神经电位正常。

桡神经沟处病变（髓鞘损害）：桡神经远端肌肉动作电位正常，但在桡神经沟处有传导阻滞，桡浅神经感觉电位正常。

桡神经沟处病变（混合型）：桡神经远端肌肉动作电位波幅减低，桡神经沟处有传导阻滞，桡浅神经感觉电位波幅减低。

桡神经腋部损害（轴索损害）：桡神经远端肌肉动作电位波幅减低，桡浅神经感觉电位波幅减低。

桡浅神经病：桡神经远端肌肉动作电位正常，桡浅神经感觉电位波幅减低。

（八）坐骨神经损害

在下肢单发神经病中，坐骨神经病的发病率仅次于腓总神经病。坐骨神经在从臀部近端一直到腘窝处的这一相对较长的行程中，任何一个部位都可能损伤，可以是急性也可以是慢性。急性损伤的原因多为骨盆和股骨骨折、外伤、肌内注射位置不当、坐的时间过久、昏迷导致长时间臀部受压等。慢性损伤的原因多为盆腔肿瘤压迫、坐骨神经本身神经纤维瘤和梨状肌综合征等。

1. 神经传导检查

神经电生理检查的目的主要是要确定有无坐骨神经损害，并与腓总神经在腓骨小头处损害、L5 神经根处损害和腰骶神经丛病变鉴别。

运动传导在坐骨神经损害尤其伴有轴索损害时，同正常侧比较，损害侧胫神经和腓总神经动作电位波幅均降低，但腓总神经降低得更明显，末端潜伏时可以正常或轻度延长，传导速度正常或轻度减慢，但达不到脱髓鞘改变的程度。

感觉传导可见腓肠神经和腓浅神经感觉支电位波幅降低。但值得注意的是，腓肠神经是在腘窝处来自于胫神经，但同时又接受一部分来自于腓总神经的纤维，所以，当腓肠神经电位波幅降低时，并不能完全说明是胫神经损害。

2. 肌电图检查

在坐骨神经支配的肌肉上可以出现失神经电位，神经再生电位和运动单位电位募集相减少，但臀神经支配的肌肉和腰骶椎旁肌正常。这里需要强调的是，一定要检查臀肌和腰骶椎旁肌，以排除 L5 神经根处损害和腰骶神经丛病变。

（九）股神经损害

股神经是下肢相对较短的一条神经，主要支配大腿前区感觉运动和整个腿内侧的感觉，其单独损害在临床上很少见，损害后主要临床表现为大腿无力和麻木，和腰丛或 L2～L4 神经根损害的临床表现很相像，并且三者之间鉴别有时很困难。

1. 运动传导检查

股神经损害时，出现动作电位波幅减低和末端潜伏时延长。

2. 肌电图检查

主要表现为股四头肌失神经电位，神经再生电位和运动单位电位募集相减少，要与广泛性的腰丛和腰神经根损害相鉴别。

（十）腓总神经病

腓总神经病是下肢最常见的单发性神经病，这是由于腓总神经在腓骨小头处位置最表浅，很容易受到外力的压迫性损伤，导致此处病变最多见。临床上最常见的表现是足下垂，有些病人可以有小腿外侧和足背侧皮肤感觉异常。然而，在临床上，坐骨神经病、腰骶神经丛病、L5 神经根病变也可以出现和腓总神经病变很像的临床表现，常需要仔细查体和做神经电生理检查来鉴别。

1. 神经传导检查

对临床上表现为足下垂，疑有腓总神经损害时，应该常规做腓总神经运动和腓浅神经感觉支检查。

2. 肌电图检查

如果病变是以脱髓鞘即传导阻滞为主时，肌电图检查将是正常或出现很少的失神经改变，而主要是运动单位电位募集相减少，但其形状正常，此时神经传导检查对确定病变部位、病情的严重性和预后的判断就更为重要。而对轴索损害病变，肌电图重点检查那些由腓总神经支配的肌肉如胫前肌、踇长伸肌、腓骨长肌，当急性或亚急性损害时，它们将会出现纤颤电位、正锐波和正常运动单位电位募集相减少。慢性轴索损害时，可见高波幅和长时程多相电位，且这种异常运动单位电位募集相减少。肌电图检查通常用来进一步确定损害部位和估计损害严重程度，更重要的是排除坐骨神经、腰骶神经丛和 L5 神经根损害。（表 7-1）

表 7-1　下肢不同平面神经损害肌电图表现

肌电图	腓深神经	腓总神经	坐骨神经	腰骶丛	L5 神经根
胫前肌	异常	异常	异常	异常	异常
踇长伸肌	异常	异常	异常	异常	异常
腓骨长肌		异常	异常	异常	异常
胫后肌			异常	异常	异常
股二头肌短头			异常	异常	异常
臀中肌				异常	异常
脊旁肌					异常
神经传导					
腓浅神经感觉（轴索损害）		异常	异常	异常	正常
腓肠神经感觉（轴索损害）			异常	异常	正常
腓总神经运动（轴索损害）	波幅降低	波幅降低	波幅降低	波幅降低	波幅降低
胫神经运动（轴索损害）			波幅降低	波幅降低	波幅降低
腓骨小头传导阻滞	有	有			

二、臂丛神经损害

　　臂丛神经纤维来自 C5 ～ T1 神经根前支，发出后相互组合，最终形成支配整个上肢的神经。对可疑臂丛神经损害的病人，神经传导和肌电图检查对于确定损害的具体部位和范围，估计损害的严重性以及判断预后极其重要，尤其能够为那些由于外伤造成的臂丛神经损伤，是否需要手术治疗提供很重要的依据。

（一）臂丛神经解剖

　　臂丛神经位于下颈部和腋部之间，在前斜角肌、锁骨和胸肌后面，从解剖上来看，臂丛由C5 ～ T1 神经根发出后，在锁骨和腋之间，经过多次内部重新组合而形成根、干、索和最终的周围神经。（图 7-1）

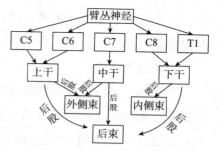

图 7-1　臂丛神经解剖简图

（二）神经电生理检查

　　对可疑臂丛神经损害的病人，通常仔细的临床检查就可以大概确定损害部位，不过，这需要检查者对臂丛神经的解剖非常熟悉。而神经电生理检查的目的主要是进一步确定臂丛神经的损害部位，即根、干、索或周围神经，判断其损害的严重程度，以及排除一些很像臂丛神经损害的多神经病。但神经电生理检查最好在病后 2 ～ 3 周进行，因为此时损伤神经远端部分已经开始发生瓦勒变性。神经传导检查中感觉传导比运动传导更为重要，同样，仔细的肌电图检查也是必不可少的。

1. 臂丛神经上干损害

可以出现前臂外侧皮神经，以及拇指上记录的正中神经感觉神经电位异常，腋神经和肌皮神经动作电位波幅减低，而正中神经和尺神经的运动传导和 F 波正常。肌电图检查在三角肌、肱二头肌、肱桡肌、冈上肌、冈下肌出现异常，而肱三头肌、旋前圆肌、桡侧腕屈肌可以部分异常，但重要一点是椎旁肌、菱形肌和前锯肌是正常的。

2. 臂丛神经中干损害

可以出现正中神经中指记录的感觉神经电位异常，桡神经感觉神经电位可以异常或正常，正中和尺神经运动传导和 F 波正常，肌电图显示 C7 神经根支配的肱三头肌、旋前圆肌、桡侧腕屈肌异常，而椎旁肌正常。

3. 臂丛神经下干损害

由于正中神经和尺神经支配手肌的纤维均来自下干，所以会出现正中和尺神经运动传导动作电位波幅明显减低，F 波潜伏时延长或消失；而尺神经小指记录，手背尺侧皮神经和前臂内侧皮神经感觉神经电位波幅均低或无；肌电图显示所有 C8 ～ T1 神经根发出的正中、尺、桡神经支配的肌肉，包括拇长屈肌、拇短展肌、小指展肌、示指伸肌均异常。

4. 胸廓出口综合征

主要影响臂丛神经下干，而且来自 T1 的纤维损害更明显。所以，出现正中神经、尺神经运动传导动作电位波幅减低，末端潜伏时可以延长，传导速度可能稍微减慢；正中神经感觉神经电位正常，而尺神经感觉神经电位波幅减低或消失；肌电图显示异常主要在 C8、T1 神经根发出的正中、尺神经支配的肌肉上，而桡神经支配的肌肉则较少累及，椎旁肌正常。

第四节　常见运动神经元病肌电图诊断

运动神经元病是一种缓慢进展并且病因不明的神经系统变性病，其损害部位主要局限于运动系统包括皮质锥体细胞、脑神经运动核、脊髓前角细胞，导致广泛的肌肉无力、萎缩和痉挛，而极少累及感觉和自主神经系统。我们讨论此节主要用于与骨科相关的神经损害鉴别诊断。

一、肌萎缩侧索硬化（ALS）

ALS 是原发性运动神经元病中最常见的一种，其发病年龄多在 40 岁以上，年轻患者较少。病变部位主要在脑和脊髓的原发性运动神经元，导致广泛的肌肉无力和萎缩，早期表现主要为下运动神经元损害包括肌肉无力、肌肉震颤和肌肉萎缩。在发病早期，受影响的肢体多不对称，多数患者表现为单侧上肢或下肢首先受损害，临床上有时很像尺神经麻痹或腓总神经麻痹，随着病情进展，渐渐波及其他肢体，最终影响到躯干、头、颈、延髓肌和呼吸肌。患者可以出现舌肌纤颤、舌肌萎缩，以及全身明显的肌束震颤，行走困难、言语不清、饮水呛咳、吞咽困难。晚期时胸锁乳突肌和颈部肌肉无力和萎缩，导致抬头转颈困难，但患者智能不受影响，很少出现括约肌功能障碍和感觉障碍。腱反射改变取决于上下运动神经元损害的程度，典型的改变是萎缩的肌肉出现腱反射亢进。对于早期症状不典型的患者，尤其是仅有单肢萎缩和无力时尤其需要和脊髓病性颈腰椎病相鉴别。肌电图的异常至少出现在 3 个肢体上，其异常表现具有多样性的特点，束颤电位是 ALS 患者的典型肌电图特点，这种束颤电位通常是长时程的多相电位，尤其是当它出现在既有失神经支配现象又有慢性神经再生现象的肌肉上时就更有意义。

二、原发性侧索硬化（primary lateral sclerosis）

该病很少见，缓慢起病，病程较长，选择性地仅损害上运动神经元即双侧皮质脊髓束，而并不损害下运动神经元。临床上表现为四肢肌张力增高、腱反射亢进、病理反射阳性和假性延髓性麻痹，而肌肉萎缩和肌无力不明显。临床上需要和高位颈髓病变、Chiari 畸形、脊髓肿瘤相鉴别。肯定的延髓神经支配的肌肉异常可以明确地排除颈腰段退行性病变。

三、单肢肌萎缩

本病发病年龄在 20 ～ 35 岁，有些患者病前有上肢或颈部外伤史，但无脊髓灰质炎病史。男性多于女性，表现为隐匿起病的局限肌肉无力和萎缩，上肢多见，无力和萎缩主要局限在手内侧肌群和前臂，上臂也可以波及，下肢比较少见，可影响近端或远端肌肉。大多数患者局限在一或两个肢体。反射可正常或减低，个别可增强，但没有病理反射，极少数患者可有远端肢体震颤，脑神经支配肌肉不受影响。发病开始的2 ～ 3 年病情进展的相对比较快，但之后进展很慢，甚至处于稳定阶段。尽管患者存在局限的肌肉萎缩，但手和上肢的功能一般没有大的影响，MRI 检查多正常，也可见与临床表现相对应的脊髓节段出现萎缩，多在下颈和上胸段脊髓段。本病神经传导检查通常正常，肌电图检查失神经电位很少见，受累肌肉可出现慢性神经源性损害的改变。从而与颈神经根病、脊髓空洞症、脊髓灰质炎后肌肉萎缩和伴有多灶传导阻滞的运动神经病鉴别。

第五节　常见肌病肌电图诊断

肌病是由于各种原因而导致的骨骼肌细胞本身发生病变的一组疾病。临床表现为慢性起病，进行性加重，对称性肢体近端或骨盆带肌和肩胛带肌无力和萎缩，腱反射和感觉功能完全正常，没有肌束震颤。神经传导包括运动和感觉传导检查完全正常，肌电图显示肌源性损害改变。对肌病的诊断主要是根据病史、临床表现、神经电生理检查、肌肉活检、血清肌酶和遗传学检查结果。而在临床上当遇到可疑肌病时，最简单、快速的首选检查方法就是肌电图，它除了可提供有关肌源性损害的肌电图证据外，尚可了解肌肉受累的分布情况以及对治疗的疗效判定，如判断炎性肌病的治疗效果，对是否复发等情况进行观察。其在技术操作上具有快速、可检查多块肌肉等优点，并且可为肌肉活检提供合适的肌肉。

常见肌病大致可以分为以下几类：

1. 炎性肌病（inflammatory myopathies）

该病是最常见的一种肌病，可能和免疫反应有关，主要包括皮肌炎、多发性肌炎、包涵体肌炎，此外，还包括一些病毒或细菌感染造成的肌炎。

2. 肌营养不良（muscular dystrophies）

该病是一种遗传性肌病，最常见的有 Duchenne 型肌营养不良，受累的男孩多在 3 ～ 5 岁起病，首先表现为在行走或跑步时容易跌到，上楼梯困难，逐渐出现足尖走路和鸭步，躺下后站起困难，需要自己用手依次撑住踝、膝、大腿后，才能直起腰（Gower 征），双小腿可有假性肌肉肥大，有些病儿可有不同程度的智能障碍。Becker 型肌营养不良 12 岁左右发病，但有些患者可能到很大年龄才有症状，进展比较缓慢，可存活到 40 ～ 50 岁，小腿假性肥大很明显，但骨关节的畸形不如 Duchenne 型肌营养不良明显。本型和 Duchenne 型肌营养不良的鉴别主要是靠基因检查来确定。二者实验室检查方面血清 CK 水平可明显升高，达正常人的几十到几百倍。此外，还有面肩肱型肌营养不良（FSH），发病年龄多在 20 ～ 40 岁，发病较早者病情较重，也有的患者终生没有症状。典型的表现为面肌、肩胛带以及上臂近端肌肉受累，可以不对称，前锯肌、菱形肌、斜方肌无力，产生翼状肩胛和肩下垂，肱二头肌和肱三头肌也可受累，但三角肌通常不受累。实验室检查方面，血清 CK 水平可正常或轻度升高。

3. 萎缩性肌病（atrophic myopathies）

包括各种内分泌性和获得性代谢性肌病。这类肌病多有典型的肌病表现，但血清 CK 多正常或轻度升高，最常见的就是甲状腺性肌病，此外，还有肾上腺皮质性肌病等。

肌电图对肌源性损害的检查具有可以检查多块肌肉以确定损害是局限性还是广泛

性的特点，为肌肉活检提供部位。还可以识别有某些特殊特点的肌病，如强直性肌病。定期观察一些肌病的治疗效果，判断预后。但仍具有局限性，如对诊断肌源性损害的敏感性并非很高，当肌源性损害已经比较严重，导致大量肌纤维坏死时，才可以出现典型的肌源性损害肌电图，但有些损害很轻，以及内分泌和代谢性肌病肌电图可以正常，所以，肌电图正常不能除外肌源性损害。并非每一种肌病都有特异性的肌电图改变，也就是说，对很多肌病来说，肌电图改变很相像，使得肌电图检查不能对某一特殊的肌病做出准确的诊断，所以，尚需要结合肌酶、肌活检和临床检查来判断。

第八章 实验室检查诊断

第一节 骨科常用检验概述

一、血液检查

包括红细胞计数、血红蛋白、白细胞计数及分类计数、血小板计数、出凝血时间、凝血酶原时间以及红细胞沉降率测定等。消耗性疾患，如骨结核、恶性骨肿瘤等，红细胞与血红蛋白减少；感染性疾患，如附骨疽、关节流注等，白细胞总数及嗜中性粒细胞增多。某些职业中毒（如苯中毒）可引起造血系统损害，表现为血红细胞、白细胞和血小板皆下降。血友病性关节炎表现为凝血时间延长，而出血时间、凝血酶原时间正常。肝功能损害则可引起出血时间、凝血酶原时间延长。血沉加快者见于骨痈疽、骨结核、风湿病等。

二、生化检验

包括尿液、脑脊液检查，血清钙、无机磷、碱性磷酸酶、血浆尿酸盐、血浆蛋白、血浆蛋白电泳测定，以及肝功能、肾功能检查等。泌尿系感染、中毒、挤压综合征等，尿液检查可出现红细胞、白细胞、蛋白尿等异常；脊柱结核、肿瘤，可使脑脊液性质发生改变；甲状旁腺功能减退、佝偻病可引起血清钙减低、无机磷升高；甲状旁腺功能亢进、恶性骨肿瘤可引起血清钙升高、碱性磷酸酶升高；痛风性关节炎者，血浆尿酸盐增高；骨结核、恶性骨肿瘤及某些职业中毒，可使血浆蛋白下降，清／球蛋白比例倒置。严重挤压伤可出现肝、肾功能障碍，而出现检验结果异常。

三、血清学及细菌学检验

康氏反应、华氏反应、结核菌素皮内试验、抗溶血性链球菌素"O"、类风湿因子以及各种标本的细菌培养、药敏试验等。骨梅毒者，康氏反应、华氏反应阳性；骨结核者，结核菌素皮内试验阳性；风湿性关节炎者，抗溶血性链球菌素"O"增高；类风湿关节炎者，类风湿因子阳性；急性化脓性骨髓炎的脓液、化脓性关节炎的穿刺液可培养出化脓菌。

第二节　关节腔液检验

1. 关节腔液外观检查（examination of appearance of joint-cavity fluid）

【检测方法】目测法。

【参考值】黄色或无色，清晰透明，有一定的黏稠度。

【临床意义】（1）脓性滑膜液可呈浑浊，但非炎性关节液内含有滑膜液也可显示浑浊不透明，如关节液内含有结晶体、纤维蛋白、类淀粉物、软骨碎屑或米粒样体等。黏稠性增加可见于甲状腺功能减退的渗漏液和腱鞘囊肿，其黏稠性与透明质酸的浓度和质量有关。米粒样体是由滑膜增生、变性脱落在关节腔，经长期关节活动，滑膜冲击所形成的，其含量有胶原、细菌碎屑和纤维蛋白等。

（2）类风湿性关节炎或其他慢性重度炎症时，渗漏液可变为浅绿色。当关节积血时，则呈均匀血性液或橘红色、不凝固，可见于关节创伤、凝固作用不全、血管瘤或色素沉着绒毛结节性滑膜炎等情况，感染性滑膜液可呈灰色或血样。

（3）痛风性关节炎当滑膜液内含有大量结晶体时，可出现白色关节液。

2. 关节腔液凝固试验（clotting test of joint-cavity fluid）

【检测方法】目测法。

【参考值】（1）正常滑膜液呈高度黏稠。

（2）结果判定：良好：凝块坚固，周围液体透明；尚好：凝块较软，周围液体轻度浑浊；不良：凝块疏松，周围液体浑浊；差：无凝块形成，浑浊悬液中有絮状碎片。

【临床意义】正常滑膜液呈高度黏稠，黏蛋白凝块试验异常可见于各种炎症，如化脓性、创伤性关节炎、风湿热和系统性红斑狼疮等，黏蛋白凝块牢固，一般不会摇散。类风湿关节炎、脓毒性关节炎，凝块则较易散开。

3. 关节腔积液白细胞计数（cell counting of joint-cavity fluid）

【检测方法】显微镜检查法。

【参考值】白细胞计数（$0 \sim 50$）$\times 10^6$/L。

【临床意义】当致病菌进入关节腔后，首先侵犯滑膜，然后破坏关节软骨及骨质，最后累及其周围软组织。白细胞超过 200×10^6/L 时提示轻度炎性反应，多见于退行性关节炎、创伤性关节炎、剥脱性关节炎、滑膜骨异常活动骨瘤病和 Charcot 关节炎等非炎性关节炎，白细胞计数一般不超过 2000×10^6/L。类风湿性关节炎属炎性滑膜炎，白细胞计数为（$2000 \sim 75000$）$\times 10^6$/L，其中中性粒细胞可占 70%。脓性关节炎白细胞计数常超过 10000×10^6/L，其中 90% 为中性粒细胞。

第三节　骨伤科临床相关特色检验

一、风湿类疾病相关试验诊断项目及临床意义

1. 抗链球菌溶血素"O"定量（ASO）

【检测方法】仪器比浊法。

【参考值】0～200IU/mL。

【临床意义】正常人抗链"O"在较低水平，明显增高表明近期感染溶血性链球菌，可协助诊断风湿热。ASO滴度持续升高对活动风湿热或急性肾炎诊断意义较大，阳性率80%～85%，缓解期滴度下降。其他非链球菌感染性疾病如病毒性肝炎、肾病综合征、结缔组织病、感染性心内膜炎、结核病等ASO也可升高。

2. 类风湿因子定量（RF）

【检测方法】仪器比浊法。

【正常值】< 20IU/mL。

【临床意义】（1）RF是一种以变化性IgG为靶抗原的自身抗体，无种属特异性，RF有IgG、IgA、IgM、IgD、IgE五类。由于病原体感染等原因刺激机体产生IgG类抗体，此类抗体与其相应抗原结合时，可能发生结构变异，成为变形IgG。变形IgG作为自身抗原被集体识别为异物，产生多种RF。80%的RF为IgM类，20%为IgG类，IgM类RF在血循环中通常是五聚体，IgM-RF可与自身IgG的Fc段结合形成复合物，能够固定激活补体系统，并与各种吞噬细胞表面的Fc受体结合，促进吞噬功能及溶酶的释放，产生炎症等一系列免疫应答反应。用凝集试验法测出的主要是IgM类，正常人多数为阴性，阳性率2%～5%，随年龄增长可呈增高趋势，但这些人中以后患RA的概率极少，因此一般认为对于RF检测结果，只具有参考价值而无特异性诊断价值，应结合临床病情和其他指标综合分析。

（2）RF对类风湿性关节炎（RA）患者的诊断及预后判断具有一定临床意义，RA患者RF阳性率为52%～92%，一般RF阳性者疗效差，并伴有其他并发症，如周围神经炎及动脉炎等；RF阴性者病情较轻，并发症较少，疗效较好。在RA患者中，高效价的RF存在并伴有严重的关节功能受限时，常提示预后不良。在非类风湿患者中，RF的阳性率随年龄的增加而增加，但这些人以后发生RA者极少。RF阴转或含量降低，可作为评价药物疗效及病情缓解的一个指标。

（3）RF可作为自身免疫性疾病的辅助诊断：如RF阳性率SLE为53%，皮肌炎、硬皮病及恶性贫血均为80%，自身免疫性溶血性贫血为75%，慢性活动性肝炎为60%，干燥综合征可达90%～100%。慢性感染性疾病RF也可呈阳性，如亚急性细菌性心内

膜炎、结核、梅毒、黑热病、结节病及某些高球蛋白血症等。

（4）各种不同类别 RF 的临床意义：IgG 类 RF 与 RA 患者的滑膜炎、血管炎和关节外症状密切相关；IgA 类 RF 见于 RA、硬皮病、Felty's 综合征和 SLE，是临床活动性的一个标志；IgM 类 RF 的含量与 RA 的活动性无密切关系；IgD 类 RF 临床意义目前尚不明了；IgE 类 RF 见于 RA、Felty's 综合征和青年型 RA，在关节液和胸腔积液中 IgE 类 RF 高于同一患者的血清水平。

3. C– 反应蛋白定量（CRP）

【检测方法】仪器比浊法。

【参考值】0.068 ～ 8.2mg/L。

【临床意义】C– 反应蛋白是人血清蛋白的正常成分，C– 反应蛋白是一种急性时相反应蛋白，在各种急性和慢性感染时，CRP 在病后数小时迅速升高，病变好转时又迅速降至正常，且此反应不受放疗、化疗、皮质激素治疗的影响。风湿类疾病活动期 CRP 可升高，治疗后可恢复正常。

CRP 虽然是一项非特异性指标，但若能够结合临床表现及其他检查结果，对很多疾病的诊断、预后观察和治疗评价都具有一定意义。CRP 的临床意义在某些方面与血沉相仿，但由于其发病后出现早，疾病恢复时下降快，同时也不像血沉那样易受红细胞性质、血红蛋白浓度、脂质水平、病人年龄等各种因素的影响，所以在临床诊断上它的升高和恢复比血沉反应快，比血沉试验的价值更大。

临床上用于器质性疾病筛查，如细菌感染引起的急、慢性炎症，自身免疫病或免疫复合物病，组织坏死和恶性肿瘤。

（1）并发感染的鉴别：在细菌、病毒、某些霉菌及寄生虫感染时，CRP 测定可作为一项辅助诊断的指标。CRP > 100mg/L 为细菌感染，病毒感染 ≤ 50mg/L，革兰阴性菌感染可高达 500mg/L。CRP 在心肌梗死时升高，而心绞痛时则正常，有助于临床鉴别诊断。

（2）评价疾病活动性和疗效监控：CRP 10 ～ 50mg/L 表示轻度炎症（膀胱炎、支气管炎、脓肿）、手术、创伤、心肌梗死、深静脉血栓、非活动风湿病、恶性肿瘤、病毒感染；CRP ≥ 100mg/L 提示为较严重的细菌感染，治疗过程中 CRP 仍维持高水平提示治疗无效。在原发性肝癌、各种转移癌及败血症病人中，都有很高的阳性率。

（3）可作为判断术后病人是否并发炎症和组织坏死的一个早期指标：CRP 在手术所致的组织损伤后 6 ～ 8 小时内升高最快，在 48 ～ 72 小时达最高浓度。只要组织坏死存在，CRP 就一直维持在高水平。术后如无并发症，则 3 ～ 4 天后会迅速降低。可反映出烧伤病人面积、深度及组织破坏程度，有助于估计预后和选择去痂、植皮的最适时间。

（4）风湿类疾病活动期 CRP 可升高，治疗后可恢复正常，可作为疗效检测指标：

如风湿热、类风湿关节炎、系统性红斑狼疮、血清阴性脊柱关节病、系统性硬化症、肌炎、皮肌炎、血管炎等风湿病及肾炎的活动期，CRP 一般都明显升高，而非活动期则变为正常。停药后又出现升高者称回跳现象，此时应继续治疗。

（5）用于器官移植排异反应的检测：排异反应时血清 CRP 水平持续升高。如肾移植排斥反应时，CRP 可显著增高。

4. 抗环瓜氨酸肽抗体（CCP）

【检测方法】酶免法。

【参考值】阴性。

【临床意义】检测抗环瓜氨酸肽（CCP）抗体阳性主要见于类风湿关节炎（RA）患者，抗环瓜氨酸肽抗体主要为 IgG 类抗体，是 RA 的一个高度特异的指标，敏感性和特异性分别为 46.6% 和 96.6%。抗 CCP 抗体与 AFP、AKA 以及 HLA-DR4 有相关性，但不完全重叠。与 RF 之间无相关性，它的出现可独立于类风湿因子，许多研究显示 20%～57%RF 阴性的 RA 患者存在抗 CCP 抗体。RF 是 RA 的一个敏感但不是很特异的指标，所以，平行检测这两种抗体有利于提高 RA 患者的血清学检出率。还可区分 RA 与其他类风湿疾病，如系统性红斑狼疮、干燥综合征、多肌炎 / 皮肌炎和硬皮病等。

70%～80% 的患者在疾病很早期就在血清和滑膜液中出现抗 CCP 抗体，这甚至在出现首个症状的很多年以前，因而，抗 CCP 抗体是一个 RA 早期诊断的指标。诊断越早，合理治疗开展得也越早。此外，放射学检查结果显示抗 CCP 抗体阳性患者出现严重关节损坏的明显多于抗 CCP 抗体阴性的患者，说明抗 CCP 抗体是 RA 早期诊断以及预后的重要指标。

抗 CCP 抗体也可以作为鉴别不同疾病的标志物，比如鉴别肝炎相关的关节病和类风湿关节炎（如抗 CCP 阴性、RF 阳性的丙型肝炎患者）。抗 CCP 抗体的滴度通常还和疾病的活动度相关。

5. 抗核周因子（APF）

【检测方法】间接免疫荧光法。

【参考值】阴性。

【临床意义】1964 年荷兰学者 Nienhuis 用颊黏膜细胞作为底物，采用间接免疫荧光法检测抗核抗体时，偶然发现细胞核周围的胞浆内有均质形球性荧光颗粒，称之为核周荧光（APF），导致荧光发生的称为抗核周因子（antinuclear factor），核周因子定位于人颊黏膜上皮细胞胞浆内透明质颗粒，是一种可溶性蛋白。间接免疫荧光法所检测 AFP 抗体主要为 IgG 型。

APF 是一种不同于类风湿因子的抗体，它与 RF 无相关性，可在 RA 患者血液、关节液中测出，与性别、年龄无关。APF 可在早期类风湿关节炎中出现，因此是早期诊断 RA 的有效指标之一，可用于 RA 的筛选。APF 与 RA 具有良好的敏感性（50%～80%）和高度的特异性（89%～94%），可作为 RA 的血清特异抗体。APF 检出率与病程长短无相关性，APF 阳性与病情相关，往往提示预后欠佳，尤其是 RF 阴性的 APF 阳性病人。

6. 抗 "RA" 角蛋白抗体（AKA）

【检测方法】间接免疫荧光法。

【参考值】阴性。

【临床意义】抗角蛋白抗体（AKA）主要见于类风湿关节炎（RA）患者。生化和分子生物学研究发现 "RA 角蛋白" 特异性抗体对应的靶抗原为人类皮肤丝集蛋白。在颗粒层角质细胞中由至少 10 个串联的丝集蛋白单位合成磷酸化前丝集蛋白，并保存在透明角蛋白颗粒中，前丝集蛋白转变成丝集蛋白分子。丝集蛋白参与细胞角蛋白纤丝的聚集以形成粗纤丝的过程。

类风湿关节炎患者 AKA 阳性率为 36%～59%，特异性为 95%～99%。由于检测的敏感性较低，因此阴性结果并不能排除 RA 的诊断；由于特异性较高，阳性结果对 RA 的确诊有较好的参考价值。抗角蛋白抗体罕见于其他非类风湿关节炎疾病，AKA 在 RA 出现症状之前若干年出现，并可在疾病早期检测到。AKA 与 RA 的病情严重程度有关，抗体滴度与疾病活动性正相关，AKA 与 RF 呈正相关，但它们并不一定同时出现，有时 RF 阴性的 RA 患者仍可查到。

7. 葡萄糖 -6- 磷酸异构酶（GPI）

【检测方法】酶免法。

【参考值】阴性（< 0.20mg/L）。

【临床意义】类风湿关节炎（RA）是一种抗原驱动及 T 细胞介导的全身性自身免疫病。主要由体内 T 细胞系统和 B 淋巴细胞系统分泌大量 GPI 抗原进入血清和关节腔内，使得血清中和关节腔内 GPI 浓度升高，是类风湿关节炎独特的自身免疫生理功能。GPI 是 RA 实验室诊断的早期标志物，实验室的诊断对于相关疾病的早期鉴别诊断，了解病情的发生、发展、治疗及判断预后均有重要的价值，是 RA 活动的指标之一。RA 患者有高浓度的 GPI 存在，常伴有严重的关节功能受限，提示预后不良或治疗过程中药物没有起到一定作用。若 RA 患者用药物治疗好转，则血清和关节腔积液 GPI 浓度降低、关节肿痛等症状减轻，GPI 的浓度与 RA 病人的关节肿、疼痛成正相关。与其他自身免疫性疾病，如炎症、肿瘤、各型肝炎等疾病无相关性。

8. RA33 抗体（RA33/36）

【检测方法】酶免法。

【参考值】阴性。

【临床意义】RA33 抗体是在 RA 患者血清中检测到的一种分子量为 33KD 的抗体，

研究发现 RA33 除在 RA 患者中呈阳性外，在系统性红斑狼疮和混合性结缔组织病中也有较低阳性率，抗 RA33 抗体与抗核周因子、抗角蛋白抗体、抗 Sa 抗体无关联。抗 RA33/36 抗体在类风湿关节炎的早期即可出现，在骨关节炎、强直性脊柱炎等常需与 RA 相鉴别的患者血清中该抗体均不出现，故抗 RA33 检测对 RA 的早期诊断与鉴别诊断仍有一定的参考价值。对类风湿关节炎诊断的敏感性为 35%、特异性为 99.6%，因此认为是类风湿关节炎的一种标记抗体，但它与类风湿关节炎的病情严重程度无关，同时与类风湿因子也无相关。

有报道抗 RA33 也与 RA 骨侵蚀有关，且该抗体阳性的 SLE 患者发生骨侵蚀和关节功能障碍的可能性较大，可作为预后不良的指标之一。

9. 抗 Sa 抗体测定（anti-Sa antibody）

【检测方法】酶免法。

【参考值】阴性。

【临床意义】抗 Sa 抗体是一种自身抗体，在类风湿关节炎中阳性率为 40%，特异性 98.9%，但类风湿关节炎早期仅约 23%。靶抗原 Sa 蛋白主要存在于人胎盘、脾脏及 RA 患者关节滑膜血管翳组织中。抗 Sa 抗体可出现于 RA 未确诊前。

10. 人类白细胞抗原（HLA-B27）

【检测方法】流式法。

【参考值】阴性。

【临床意义】HLA-B27 基因在人群中的阳性率因种族不同而不同，中国人约有 3.4% 为阳性，具有 HLA-B27 抗原者其患强直性脊柱炎（AS）的概率为 7.3%，而 HLA-B27 抗原阴性者患强直性脊柱炎的概率为万分之 1.3。检测 HLA-B27 主要用于早期诊断强直性脊柱炎（AS）及与其他风湿类疾病鉴别，HLA-B27 抗原的表达与强直性脊椎炎有高度相关性，超过 90% 的强直性脊椎炎患者其 HLA-B27 抗原表达为阳性。并且 AS 具有遗传因素，患者一级亲属阳性率可达 48.5%。对 HLA-B27 阳性而无明显症状者或 AS 患者的子女可预测 AS 发生，并提示预防和及时治疗呼吸道、消化道细菌感染，以免诱发 AS。AS 是一种常见病，多发于青少年，男性较多，病程长，表现为骶髂关节、脊柱、肩关节、髋关节、肘关节等部位疼痛，出现虹膜炎，致残率高，一旦脊柱强直则难以逆转。X 线检查只能提示 AS 的中、晚期炎症改变，且难以确定炎症性质，过去因没有早期诊断方法，误诊率高达 35%～66%。有症状者做 HLA-B27 检查，便于早期确诊，及时治疗，以免致残。

11. 抗核抗体（ANA）

【检测方法】间接免疫荧光法。

【参考值】阴性。

【临床意义】ANA 是以真核细胞核成分为靶抗原的自身抗体的总称，无种属特异性和器官特异性。由于 ANA 的核抗原不同，从而产生针对细胞核多种成分的抗体，目前至少有 4 种类型：核蛋白抗体（即红斑狼疮生成因子），可引起红斑狼疮细胞现象，是 ANA 中最主要的一种，其相应的抗原是 DNA 与核组蛋白复合物；可溶性核蛋白抗体，其相应的抗原是可溶性核蛋白；DNA 抗体，其相应的抗原是 DNA；RNA 抗体，其相应抗原为 RNA。

正常人 ANA 一般为阴性，老年人阳性率可达 2%～ 4%，测定 ANA 对全身性系统性红斑狼疮（SLE）等自身免疫性疾病有重要意义，ANA 阳性的疾病很多，最多见于 SLE，也可见于药物（抗心律不齐药如普鲁卡因胺降压药如肼苯哒嗪、治癫痫药如乙内酰脲、抗甲状腺药物如硫脲嘧啶等）所引起的狼疮以及重叠综合征、混合性结缔组织病（MCTD）、全身性硬皮病、皮肌炎、肌炎、干燥综合征、类风湿关节炎（RA）、自身免疫性肝炎（狼疮样肝炎）以及桥本甲状腺炎、重症肌无力等。

用荧光抗体法检查 ANA 时，有几种荧光图谱：①均质型：几乎所有活动的系统性红斑狼疮均可测出此种 ANA，但多数自身免疫病（如 RA、系统性硬化症、慢活肝等），此抗体检出率也可达 20%～ 30%，提示需进一步做特异性检查。②周边型：此型多见于系统性红斑狼疮患者，特别是有肾炎者，在检出此型 ANA 时，应进一步检查抗 ds–DNA 以证实。③斑点型：此型最多见于 MCTD，且滴度甚高，也见于系统性红斑狼疮和 60% 以上的进行性全身性硬化（PSS）患者。另外，也见于肌炎、皮肌炎、干燥综合征病人。④核仁型：此型可见于多发性肌炎 / 硬皮病重叠综合征以及单纯的多发性肌炎、硬皮病，特别是伴有雷诺现象者则阳性率更高。此外，也见于系统性红斑狼疮患者。对于抗核抗体还要注意其血清阳性滴度效价，其滴度是判断病情状态的一个重要指标。SLE 患者抗核抗体出现的频率、核型、效价（滴度高低）之间有明显相关性。活动期，特别是有肾脏损害的患者抗体效价最高。

12. 抗 ds–DNA 抗体（ds–DNA）

【检测方法】欧蒙印迹法。

【参考值】阴性。

【临床意义】抗 DNA 抗体属于 ANA 的一种，抗 DNA 抗体有两类：一是识别双链 DNA（ssDNA），二是识别单链 DNA。抗 ds–DNA 对 SLE 有较高的特异性，在 SLE 患者的肾小球中有抗 DNA 抗体沉积，可与肾小球上的补体 C3 结合，产生免疫应答反应，引起病理损伤，由于抗 ds–DNA 抗体对 SLE 有较高的敏感性，并且早于临床复发出现于血液循环中，因此抗 ds–DNA 抗体已成为 SLE 的诊断标准之一。抗 dsDNA 抗体在活动性狼疮中阳性率达 70%，并随着病情波动而变化。阳性结果的特异性为 95%，是 SLE 活动性的一个重要指标，抗 dsDNA 也是对 SLE 分类的主要标准。

抗 ssDNA 并非 SLE 所特有，可出现在多种疾病中。其他结缔组织病患者抗 ds–DNA 抗体也可阳性，但此类患者一般认为是 SLE 重叠综合征。

13. 抗 ENA 抗体（ENA）

【检测方法】欧蒙印迹法。

【参考值】阴性。

【临床意义】ENA 为可提取性核抗原的简称，是人或动物细胞的正常组分，主要包括 Sm、RNP 与 Ro（ss-A）、La（ss-B）、PM-1 等 10 余种抗原。研究表明，RNP 与 Sm 抗原参与基因转录后的修饰过程，Ro 与 La 在 RNA 合成和装配中起重要作用。抗 ENA 抗体是针对核内可提取性核抗原的一种自身抗体，主要为抗 Sm 抗体和抗 RNP 抗体。抗 Sm 抗体针对的核抗原与 U1、U2、U4、U5、U6 RNP 有关，抗 RNP 抗体针对的核抗原主要与 U1RNP 有关，一般情况下 RNP 与 Sm 抗原极难分开，具有很大的相似性，这可能因为 RNP 与 Sm 抗原代表同一大分子复合物上不同的抗原决定基，亦可能是 RNP 与 Sm 抗原为不同分子上的交叉反应决定基。目前，临床已将抗 ENA 抗体检测作为结缔组织病的重要诊断标准之一，蛋白质印迹法可同时检测数种多肽抗体。

（1）抗 SSA 抗体及抗 Ro-52 抗体：抗 SSA 抗体及抗 Ro-52 抗体与各类自身免疫性疾病相关，多数的 SSA/Ro 抗体见于干燥综合征（敏感性 88%～96%），类风湿病关节炎（敏感性 3%～10%），SLE（敏感性 24%～60%）。而在以下几种疾病中抗体阳性率也很高：亚急性皮肤型狼疮（占 70%～90%），新生儿狼疮（大于 90%），补体 C_2/C_4 缺乏症（占 90%）。SSA/Ro 抗体阳性 SLE 年轻病人常对光敏感，原发性胆汁性肝硬化病人则很少出现光敏感现象。干燥综合征中的 SSA/Ro、SSB/La 抗体在临床上与以下表现出现频率有关：紫癜、高丙种球蛋白血症、严重性唾液腺功能障碍、腮腺肿胀、出现高滴度的类风湿因子、淋巴细胞减少症、白细胞减少症等。原发性干燥综合征如仅有 SSA/Ro 抗体比抗体阴性者更容易出现以下表现：血管炎、淋巴结疾病、贫血及冷球蛋白血症和高滴度类风湿因子。

（2）抗 SS-B 抗体：几乎仅见于干燥综合征（40%～80%）和系统性红斑狼疮（10%～20%）的女性患者中，男女比例为 29∶1。在干燥综合征中抗 SS-A 抗体和抗 SS-B 抗体常同时出现。

多数情况下，SSB/La 抗体与 SSA/Ro 抗体同时出现。抗体阳性率较高的疾病有干燥综合征（占 71%～87%）、新生儿狼疮综合征（75%）伴有先天性心脏传导阻滞（30%～40%）。阳性率较低的见于 SLE（9%～35%）、单克隆丙种球蛋白病（15%）。干燥综合征的 SSB/La 抗体与临床中的紫癜、高丙种球蛋白血症、严重唾液腺功能障碍、腮腺肿胀、高滴度类风湿因子、淋巴细胞及白细胞减少症等有关。许多原发性干燥综合征及 SSA/Ro、SSB/La 抗体阳性病人由于频繁出现血管炎、浆膜炎及细胞减少症常也被误诊为 SLE。虽然原发性干燥综合征多数出现这些抗体，但这些抗体在发病机制中的作用仍不明了。

（3）抗 Jo-1 抗体：多发性肌炎患者 20%～40% 抗 Jo-1 抗体阳性，且多数患者伴有间质性肺部疾病和标志的 HLA–DR$_3$/–DR$_{52}$。多发性肌炎、抗 Jo–1 抗体阳性及 HLA–DR$_3$/–DR$_{52}$ 标志称为"Jo–1 综合征"。Jo–1 抗体的效价与疾病的活动性相关。抗 Jo–1 抗体对肌炎和间质性肺纤维化有高度特异性（大于 95%），但皮肌炎患者阳性率高于肌炎患者（13%）。儿童皮肌炎及其他结缔组织病抗 Jo–1 抗体阳性极少见。因而，抗 Jo–1 抗体是诊断皮肌炎及治疗观察的一项有意义的指标，有时在肺纤维化发病前期抗 Jo–1 抗体就出现。抗 Jo–1 抗体也可以出现在单纯的肺纤维化患者中，其阳性率为36%。

（4）抗 Sm 抗体：抗 Sm 抗体是系统性红斑狼疮的特异性标志，与抗 dsDNA 抗体一起，是系统性红斑狼疮的诊断指标，疾病特异性达 99%，且能反映疾病活动程度，不管抗 dsDNA 是否波动。抗 Sm 抗体敏感性较低，平均近 20%。该抗体与中枢神经系统的累及、肾病、肺纤维化及心膜炎有一定关系。青少年型 SLE 中，黑种人儿童出现Sm、U$_1$RNP 抗体的阳性率较白种人儿童为高。

（5）抗 U$_1$RNP 抗体（U$_1$RNP、RNP、SnRNP 抗体）：该抗体在 30% ～ 40% 的 SLE病人中可检测到，并常与 Sm 抗体相伴出现。抗体阳性常与下列临床表现有关。相关的疾病严重性较小的有：肾脏较少累及、雷诺现象、手肿胀、食管运动不良等，还与非坏死性关节炎、干燥综合征及重叠综合征有关。U$_1$RNP 抗体主要与混合性结缔组织病（MCTD）相关，也是诊断该病的指标之一。高滴度的抗 U$_1$–nRNP 抗体是混合性结缔组织病（MCTD，夏普综合征）的标志，阳性率为 95% ～ 100%，抗体滴度与疾病活动性相关。在 30% ～ 40% 的系统性红斑狼疮患者中也可检出抗 U$_1$–nRNP 抗体，但几乎总伴有抗 Sm 抗体。MCTD 儿童常出现关节炎、手肿胀、雷诺现象、肺功能异常、硬指 / 趾症患者，预后良好，严重程度为轻微到中度。抗 U$_1$RNP 抗体在硬皮病中较少出现。U$_1$RNP 抗体很少见于其他疾病。

（6）抗 Scl–70 抗体（Scl–70）：抗 Scl–70 抗体与弥漫性皮肤性系统性硬化症有关，并预示着预后不良。病人易出现早期严重的器官损害，如肾衰竭、间质性肺炎、肢端脂溶解及小肠病变。抗 Scl 抗体也是抗着丝点抗体，见于系统性硬化症出现前的雷诺现象中。抗体效价较稳定。免疫印迹法检测该抗体时系统性硬化症的特异性为 93%。硬皮病中抗体阳性率为 20% ～ 59%，弥漫型为 70% ～ 76%，CREST 综合征为 13%，多发性肌炎 / 硬皮病重叠综合征为 12%。

（7）抗着丝点抗体（CENP–A、CENP–B、CENP–C 抗体）：主要与局限型系统性硬化症中的 CREST 综合征（即手指软组织钙化、雷诺现象、食管功能障碍、硬指及毛细血管扩张）相关。其他相关疾病有关节痛、肺部病变（特别是青年发病者）。局限型硬皮病中 50% ～ 82% 为抗着丝点抗体阳性，而原发性雷诺现象者阳性率仅为 25%，后者可能作为一种亚型。可发展成局限型硬皮病。弥漫型硬皮病中抗着丝点抗体较少见，仅 8%，而在原发性胆汁性肝硬化中倒常见。以下几种情况抗着丝点抗体为罕见：局限性肺动脉高压、其他结缔组织病（SLE、原发性干燥综合征及不明的结缔组织病），没有明显疾病的患者及健康人（女性供血者）阳性为 0.085%

（8）抗核小体抗体（AnuA）：该自身抗体产生早，先于其他抗核抗体，在 SLE 中作为主要自身抗原近年已得到证实，与肾小球肾炎有关。核小体是 SLE 中致病性 T 辅助细胞识别的自身抗原，不仅引起同源 B 细胞产生核小体特异性自身抗体，而且引起抗 DNA 抗体和抗组蛋白抗体的形成，比抗 ds-DNA 抗体、抗组蛋白抗体更早出现于系统性红斑狼疮的早期。在抗 ds-DNA 阴性的 SLE 患者中有很高的阳性率（可达 60% ～ 65%），因此对 SLE 患者更具有诊断价值，对 LN 的诊断和监测亦具有重要意义。此外，也发现与患者的皮疹、脱发、ESR 增快、CRP 增高、补体降低呈显著相关性，其滴度高低也与 SLE 疾病活动指数评分呈明显正相关。AnuA 的存在通常在 SLE 与肾小球肾炎患者中相联系，其阳性率为 50% ～ 90%，特异性＞98%。

（9）抗组蛋白抗体（HRANA）：50% ～ 70% 的 SLE 及 95% 以上的药物诱导性狼疮可出现抗组蛋白抗体。常见的药物有肼屈嗪、普鲁卡因胺、尼酸及氯丙嗪。这些抗体在出现红斑狼疮现象中起着一定的作用。该抗体与 SLE 或青少年型 SLE 没有特别的相关性，但与疾病活动有关。在药物诱导性狼疮中，该抗体可持续很长时间，即便在缓解期，也同样可存在。在类风湿关节炎及原发性胆汁性肝硬化中抗组蛋白抗体阳性率为 5% ～ 14%。

（10）抗核糖体抗体（抗 rRNP 抗体、抗 Rib 抗体）及抗核糖体 P 蛋白抗体（ARPA）：10% ～ 20% 的 SLE 患者抗 rRNP 抗体阳性，主要与伴有精神症状的中枢神经系统损害型 SLE 相关，与抗 ds-DNA 抗体不相关，在精神症状发作前及发作期 rRNP 抗体效价升高。此外，IgM 型、IgG 型 rRNP 抗体与精神神经系统紊乱（不包括先天性）有一定关系。与抑郁症的关系尚不明确。具有脑炎和神经病的 SLE 病人，抗 rRNP 抗体敏感性为 56% ～ 90%

14. 抗中性粒细胞抗体（ANCA）

【检测方法】免疫荧光法。

【参考值】阴性。

【临床意义】抗中性粒细胞抗体有两种类型，一是抗中性粒细胞胞浆抗体胞浆型（cANCA）；另一种是抗中性粒细胞胞浆抗体周边型（pANCA）。1982 年首次在伴有坏死性血管球性肾炎及肺部感染的系统性血管炎患者体内发现 cNACA。cNACA 主要见于韦格纳肉芽肿。活动性韦格纳肉芽肿患者在病变尚未影响到呼吸系统时 cNACA 敏感性是 65%，当病人已出现呼吸系统、肾脏损害时其敏感性达 90% 以上，少数尚未治疗的活动性韦格纳肉芽肿患者 cNACA 阴性，但随着病情的发展 cNACA 终将转为阳性。非活动性韦格纳肉芽肿仍有 40% cNACA 阳性。其他的坏死性血管炎可出现 pANAC。溃疡性结肠炎、克隆病和原发性硬化症胆管炎者可见非典型 ANCA，其主要自身抗原

是组织蛋白酶 –G。此外，自身免疫性肝炎，丙基硫氧嘧啶治疗引起的血管炎及类风湿关节炎患者均可出现 ANCA。IgM 型 ANCA 见于结核及疟疾。

快速进行性血管炎性肾炎、多动脉炎、Churg–Stranss 综合征阳性率 70%，慢性自身免疫性肝炎阳性率 80%。pANCA 主要与多发性微动脉炎相关。在韦格纳肉芽肿患者中少见。pANCA 的效价与疾病的活动性相关。

15. 抗心磷脂抗体（ACA）

【参考值】阴性。

【临床意义】（1）抗磷脂抗体是一组针对各种带负电荷磷脂的自身抗体，其中以 ACA 最为重要。ACA 是以心磷脂为靶抗原的一种自身抗体，能干扰磷脂依赖性的凝血过程，抑制内皮细胞释放前列环素，与凝血系统改变、血栓形成、心脑血管缺乏性疾病等密切相关。

（2）ACA 阳性见于 SLE、类风湿关节炎、干燥综合征、反复自发性流产、抗磷脂综合征（包括血栓形成、自发性流产、血小板减少、CNS 病变等）、肿瘤、AIDS、麻风、疟疾、血小板减少症、脑卒中、心肌梗死等患者。

（3）从 Ig 的类型来看，风湿病以 IgG 型 ACA 为主；在肿瘤、感染及药物不良反应等情况下，以 IgM 型 ACA 为主；脑血栓患者 IgG 型 ACA 阳性率最高；约 70%ACA 阳性孕妇可发生自发性流产和宫内死胎，尤其是 IgM 型 ACA 阳性可作为自发性流产的早期指标；ACA 阳性患者血小板减少发生率明显高于阴性者，以 IgG 型 ACA 多见，并与血小板减少程度有关。

二、骨代谢疾病试验诊断项目及临床意义

骨代谢标志物是一类源于骨基质或骨细胞的代谢指标，是测定骨代谢比较灵敏、特异和无创的指标，能在完整骨细胞分子水平上精确地评价骨转换。骨代谢标志物指标的变化要远远早于骨密度的改变，并能动态反映全身骨代谢变化，有助于早期发现骨质疏松症和改善骨折风险评估，已成为临床相关疾病诊断和疗效评价不可缺少的手段和检测指标。越来越多的专家意识到只有把骨代谢标志物和骨密度测量结合起来，才是骨质疏松及相关骨疾病诊断的最佳标准，国际骨质疏松症基金会已发表导则推荐使用骨标志物。骨标志物对其他骨相关性疾病，如 Paget 病、原发性和继发性甲亢、骨异常活动化或其他代谢性骨骼疾病的评估也具有相当深远的临床价值。

骨吸收和骨形成是一对天平指标，破骨细胞和成骨细胞是相互制约、相互影响的，两者缺一不可。在临床治疗过程中，如果过度抑制骨转换，将会延长矿化作用，导致对微裂纹的修复不足。特别是如果长期服用抗骨吸收药物，将会导致破骨被抑制，由于破骨细胞活性受到抑制，时间一长，也会导致成骨细胞活性降低。如果患者出现骨衰竭时，服用抗骨吸收药物，非但不能治好患者，反而将加重患者病情，所以，临床

上在用药时一定要对这两个指标先行检测，然后再确定采用何种药物，在用药期间，必须进行定时监测。

临床在抗骨吸收治疗时，采用骨吸收指标更为敏感；在成骨治疗时，骨形成指标更为敏感。同时使用骨吸收和骨形成指标，可以全面反映骨的状态。越来越多的专家也意识到只有把骨代谢标志物和骨密度测量结合起来，才是骨质疏松及相关骨疾病诊断的最佳标准。以下试验项目有助于相关疾病的诊断和疗效观察。

（一）骨吸收指标

β - 胶原降解产物测定（β-CTX/NTX）

【检测方法】酶免法。

【参考值】绝经前妇女：0.112 ～ 0.738ng/mL；绝经妇女：0.142 ～ 1.351ng/mL。男性：0.115 ～ 0.748ng/mL。

【临床意义】β - 胶原降解产物存在于成熟的骨胶原中，当破骨细胞活性增强时骨胶原溶解释放 I 型胶原蛋白，再分解为 NTX、CTX，它们均为细胞外胶原纤维降解产物，均可在血清和尿液中检测到。是反映骨形成和骨吸收的简便、快速、有效的特异指标，可以辅助临床了解多发性骨髓瘤骨损害程度和评价病情，具有重要的临床应用价值。

生理性增高：女性绝经后高于绝经前。

病理性增高：原发性骨质疏松患者转换型升高，老年妇女骨折患者明显高于非骨折妇女。代谢性骨病、原发性甲状旁腺功能亢进、佩吉特病（Paget's）、骨营养不良，长期接收糖皮质激素治疗者可增高。用于监测骨质疏松症或其他骨疾病的抗吸收治疗。

降低：骨质疏松患者治疗有效后降低。

（二）骨形成指标

1. 血清骨碱性磷酸酶（BAP）

【检测方法】酶免法。

【参考值】绝经前妇女：2.9 ～ 14.5μg/L；绝经妇女：3.8 ～ 22.6μg/L。男性：3.7 ～ 20.9μg/L。

【临床意义】骨碱性磷酸酶是由成骨细胞分泌，主要集中在骨化部位，即在骨骺线和骨膜下。骨的碱性磷酸酶是骨形成的特异性指标物，半衰期为 1 ～ 2 天。

碱性磷酸酶减少极少见，绝大多数骨病碱性磷酸酶增高。血清碱性磷酸酶和骨碱性磷酸酶增高常见于甲状腺功能亢进、甲状旁腺功能亢进、骨转移癌、佝偻病、软骨病、骨折、畸形性骨炎、氟骨症、高骨转换型的骨质疏松患者。肝胆疾病时，血清总碱性磷酸酶升高，骨碱性磷酸酶正常。绝经期后碱性磷酸酶增高，但不超过正常值的一倍。

骨碱性磷酸酶也可用于骨转移癌患者的病程和治疗效果的监测。

2. 氨基端（N — MID）和中段骨钙素（osteocalcin）

【检测方法】酶免法。

【参考值】绝经前妇女：8.4 ～ 33.9ng/mL；绝经妇女：12.8 ～ 55.0ng/mL。男性：9.6 ～ 40.8ng/mL。

【临床意义】N–MID 反映成骨细胞功能水平，灵敏度高，稳定性好，能很好地反映骨转换的变化，对骨代谢疾病的诊断、监测、治疗效果的观察有较高价值。

生理性增高：骨发育生长过程中 N–MID 水平高，如儿童期为成人水平数倍，青春期为成人的 5 倍，以后缓慢下降，30 ～ 35 岁稳定在一个水平上。女性绝经后含量显著升高。

病理性增高：高转移代谢性骨病、肿瘤骨转移水平可增高。骨折愈合过程中，成骨功能加强，N–MID 可增高。骨质疏松，原发性或继发性甲状旁腺功能亢进及 Paget 病均可增高。

（三）骨代谢平衡剂

25– 羟基维生素 D（OCTEIA ™ 25–OH–VD）

【检测方法】酶免法。

【参考值】47.7 ～ 144nmol/L。

【临床意义】25–OH–VD 和 1，25–OH₂–VD 是最重要的维生素 D 新陈代谢产物。25– 羟基维生素 D 是维生素 D 的特异性指标。可以检测骨骼代谢紊乱如骨异常活动化、维生素 D 的过量和缺乏。可对钙的吸收做出评估。主要用于：定量监测体内维生素 D 的状态（维生素 D 不足等）；用于特定的代谢紊乱诊断（骨异常活动化，肌肉病，维生素 D 过量、中毒等）；适用于各种不同的病变群的病理生理学的探究和危险评估（骨质疏松症、跌倒、骨折、癌、1 型糖尿病、2 型糖尿病、多发性硬化、类风湿关节炎及其他）；权威、详细而精确的维生素 D 状态评估，以便决定饮食或综合的补充；检测预防维生素 D 缺乏，适用于各种人群（小孩、青少年、成年人、老年人）。

三、免疫功能试验诊断项目及临床意义

1. T 淋巴细胞亚群（T cell subset）

【检测方法】流式法。

【参考值】总 T 细胞（CD3⁺）：50% ～ 84%。

T 辅助 / 诱导淋巴细胞（CD3⁺/CD4⁺）：27% ～ 51%。

T 抑制 / 毒性淋巴细胞（CD3⁺/CD8⁺）：15% ～ 44%。

B 淋巴细胞（CD3⁻/CD19⁺）：5% ～ 18%。

NK 淋巴细胞（CD3⁻CD16⁺ 和 / 或 CD56⁺）：7% ～ 40%。

【临床意义】正常机体中各 T 淋巴细胞亚群相互作用，维持着机体正常免疫功能。

当不同淋巴细胞亚群的数量和功能发生异常时，机体就可导致免疫系统紊乱并发生一系列的病理变化。淋巴细胞亚群的测定是检测机体细胞免疫和体液免疫功能的重要指标，它可以辅助诊断某些疾病（如自身免疫病、免疫缺陷病、恶性肿瘤、血液病、变态反应性疾病等），对分析发病机制、观察疗效及监测预后有重要意义：

（1）CD4淋巴细胞减少：见于恶性肿瘤、遗传性免疫缺陷病、艾滋病、应用免疫抑制剂的患者。

（2）CD8淋巴细胞增多：见于自身免疫性疾病，如SLE、艾滋病初期、慢性活动性肝炎、肿瘤及病毒感染等。

（3）CD4/CD8比值异常：艾滋病患者比值显著降低，多在0.5以下。比值降低：SLE肾病、传染性单核细胞增多症、急性巨细胞病毒感染、骨髓移植恢复期等。比值增高：见于类风湿性关节炎、1型糖尿病等。此外，还可用于监测器官移植的排斥反应，若移植后CD4/CD8较移植前明显增加，则可能发生排斥反应。

（4）NK细胞（CD3$^-$CD16$^+$和/或CD56$^+$）能够介导对某些肿瘤细胞核病毒感染细胞的细胞毒性作用。

2. 免疫球蛋白IgA、IgG、IgM

【检测方法】免疫散射比浊法。

【参考值】IgA：0.7～3.3g/L。

IgG：7～15g/L。

IgM：0.5～2.2g/L。

【临床意义】血清免疫球蛋白（Ig）测定是观察体液免疫功能最常用的方法，临床一般同时检测IgG、IgA和IgM水平。在人体五种血清Ig中IgG含量最高，约占Ig总量的75%～80%，IgG是再次免疫应答的主要抗体，大多数抗细菌、抗病毒、抗毒素抗体、某些自身抗体、Ⅱ型及Ⅲ型超敏反应抗体均属于此类，在机体抗感染、中和毒素等免疫防御中发挥重要作用。IgA大部分是由胃肠道淋巴样组织合成，是黏膜局部免疫最重要的因素。IgM是由五个单体组成的五聚体，IgM是体液免疫应答过程中最先产生的抗体，在机体早期免疫防御中发挥重要作用。

免疫球蛋白有着极为重要的生理功能，人体血清中Ig含量可因疾病而明显增加或减少，而免疫球蛋白异常变化，亦可能是某些疾病的病因，或至少参与病程的变化，检测Ig的含量，可借以了解机体的体液免疫功能状态，诊断免疫增生性疾病和免疫缺陷性疾病。血清免疫球蛋白正常值随年龄、性别等波动范围较大，免疫球蛋白的异常有先天性和获得性低Ig血症，主要见于体液免疫缺损和联合免疫缺陷病。低IgG、IgA患者易患呼吸道反复感染，缺IgG易患化脓性感染，缺IgM易患革兰阴性细菌败血症。高Ig血症多见于各种感染，特别是慢性细菌感染可使Ig升高如慢性骨髓炎等，自身免疫病、肝脏疾病可有IgG、IgA、IgM三种Ig升高，慢性活动性肝炎IgG和IgM升高明显，各种结缔组织病中常见 Ig 升高，SLE 以 IgG、IgA 或 IgG、IgM 升高较多见；类风湿性关节炎以 IgM 升高为主。

3. 补体 C3、C4（C3、C4）

【检测方法】散射比浊法。

【参考值】C3：1.20 ～ 2.3g/L。

C4：0.20 ～ 0.40g/L。

【临床意义】C3 是血清中含量最高的补体成分，也是连接补体经典途径与旁路途径的枢纽，主要由肝细胞合成，属于 β_1 球蛋白，半衰期为 50 ～ 70 小时。在补体经典激活途径中，C3 在 C3 转化酶作用下，裂解为 C3a、C3b，游离 C3a 可发挥过敏毒素作用。补体 C3 缺乏则机体调理作用减弱，已发生反复感染，先天性 C3 缺乏通常伴有反复严重的化脓性感染。

C4 属于 β_1 球蛋白，由肝细胞和巨噬细胞合成，C4 活化后被裂解为 C4a、C4b 两个小片段。C4b 活性期较短，多在液相中失活，一部分与抗原 – 抗体复合物及细胞表面分子结合，并与活化的 C2a 形成 C3 转化酶，参与补体激活的经典途径。

C3 和 C4 升高见于风湿性疾病的急性期，包括风湿性关节炎、风湿热、强直性脊柱炎等；其他疾病如急性病毒性肝炎、恶性肿瘤、糖尿病、甲状腺炎、伤寒、大叶性肺炎及皮肌炎、心肌梗死等；此外，器官移植排斥反应时 C3 常升高。

C3 降低的意义较大，敏感性更高。降低则见于自身免疫性慢性活动性肝炎、SLE，多发性硬化症、类风湿关节炎、IgA 肾病等。70% 以上的肾小球肾炎早期、85% 链球菌感染后肾炎患者及狼疮性肾炎 C3 下降；冷球蛋白血症 C4 明显降低、SLE 大多数患者 C3 和 C4 降低，严重肝脏疾病蛋白质合成受损补体下降。

4. 循环免疫复合物测定（CIC）

【检测方法】免疫透射比浊法。

【参考值】< 300μg/L。

【临床意义】当抗原刺激机体时可产生特异性抗体，并形成抗原抗体免疫复合物，CIC 是指在体液中游离的抗原 – 抗体复合物。正常状态下，可溶性抗原与相应抗体结合形成 CIC，是一种有利于机体清除抗原和终止免疫反应的生理过程，这一过程通常并不伴有明显的临床症状和病理学改变。CIC 主要是指血液中的免疫复合物，分为特异性和非特异性两种，其中非特异性 CIC 检测应用较广泛。由于非特异性 CIC 检测不能证明是何种抗原抗体反应所引起，只能做筛查用。但检测血液中 CIC 的存在及含量变化，对判断机体 CIC 的形成、病程的动态观察以及预后判断有重要意义。若 CIC 与局部免疫复合物同时检测，可提高疾病的阳性诊断率，对不同的自身免疫型疾病有较好的参考价值。

现已证明多种疾病与 CIC 相关，临床表现主要有血管炎、肾小球肾炎、关节炎、皮炎（紫癜、结节性红斑、斑丘疹、多形性红斑）、胸膜炎、心包炎、腹膜炎、神经炎、弥散性血管内凝血、组织溃疡、梗死（心、肺、脑、肠等）、白细胞减少、雷诺现象、血液黏度增高等；在传染性疾病（如慢性活动性肝炎、肝硬化）、自身免疫性疾病、肾脏疾病、肿瘤等中常可检测出。

四、其他特检项目及临床意义

1. 血尿酸（UA）

【检测方法】尿酸酶法。

【参考值】男性：208 ～ 428μmol/L。

女性：155 ～ 357μmol/L。

【临床意义】（1）尿酸是机体嘌呤代谢的终末产物，其大部分由内源性核酸降解产生，小部分来源于食物中的核酸代谢。血尿酸主要从肾脏排出，肾功能减退时尿酸升高。尿酸从肾小球滤过后在肾小管中重吸收和分泌，最后排出滤过量的 8%，在严重肾衰竭时肾小管分泌大增，可达滤过量的 85%，但在慢性尿毒症时尿酸的增高程度不明显。临床检验 UA 浓度主要用于痛风诊断、关节炎鉴别及肾功能评价。

（2）男性尿酸＞ 440μmol/L，女性＞ 360μmol/L 被称之为高尿酸血症，常见原因有：①代谢性嘌呤过多或嘌呤排泄减少。②继发性：包括各种类型的急、慢性肾脏疾病；利尿药或酒精中毒等；糖尿病、肥胖等引起的酮症酸中毒或乳酸性中毒；肿瘤增殖或化疗等尿酸水溶解度较低，如长期高尿酸血症，或 UA ≥ 650μmol/L 时，尿酸易形成结晶和结石沉积于关节腔软骨及周围软组织，会引起强烈的炎症反应，称之为痛风性关节炎。尿酸盐也可在输尿管和肾脏等处析出形成泌尿系统的尿酸结石，造成肾小管损害和功能障碍。

（3）尿酸＜ 90μmol/L 称之为低尿酸血症，相对比较少见，主要见于严重的肝细胞病变、肾小管重吸收功能缺陷或过度使用降血尿酸的药物等。

2. 尿本周蛋白（urine Bence-Jones protein）

【检测方法】热沉淀反应法。

【参考值】阴性。

【临床意义】（1）骨髓瘤和巨球蛋白血症患者均有 60％在尿中检出 BJP，约有 15％的病例在血清中无骨髓瘤蛋白的 M 蛋白带，而仅在血液和尿液中查到 BJP，少数非分泌型的骨髓瘤 BJP 阴性。

（2）BJP 也可见于：慢性淋巴细胞白血病、绿色瘤、恶性淋巴瘤、急性粒细胞或单核细胞白血病（伴巨球蛋白血症）、骨肉瘤、红细胞增多症、特发性 BJP 尿病、骨转移性肿瘤、前列腺炎、非活动性肺结核。

（3）一过性 BJP 阳性可见于肾淀粉样变、慢性肾盂肾炎、慢性肾炎、慢性肾衰、肾小管酸中毒、肾小管坏死。

3. 结核分枝杆菌抗体检测（TB-DOT）

【检测方法】胶体金法。

【参考值】阴性。

【临床意义】结核杆菌是一种细胞内寄生菌，进入机体后可以诱导产生抗感染的细胞免疫，也能产生抗结核杆菌的抗体反应，后者对机体无保护作用。在结核病病程中，通常发生细胞免疫与体液免疫反应的分离现象，即活动型结核（病）细胞免疫功能降低，但抗结核菌抗体滴度升高；在疾病恢复期或稳定期，细胞免疫功能增强，而抗体滴度下降。各类结核（病）患者的免疫反应规律为：病情变重、受损范围大者细胞免疫功能弱，而抗体产生多。

TB-DOT 可定性检测人血清中结核分枝杆菌抗体，用于临床结核病的辅助诊断。其检测原理是利用斑点免疫胶体金渗滤技术（DIGFA），将结核分枝杆菌特性膜蛋白抗原分利纯化，点样固化在硝酸纤维素膜上，膜上 TB 抗原捕获人血清样品中结核分枝杆菌抗体，被捕获的结核 IgG 抗体可用葡萄球菌 A 蛋白（SPA）胶体金缀合物标呈色（SPA 能与 IgG 特异性结合），形成红色斑点，根据是否出现红色斑点可判断阴性或阳性结果，从而判断是否存在结核分枝杆菌抗体，用于结核分枝杆菌临床感染性疾病的辅助诊断。

在活动性结核患者中抗 PPD-IgG 抗体阳性检出率为 64% 左右。脂阿拉伯甘露聚糖（LAM）和相应的分子质量 38 000、16 000 的蛋白质是结核杆菌的特异性抗原，这些靶抗原的抗体在活动性肺结核患者中的诊断敏感性可达 82% ～ 89.7%，特异性为 95.7% ～ 97.5%，但这些抗体的临床意义尚需进一步严格评估。

4. 轻链 Kappa、Lambda 定量（κ-LC，λ-Lc）

【检测方法】比浊法。

【参考值】Kappa（κ-LC）：2.0 ～ 4.4g/L。

Lambda（λ-Lc）：1.1 ～ 2.4g/L。

【临床意义】正常 Ig 分子的基本结构是由 4 条多肽链组成，即 2 条相同的分子量较小的轻链（L 链）和 2 条相同的分子量较大的重链（H 链）。L 链共分为两型：κ 型和 λ 型。正常人血清中 κ 型：λ 型约为 2∶1。L 链阳性或升高见于多发性骨髓瘤、慢性淋巴细胞性白血病、巨球蛋白血症、淀粉样变性和恶性肿瘤等。在多发性骨髓瘤患者中，约 20% 的患者只分泌游离轻链，50% 的既有单克隆免疫球蛋白，又有单克隆尿轻链，前者预后较差。H 链升高见于重链病，重链病是一类淋巴细胞和浆细胞的恶性肿瘤，在患者血清 / 尿液中大量出现某一些 Ig 的 H 链或片段，其中 γ、α 及 μ 重链病常见。免疫电泳只出现单一 L 链沉淀线提示多属于恶性疾病，两条同时出现则多属于 SLE、肝脏疾病等。

5. 肿瘤坏死因子（TNF）

【检测方法】酶免法。

【参考值】阴性。

【临床意义】肿瘤坏死因子（tumor necrosis factors，TNF）是细胞因子网络中的一个重要成员，是维持机体内部自稳、抵御各种治病因子必不可少的免疫调节因子，主要由巨噬细胞和单核细胞产生，具有多种生物学效应，主要介导抗肿瘤及调节机体的免疫功能，也是炎症反应的介质之一，参与炎症病变的多方面病理变化。测定血清或其他体液中 TNF 浓度，是基础医学和临床多种疾病的诊疗很有价值的指标。

（1）肿瘤：许多肿瘤细胞可产生 TNF，因此在多种肿瘤时机体内 TNF 表达明显升高。TNF 又可通过细胞毒作用，杀死肿瘤细胞或抑制某些肿瘤细胞增殖。

（2）风湿性关节炎患者的滑膜中有大量 TNF。

（3）在脓毒败血症、感染性肺炎等严重炎性疾病时血清中 TNF 含量明显增高。许多寄生虫病患者的 TNF 也显著改变。艾滋病患者体液中 TNF 也高于正常人。疟疾抗原、病毒和细菌均可诱导 TNF 产生，TNF 又反过来具有抗病毒、抗细菌、抗疟疾作用。

（4）TNF 与移植排斥反应密切相关，在患者的血清或尿液中 TNF 的表达与排斥反应程度呈正相关。

6. 超敏 C 反应蛋白定量测定（金标法）

【检测方法】金标法。

【参考值】阴性。

【临床意义】

C 反应蛋白（CRP）是一种急性时相蛋白，在炎症、组织损伤、急性感染或一些慢性炎症如类风湿关节炎（RA）等疾病时，CRP 含量迅速增高。超敏 C 反应蛋白（hs-CRP）是通过改变检测试剂，提高了 CRP 检测的灵敏度，对于疾病早期诊断、治疗及疗效观察有重要意义。

7. 抗骨骼肌抗体（ASMA）

【参考值】阴性。

【临床意义】在重症肌无力（MG）中抗横纹肌抗体具有重要的诊断意义，尤其当有相关的胸腺瘤时，由于有许多未定的抗原，抗横纹肌抗体成为良好的抗体鉴定的方法。胸腺瘤与 MG 密切相关。伴胸腺瘤的 MG 抗体阳性率高达 90%；60 岁以上不伴胸腺瘤的 MG 患者，抗体阳性率为 55%，而 60 岁以下患者抗体阳性率极低。由于 MG 伴胸腺瘤患者中，抗横纹肌抗体的阳性率如此高，因而抗体阴性可排除年轻的 MG 患者患胸腺瘤的可能性。

8. β_2- 微球蛋白（β_2-MG）

【参考值】28 ～ 1.95mg/L。

【临床意义】β_2- 微球蛋白（β_2-MG）是一种相对分子量小的蛋白质，分子量为 11.8kD，存在于除红细胞和胎盘滋养层以外的所有有核细胞中，尤其在淋巴细胞和单核细胞中存在丰富，在其免疫应答中起重要作用。肿瘤细胞合成 β_2-MG 的能力也非常强。其作为 HLA 的轻链以非共价键与重链结合。由于其分子量小，可自由通过肾小球滤过膜，滤过的 β_2-MG 在近端小管几乎全被重吸收，吸收率达 99.92%，被重吸收的 β_2-MG 在肾小管中完全降解。

β_2-MG 测定是诊断近曲小管受损的灵敏指标，血 β_2-MG 升高而尿 β_2-MG 正常，主要由于肾小球滤过功能下降，常见于急性肾炎、肾功能衰竭等。血 β_2-MG 正常而尿 β_2-MG 升高，主要由于肾小管重吸收功能明显受损，见于先天性近曲小管功能缺陷、范科尼综合征、肾移植排斥等。此外，对肿瘤的诊断也有一定价值。

β_2-MG 还可用于肾移植术后成活情况、糖尿病肾病、痛风肾及某些恶性肿瘤的诊断和治疗监测。

9. 尿微量白蛋白定量测定（金标法）

【检测方法】金标法。

【参考值】< 20mg/L。

【临床意义】微量白蛋白（microalbuminuria，mALB）的监测是肾小球早期损害的一个非常敏感的指标，也是诊断糖尿病并发症早期肾脏损害的一项指标。通过定期连续监测糖尿病患者尿中微量白蛋白与肌酐的比值来反映糖尿病早期肾损害情况，提前预防糖尿病肾病的发生有着重大的临床意义。此外，尿微量白蛋白不仅反映肾小球损害，同时也是全身血管内皮受损的标志，和动脉粥样硬化的缺血性心脑血管病变密切相关，临床上必须关注高血压合并尿微量白蛋白升高的患者。

10. 纤维蛋白（原）降解产物（FDP）

【检测方法】定性法。

【参考值】阴性。

【临床意义】FDP 是综合反映纤溶亢进的指标，纤溶蛋白（原）降解时呈阳性反应。增高见于各种疾病引起的原发性与继发性纤溶症（如 DIC）、恶性肿瘤、白血症、肺栓塞、深静脉血栓形成。在 DIC 晚期当 3P 试验为阴性时，FDP 含量增高对诊断 DIC 有重要意义。如与尿 FDP 配合，还可以对某些肾脏病变做出诊断，如血 FDP 上升，则提示肾小球肾炎、泌尿系统感染和肾移植后排斥反应等。

11. 降钙素原检测（PCT）

【临床意义】（1）外科：PCT 与严重细菌和败血症感染的发生及其过程有密切的关系，能准确反映引起病变（如腹膜炎）的感染源是否得到根除。每天对 PCT 浓度进行监测，可对治疗结果做出可靠的评价。PCT 可用于手术创伤或复合创伤的监测。PCT 用于心脏手术患者，心脏手术使用心肺机，即使患者有白细胞增多症、中性粒细胞增多症、嗜酸性细胞减少症或 CRP 升高不充分等疾病，PCT 浓度通常不升高或仅有轻微升高，故 PCT 很适合用于败血症的检测。

（2）移植外科：器官移植患者使用 PCT 检测，可早期引入治疗从而提高生存率并缩短住院时间。PCT 用于器官移植患者感染的诊断，免疫抑制疗法严重削弱了器官移植患者的抗感染能力，而 PCT 可早在感染发生仅 2 小时时即可提示有系统性感染的存在。感染早期 PCT > 0.1ng/mL，其灵敏度为 77%，特异性为 100%，逐月的 PCT 浓度监测可对抗微生物疗法的疗效做出可靠的评价。PCT 应用于器官排斥反应、器官移植后监测的主要任务之一，就是能明确区分感染与器官排斥。因为 PCT 的释放不是由急性或慢性器官排斥反应刺激引起的，所以若存在高浓度的 PCT 即可认为有感染存在。如果 PCT 浓度超过 10ng/mL，98% 可能是感染而非器官排斥。

（3）血液肿瘤科：PCT 有助于对细菌和真菌引起的系统性感染做出明确诊断。即使是化疗患者，PCT 对是否有败血症感染也能做出可靠的检测和评估。PCT 在免疫抑制和中性粒细胞减少患者中的表现与无免疫抑制患者中观察的结果相似，其诊断价值已明显优于 CRP 和细胞因子。骨髓移植或造血干细胞移植患者，均存在体液和细胞免疫缺陷，可掩盖因细菌、真菌、病毒及原虫引起的严重系统性感染。PCT 浓度的升高对细菌性全身感染有很高的诊断率。如果同种异体移植后出现败血症休克，血浆 PCT 浓度极度升高，表明预后不良。

（4）普外科：中小手术血浆 PCT 浓度通常在正常范围内；大手术如大的腹部手术或胸部手术，术后 1 ~ 2 天内 PCT 浓度常升高，通常为 0.5 ~ 2.0ng/mL，偶尔超过 5ng/mL（这种情况常以 24 小时为半衰期，几天内降至正常水平）。因此术后因感染造成的 PCT 高浓度或持续高水平很容易鉴别。复合创伤后 12 ~ 24 小时，PCT 中度升高，可达 2.0ng/mL，严重的肺或胸部创伤，PCT 可达 5ng/mL，如没有感染并发症，一般以半衰期速度降至正常范围。

（5）PCT 选择性地对系统性细菌感染、相似菌感染及原虫感染有反应，而对无菌性炎症和病毒感染无反应或仅有轻度反应。因此，PCT 适用于内科医疗中常见的疾病和综合征的鉴别诊断。如成人呼吸窘迫综合征感染性和非感染性病因学的鉴别诊断；胰腺炎感染坏死和无菌性坏死的鉴别诊断；鉴定感染时发热，如接受化疗的肿瘤和血液病患者；在接受免疫抑制剂的患者中，鉴别诊断慢性自身免疫性疾病的急性恶化与风湿性疾病伴系统性细菌感染；鉴别诊断细菌性脑膜炎与病毒性脑膜炎；对接受化疗的中性粒细胞低下症患者，明确是否存在有生命危险的细菌和真菌感染；对接受免疫抑制疗法的器官移植患者，明确是否存在严重的细菌和真菌感染，同时用于感染和移植排斥反应的鉴别诊断。

（6）儿科：PCT 对细菌和病毒感染的鉴别诊断有很高的灵敏度和特异性。由于细菌感染和病毒感染治疗上存在本质性的差别，因此 PCT 对具有非特异性感染症状的患者的治疗可提供有价值的信息。高浓度的 PCT 只出现于细菌性脑膜炎；而病毒性脑膜炎 PCT 仍保持在正常范围内（脑脊液中检测不到 PCT）。每天按时对 PCT 浓度进行监测，可对治疗结果做出可靠的评价。

12. 甲状旁腺激素（PTH）

【检测方法】RIA 法。

【参考值】0.1 ～ 1.8μg/L。

【临床意义】（1）升高见于：①原发性甲状旁腺功能亢进症、假性特发性甲状旁腺功能低下；②继发性甲状旁腺功能亢进症、慢性肾功能衰竭、单纯甲状腺肿；③甲状腺功能亢进、老年人、糖尿病性骨质疏松、异位 PTH 分泌综合征；④药物或化学性如磷酸盐、降钙素、氯中毒等。

（2）降低见于：①特发性甲状旁腺功能减退症、低镁血症性甲状旁腺功能减退症，由于 PTH 分泌减少引起低钙血症；②非甲状旁腺功能亢进性高钙血症如恶性肿瘤、结节病、维生素 D 中毒、甲状腺功能亢进症及其他由于高钙血症抑制 PTH 分泌的疾病。

13. 血清肌钙蛋白（CTnI）

【检测方法】金标法。

【参考值】阴性。

【临床意义】肌钙蛋白（troponin，Tn）由肌钙蛋白 T（TnT）、肌钙蛋白 I（TnI）及肌钙蛋白 C（TnC）三种亚单位所组成。三种亚单位组合与原肌球蛋白一起构成复合体，调节肌细胞的收缩力和速度。心肌钙蛋白 I（cardiac troponin I，CTnI）是唯一的不同于骨骼肌中发现的肌钙蛋白 I。CTnI 具有心肌的特异性，可作为心肌损伤的敏感和特异的血清标志物。急性心肌梗死后 4 ～ 8 小时 CTn 在血清中高于决定值，出现晚于肌红蛋白，但其升高持续时间长，可持续 4 ～ 10 天，和 CK–MB 比较，正常人血清中几乎测不到 CTn，因而它对急性心肌梗死有较高的分辨能力。怀疑急性心肌梗死的患者，一般在入院和入院后 3 小时、6 小时、9 小时各测一次 CTn 和肌红蛋白。CTnT 还可用于评估溶栓疗法的成功与否，观察冠状动脉是否复通。CTnT 还常用于判断急性心肌梗死大小。CTnT 对不稳定性心绞痛阳性率可达 39%。CTnT 对于诊断心肌炎，也比 CK–MB 敏感的多。

CTnI 是一个十分敏感和特异的急性心肌梗死标志物。心肌损伤后 4 ～ 6 小时释放入血，达到诊断决定值，心肌缺血症状发作后 14 ～ 36 小时出现高峰。可持续 3 ～ 7 天，在 7 天后，CTnI 诊断 AMI 敏感性超过 LD1/LD2。

CTnI 在成功溶栓疗法使冠状动脉复通后会升高，敏感性高于 CK–MB 和肌红蛋白。

CTnI 可敏感地测出小灶性心肌损伤存在，不稳定性心绞痛和非 Q 波 MI。

目前，CTnI 被认为是一个心肌细胞死亡的最敏感和最特异的标志物，正成为当今诊断 AMI 的"黄金标准"。

14. 血肌红蛋白（myoglobin，Mb）

【检测方法】金标法。

【参考值】47.7 ～ 144nmol/L。

【临床意义】血肌红蛋白（myoglobin，Mb）是一种氧结合蛋白，广泛存在于骨骼肌、心肌、平滑肌，约占肌肉中所有蛋白的 2%。Mb 在心肌损伤时出现较早，是急性心梗（AMI）发生后最早的可测心肌损伤标志物。在 AMI 发作后释放入血，2 小时即升高，6 ～ 9 小时达高峰，24 ～ 36 小时恢复至正常水平。Mb 的阴性预测价值为100%。在胸痛发作 2 ～ 12 小时内，如 Mb 阴性可排除急性心肌梗死，Mb 结合心电图能提高急性心肌梗死早期诊断的有效率，可从单独使用心电图的 62% 提高至 82%。溶栓治疗成功者，Mb 浓度可在溶栓后 2 小时明显下降。

临床上，除急性心肌梗死以外，开胸手术、过度体育锻炼、骨骼肌创伤、进行性萎缩、休克、严重肾衰、肌内注射时血清 Mb 都会升高，因此，Mb 临床应用的主要问题是特异性不高，特别是早期心电图和其他标志物都未变化时，单凭 Mb 决定是否使用溶栓疗法有一定的风险。

15. 甲胎蛋白（AFP）

【检测方法】金标法或酶免法。

【参考值】阴性。

【临床意义】甲胎蛋白（AFP）是胎儿发育早期由卵黄囊或肝脏合成的一种血清糖蛋白，生理情况下低浓度存在于成人体内（< 20μg/L）；胚胎期浓度较高，可通过脐带进入母体血液中，因此妊娠期孕妇体内 AFP 有所升高，然而如有显著异常则标志胚胎发育异常；在病理状态下，AFP 与原发性肝癌、胃肿瘤、肺癌、胰腺和胆管癌、睾丸肿瘤等相关。

癌变的肝细胞有合成 AFP 的能力，因此原发性肝癌患者血清 AFP 水平明显升高，阳性率达 80% 以上，因此 AFP 是原发性肝细胞癌敏感的血清学标志物，并可作为判断急性肝功能衰竭患者预后的标志，AFP 增高者，预后良好；胃癌患者中 AFP 阳性率可达 5% ～ 15%，易发生肝转移和淋巴转移，AFP 越高肝转移的可能越早，因此早期发现对于选择手术方式和判断预后有指导意义。内胚窦瘤病死率高，早期手术发现及手术治疗至关重要，AFP 是早期诊断的指标，且与治疗效果相关，其上升与下降可反映内胚窦瘤的生长状况、病情进展与缓解。

AFP 的定量检测还可用于急性肝炎和肝硬化鉴别诊断，肝脏良性疾病如病毒性肝炎、新生儿肝炎、肝硬化等疾病时，由于受损的肝细胞再生幼稚化，使患者血清 AFP 水平有不同程度升高。急性肝病在病情好转后 AFP 的含量下降或正常，肝硬化可呈下降或持续低水平，肝癌则逐渐上升。

在儿科疾病中，AFP 可用作筛查神经管缺陷、非整倍体的实验室标志物。在神经管缺损、脊柱裂、无脑儿等病理情况下，其在羊水中含量显著升高，此外，先兆子痫、妇婴输血、宫内发育迟缓、胎儿死亡，AFP 均有所升高。AFP 水平下降表明存在染色体异常，如三体，以及 Turner's 综合征、脑积水、胎儿生长受限等，此外，如果新生儿 AFP 明显升高，提示新生儿肝炎、先天性胆道闭锁或有能分泌 AFP 的胚胎恶性肿瘤等。

16. 癌胚抗原（CEA）

【检测方法】金标法。

【参考值】正常人阴性。

【检测方法】酶免法。

【参考值】47.7 ～ 144nmol/L。

【临床意义】癌胚抗原（CEA）是一种具有人类胚胎抗原特异性的酸性糖蛋白，是非特异性肿瘤标志物，最常见于消化道恶性肿瘤和胎儿血清中，临床常用于消化道恶性肿瘤诊断，常与其他肿瘤标志物联合检测，以提高其敏感性。CEA 是监测结、直肠癌的较好标志物，是目前临床上应用最为广泛的监测结直肠癌转移复发的血清学指标之一，检测结肠癌患者血清 CEA 水平可提示微转移的存在，并对预后有一定意义。

17. 血浆 D- 二聚体（plasma D-dimer，DD）

【检测方法】仪器比浊法。

【参考值】0 ～ 0.55mg/LFEU。

【临床意义】

纤维蛋白溶解系统是人体最重要的抗凝系统，在溶解过程中，凝血酶使纤维蛋白水解，释放出可溶性的纤维蛋白单体，在因子 XⅢ 作用下，形成稳定的交联纤维蛋白。交联纤维蛋白在纤溶酶的降解过程中，可降解为最小片段 D- 二聚体。生理状态下，机体内保持着凝血与纤溶动态平衡，以保证纤维蛋白及时形成和清除，若这一平衡遭到破坏，血管内凝血倾向增强，纤维蛋白聚集，纤维蛋白降解产物增加，D- 二聚体含量增加。在反映体内凝血酶和纤溶活性时，以 D- 二聚体检测最为理想。D- 二聚体升高表示体内激发性纤溶活性增高，是血管内高凝状态和血栓形成的重要标志物。

（1）血液病诊断的临床意义：约有 40% 的血液病患者血浆中 D- 二聚体含量明显升高。ITP、血友病、过敏性紫癜、急性再障等出血性疾病患者血浆中的 D- 二聚体含量均显著升高，而且升高程度与出血严重程度呈正相关。这表明血液病患者体内存在着出血，也存在着纤溶的激活。D- 二聚体的升高是由于出血部位的血管内有止血栓的形成，继而激活纤溶系统，机体清除血管外血凝块的一种变化。临床常与其他四个凝血项目同时检测，以评估患者出凝血情况，也是外科、骨科手术前后应检项目。

（2）深静脉血栓形成（DVT）的筛查：深静脉血栓形成单凭临床症状不能完全确

诊，必须依赖静脉造影术，但静脉造影属有创伤性检查。因此，有效的筛查试验显得尤为重要。D- 二聚体检测是 DVT 筛查的有效手段，静脉造影确诊为 DVT 的病人 D- 二聚体水平均升高，所以临床上怀疑为 DVT 时如果血浆 D- 二聚体测定结果正常，可完全排除 DVT 的诊断，从而避免了做静脉造影检查给病人带来的痛苦和危险。静脉血栓栓塞症（venous thromboembolism，VTE）在国外是非常常见的。通过临床预测规则和 D- 二聚体检测的联合应用，对于没有相关并发症，没有 VTE 病史的年轻门诊病人，D- 二聚体阴性结果可有效地排除 DVT。有文献报道，通过对骨损伤患者血液中 D- 二聚体的含量分析，发现这种检测方法对静脉血栓栓塞症具有很高的敏感性和阴性预测价值。发生 VTE 的患者血液 D- 二聚体检测均为阳性，当骨损伤的患者血液中 D- 二聚体的含量为阴性时，则不发生 VTE 或发生 VTE 的概率很低。通过检测骨损伤患者血液中 D- 二聚体含量的动态变化过程，从而探讨 D- 二聚体与 VTE 的相关性及影响 D- 二聚体含量的因素。结果显示：骨损伤 48 小时之后 D- 二聚体持续阳性，对 VTE 有非常大的诊断意义，D- 二聚体对于 VTE 在 48 小时之后具有 100% 的阴性预测价值。

外科手术后、组织损伤后对凝血系统的激活可使 D- 二聚体水平显著增高。另外，除组织损伤可以导致出现血栓形成趋势外，如果患者自身存在遗传性抗凝缺陷，或者存在风险因素的情况下，易发生静脉血栓，导致 D- 二聚体水平显著增高。

（3）排除肺栓塞（pulmonary embolism）：深静脉血栓形成中最常见的是肺栓塞（PE），急性 PE 时由于纤维蛋白溶解作用而使其血浆 DD 含量增加。有研究结果显示，急性 PE 时血浆 DD 含量明显增加。对于临床上 PE 发生概率相对较高的患者，可进行 DD 和 Fib 测定筛选，对于 DD 血浆水平较低的患者可排除 PE，以避免创伤性检查，减少患者经济负担；对于 DD 血浆水平高的患者则优先考虑行螺旋 CT、MRI 检查，必要时行肺动脉造影术等检查。

（4）弥漫性血管内凝血（DIC）：据文献报道，D- 二聚体在 DIC 诊断中阳性诊断率是 100%，预测值为 91%，特异性为 97%，被认为是目前诊断 DIC 最有价值的指标之一。D- 二聚体含量与患者机体的纤溶状况呈正相关，D- 二聚体含量随病程的进展而逐渐增高，经有效治疗后，D- 二聚体含量逐渐降低。国外报道对 DIC 患者进行血小板计数、纤维蛋白原定量、FDP 和 D- 二聚体测定，其中仅 D- 二聚体能反映凝血酶原和纤溶酶的活性；若 D- 二聚体的含量异常升高，对 DIC 高危患者具有极高的预报价值。

（5）脑梗死诊断及预后判断中的价值：目前，对脑梗死患者的诊断和疗效观察，头颅 CT 是最重要的手段，但多数脑梗死患者于发病 24 小时内 CT 不显示密度变化，发病后 2～3 周，脑梗死区处于吸收期，由于水肿消失及吞噬细胞的浸润，这种情况下病灶可与脑组织等密度，从而导致 CT 上见不到病灶，反复 CT 检查，加重患者负担，延误时间。近年报道 D- 二聚体可填补这一缺憾，脑梗死急性期血浆 D- 二聚体水平与正常对照组差异有统计学意义，恢复期其水平较急性期下降者，预后良好；较急性期上升者，预后不良。有文献报道 22 例脑梗死患者早期溶栓治疗，结果显示：溶栓后 1 小时血浆中 D- 二聚体急骤升高至峰值，维持约 6 小时、24 小时后基本恢复至溶栓前水平，48 小时后明显下降，基本恢复正常，与溶栓前比较差异均有显著性（P < 0.05）。在脑梗死急性期溶栓治疗中，随着血栓溶解，血浆中 D- 二聚体含量急剧上升，当血栓完全溶解，血管再通后，其含量迅速下降。如持续较高的水平不降，提示血栓未完全溶解或有继发性血栓形成，因而在脑梗死治疗，尤其在溶栓治疗中，动态监测 D- 二聚体含量对脑梗死诊断、疗效观察及预后有重要临床意义。

（6）肝硬化和肝癌：在肝脏疾病中，D- 二聚体含量明显增高，且与肝病的严重程度呈正相关。国内文献报道，血浆 D- 二聚体含量在肝硬化、肝癌各临床分期患者中明显增高，病情及肝功能损害程度越重血浆二聚体含量越高，肝硬化与肝癌患者比较差异无显著性，故对肝硬化与肝癌的鉴别诊断意义不大。肝病出现出血倾向的原因较多，除肝功能损害、产生凝血因子减少外，与纤溶亢进也有一定关系。提示纤溶亢进，可能是一种隐匿型的弥漫性血管内凝血过程。其机制可能是肝病患者在病情发生发展过程中，肝细胞不断发生坏死和再生，体内存在病毒和（或）抗体复合物易致血管内皮受损，造成纤溶抑制活性过低及对纤溶酶类激活物清除障碍，多种凝血因子减少及 D- 二聚体增高。恶性肿瘤细胞具有高水平的纤维蛋白溶酶激酶的特征，此酶可诱发局部纤维蛋白溶解，使血浆 D- 二聚体增高。所以血浆 D- 二聚体测定对肝脏疾病的诊断、预后判定是较有价值的指标。

（7）抗凝治疗的监测：新的研究提示，D- 二聚体检测帮助确定哪些特发性静脉血栓栓塞患者在试验中断后应该恢复抗凝治疗。意大利 S. Orsola-Malpighi 大学医院的 Gualti — eroPalareti 博士的研究显示，D- 二聚体水平升高可确定中断抗凝治疗、有复发性血栓栓塞高风险的患者。相比之下，如果水平正常，中断治疗的复发性风险较低，权重大于继续治疗的出血风险。

（8）恶性实体肿瘤：据统计，恶性肿瘤患者中血栓发生率约 10% ～ 30%，癌症患者术后血栓（特别是下肢静脉血栓及肺栓塞）发生率可高达 50%，其中 90% 患者 D- 二聚体水平升高。肿瘤细胞内容物中有一种高糖物质，结构类似组织因子，在代谢过程中可以显著激活凝血系统，导致血栓形成，使 D- 二聚体水平显著增高，一般情况下，恶性肿瘤时 D- 二聚体的水平显著高于良性肿瘤，而形成的血栓多为静脉血栓，少数为 DIC。对恶性肿瘤患者进行血浆 D- 二聚体检测，对病人是否伴有 DIC 和血栓的诊断，具有十分重要的参考价值。

18. 糖化血红蛋白（HbA1C）

【检测方法】金标法。

【参考值】< 6.0%。

【临床意义】成人红细胞内的血红蛋白（Hb）通常由 HbA_1、HbA_2 和 HbF 组成，其中主要是 HbA_1。糖化血红蛋白是血红蛋白在高血糖作用下发生缓慢连续的非酶促糖化反应的产物，通常占总 Hb 的 5% ～ 8%，糖尿病患者可达 15% ～ 18%，其主要组分为糖化血红蛋白 A_{1c}（HbA_{1c}），此外，尚有 HbA_{1a1}、HbA_{1a2} 及 HbA_{1b} 三种。

糖化血红蛋白的形成是不可逆的，其浓度与红细胞寿命（平均 120 天）和该时期内血糖的平均浓度有关，不受每天葡萄糖波动的影响，也不受运动或食物的影响，所以糖化血红蛋白反映的是过去 6 ～ 8 周的平均血糖浓度，故此实验主要用于评定糖尿病的控制程度，当糖尿病控制不佳时，GHb 浓度可高至正常 2 倍以上。

血浆葡萄糖转变为糖化 Hb 与时间有关。血糖浓度急剧变化后，在起初 2 个月内 HbA_{1c} 变化速度很快，在 3 个月后则进入一个动态的稳定状态。HbA_{1c} 的半衰期为 35 天。由于糖化 Hb 的形成与红细胞的寿命有关，因此，在有溶血性疾病及其他原因引起红细胞寿命缩短时，如近期有大量失血、新生红细胞大量产生，均会使糖化 Hb 结果偏低。糖化 Hb 仍可用于监测上述患者，但其测定值必须与自身以前测定值比较而不是与参考值比较。

第四节　骨伤科相关常见疾病及症状检验项目选择应用指南

临床医师在疾病诊疗时，应根据循证医学的原理合理选择和应用检验项目，由于骨伤科临床所遇到的疾病病种繁多，症状交叉，给分类分型诊断带来困难。实验室开展了不同类别的检测项目，临床应根据诊疗的需要，认真分析相应项目的临床意义后合理选择项目组合，以达到诊断、鉴别诊断及分类、分型的目的。下面我们对骨伤科部分常见疾病及症状相关检验项目应用介绍于下，供临床参考。

1. 类风湿关节炎

【常规项目】类风湿因子（RF）、抗角蛋白抗体（AKA）、抗核周因子抗体（APF）、抗环瓜氨酸肽抗体（CCP）、葡萄糖 -6- 磷酸异构酶（6-GPI）、抗 RA33 抗体（抗 RA33）、抗 Sa 抗体（抗 Sa）、C 反应蛋白（CRP）等。

【辅助项目】抗核抗体（ANA）、双链 DNA 抗体（ds-DNA）、ENA 抗体（ENA）、免疫球蛋白 A（IgA）、免疫球蛋白 G（IgG）、免疫球蛋白 E（IgE）、类风湿因子 IgA（RFIgA）、类风湿因子 IgG（RFIgG）、类风湿因子 IgE（RFIgE）、补体 C_3（C_3）、补体 C_4（C_4）、红细胞沉降率（ESR）、肝功能、肾功能、血常规、尿常规等。

2. 风湿热

【常规项目】抗链球菌溶血素 O（ASO）、C 反应蛋白（CRP）、红细胞沉降率（ESR）、血常规等。

3. 脊柱关节病

包括强直性脊柱炎、瑞特综合征、反应性关节炎等。

【常规项目】人类白细胞抗原 HLA-B27（HLA-B27）、免疫球蛋白 A（IgA）、免疫球蛋白 G（IgG）、免疫球蛋白 E（IgE）、补体 C_3（C_3）、补体 C_4（C_4）、C 反应蛋白（CRP）等。

【辅助项目】抗核抗体（ANA）、ENA 抗体（ENA）、红细胞沉降率（ESR）、血常规、尿常规、肝功能、肾功能等。

4. 骨关节炎

【常规项目】抗角蛋白抗体（AKA）、抗核周因子抗体（APF）、类风湿因子（RF）、抗链球菌溶血素 O（ASO）、C 反应蛋白（CRP）、红细胞沉降率（ESR）、血常规、尿常规、肝功能、肾功能。

5. 系统性红斑狼疮

【常规项目】抗核抗体（ANA）、双链 DNA 抗体（ds-DNA）、ENA 抗体（ENA）、免疫球蛋白（Ig）、补体 C_3（C_3）、补体 C_4（C_4）、C 反应蛋白（CRP）等。

【辅助项目】T 淋巴细胞亚群（OKT）、红细胞沉降率（ESR）、血常规、尿常规、肝功能、肾功能等。

6. 混合性结缔组织病

【常规项目】抗核抗体（ANA）、双链 DNA 抗体（ds-DNA）、ENA 抗体（ENA）、免疫球蛋白 A（IgA）、免疫球蛋白 G（IgG）、免疫球蛋白 E（IgE）、补体 C_3（C_3）、补体 C_4（C_4）、C 反应蛋白（CRP）、T 淋巴细胞亚群（OKT）、红细胞沉降率（ESR）、血常规、尿常规、肝功能、肾功能等。

7. 系统性硬化症

【常规项目】抗核抗体（ANA）、双链 DNA 抗体（ds-DNA）、ENA 抗体（ENA）、免疫球蛋白 A（IgA）、免疫球蛋白 G（IgG）、免疫球蛋白 E（IgE）、补体 C_3（C_3）、补体 C_4（C_4）、C 反应蛋白（CRP）、抗中性粒细胞胞浆抗体（ANCA）。

【辅助项目】红细胞沉降率（ESR）、肝功能、肾功能、血常规、尿常规。

8. 干燥综合征

【常规项目】抗核抗体（ANA）、双链 DNA 抗体（ds-DNA）、ENA 抗体（ENA）、免疫球蛋白 A（IgA）、免疫球蛋白 G（IgG）、免疫球蛋白 E（IgE）、补体 C_3（C_3）、补体 C_4（C_4）、C 反应蛋白（CRP）、类风湿因子（RF）、红细胞沉降率（ESR）。

【辅助项目】肝功能、肾功能、血常规、尿常规等。

9. 代谢性骨病（骨质疏松等）

【常规项目】β-胶原降解产物测定（β-CTX/NTX）、血清骨碱性磷酸酶（BAP）、氨基端和中段骨钙素（N—MID, Osteocalcin）、25-羟基维生素 D（OCTEIA™ 25-OH-

VD）、钙、磷等。

10. 多发性骨髓瘤

【常规项目】轻链 Kappa、Lambda 定量（κ–LC，λ–Lc）、本周蛋白、免疫球蛋白 A（IgA）、免疫球蛋白 G（IgG）、免疫球蛋白 E（IgE）、补体 C_3（C_3）、补体 C_4（C_4）、C 反应蛋白（CRP）、总蛋白、球蛋白、白蛋白、红细胞沉降率（ESR）、血常规。

11. 重症肌无力

【常规项目】抗核抗体（ANA）、ENA 抗体（ENA）、抗平滑肌抗体（SMA）、抗环瓜氨酸肽抗体（CCP）、免疫球蛋白 A（IgA）、免疫球蛋白 G（IgG）、免疫球蛋白 E（IgE）、补体 C_3（C_3）、补体 C_4（C_4）、C 反应蛋白（CRP）、肌酸肌酶、乳酸脱氢酶、红细胞沉降率（ESR）等。

12. 肌炎 / 皮肌炎

【常规项目】抗核抗体（ANA）、双链 DNA 抗体（ds–DNA）、ENA 抗体（ENA）、免疫球蛋白 A（IgA）、免疫球蛋白 G（IgG）、免疫球蛋白 E（IgE）、补体 C_3（C_3）、补体 C_4（C_4）、C 反应蛋白（CRP）、肌酸肌酶、肌电图。

【辅助项目】T 淋巴细胞亚群（OKT）、红细胞沉降率（ESR）、血常规、尿常规、肝功能、肾功能。

13. 骨结核病

【常规项目】结核分枝杆菌抗体检测（TB–DOT）、结核感染 T 细胞检测、红细胞沉降率（ESR）、C 反应蛋白（CRP）、血常规等。

14. 挤压综合征

【常规项目】肌酸肌酶（CK）、肌钙蛋白（cTnI）、肌红蛋白（Mb）等。

15. 发热

【常规项目】抗核抗体（ANA）、双链 DNA 抗体（ds–DNA）、ENA 抗体（ENA）、免疫球蛋白 A（IgA）、免疫球蛋白 G（IgG）、免疫球蛋白 E（IgE）、补体 C_3（C_3）、补体 C_4（C_4）、C 反应蛋白（CRP）、类风湿因子（RF）、抗链球菌溶血素 O（ASO）、红细胞沉降率（ESR）、血常规等。

16. 心肌炎（血清心肌标志物）

【常规项目】AST、肌酸肌酶（CK）、肌酸肌酶同工酶（CK–MB）、乳酸脱氢酶（LDH）、乳酸脱氢酶同工酶 1（LDH1）、α 羟丁酸脱氢酶（α–HBD）、肌钙蛋白（cTnI）、肌红蛋白（Mb）等。

第九章　影像学检查

第一节　X线检查

　　X线检查是骨伤科疾病检查、诊断的重要手段之一。常规X线检查在骨伤科疾病的应用最为广泛，且具有快速、安全的特点。创伤性骨折多可根据病史、症状及临床检查来确定诊断，但X线检查对骨折的诊断有其独特的意义。它不但可确定骨折、脱位的有无，而且对损伤程度、类型、移位情况及合并症的诊断、分析意义更大；对骨折的整复和复位效果也有很强的临床指导意义；对骨折愈合情况的鉴定也有很高的参考价值，并能发现一般临床检查难以确定的骨折。如疲劳性骨折、裂纹性骨折、小片撕脱骨折、轻度压缩和嵌入型骨折，以及关节内和近关节部的骨折和骨折合并脱位等，对骨的病理性改变及牵涉事故、法律纠纷的损伤等，都需要做X线检查来确定。因此，为证实诊断，进一步掌握分析骨折局部的详细情况，提高诊断和治疗水平，积累和保存病历资料，对每个骨伤病人进行常规X线检查及定期复查，是非常必要的。当然也不能过分依赖X线，因为即使是最先进的检查仪器，也都不是绝对的。例如对肋软骨骨折，临床畸形很明显，X线却不能显示；又如某些股骨颈、腕舟骨和疲劳性骨折的早期，X线也难以显示，只有待两周后X线复查时才能显示出来。因此，应密切结合临床体征，以免误诊，贻误治疗。由于X线检查对骨与关节伤病的诊断作用很重要，所以骨伤科医师必须熟练掌握X线检查的理论知识和X线片阅读方法，更好地为骨伤科临床和研究服务。

一、X线检查方法

1. 透视

　　一般单纯的四肢骨折、脱位，仅行X线透视即可确诊。特别是带电视的X线，影像清晰，不需暗室，更为方便，且对某些难以复位的骨折，还可在电视X线监视下复位。其最大的缺点是不能保存资料，且长期应用时对医者有放射性损害。

2. 拍片

　　X线拍片是诊断骨折的可靠方法。一般需拍正、侧位片，必要时还可拍轴位、各方向的斜位及切线、断层和造影等。为满足诊断和治疗需要，检查应注意以下事项。

（1）不论透视、拍片，一般每个部位都应常规做正、侧两方面的检查，以免误诊和延误治疗。因有些骨折仅向某一侧成角或错位，如不同时检查两个方位，将会误为未骨折或骨折未错位。

（2）对四肢骨折，拍片应包括骨的全长和邻近关节。如此可为诊断骨折的部位、旋转、成角和错位的方向及给整复提供依据。一般四肢骨干骨折，中段以下应包括下关节；中段以上应包括上关节；必要时需包括上下两关节；腰椎需包括胸 12 和骶椎；胸椎应包括胸腰段。

（3）对关节部骨折有疑问时，需拍健侧 X 线片作对比观察。如儿童期骨骺生长发育差异较大，故对骨骺损伤和某些关节的半脱位，往往需与健侧作对比观察才能确定诊断。

（4）对某些部位的某些骨折，若 X 线检查与临床检查明显不符时，应按临床诊断处理，待 2～3 周后再拍片复查，常可发现骨折。如腕舟骨和股骨颈的线型骨折、疲劳性骨折等，常有这种情况。

二、骨折的 X 线片表现与分析

1. 骨折线的判断

骨折线是骨折的基本 X 线表现。明显的骨折线不难辨认，对可疑而又难以肯定者，可加拍其他位置或拍健侧对照，或待 2～3 周后再拍片复查。对骨折线应注意观察其形态和走行方向及骨折的错位、成角、旋转、分离、重叠、嵌入、压缩等情况，分别予以描述。

2. 观察近关节部位骨折时，应注意其相邻关节有无合并脱位、半脱位或骨折

由于外力的传导作用，某些部位可发生骨折、脱位或并发其他部位骨折的复合性损伤。例如耻骨和坐骨骨折错位明显时，应注意观察同侧骶髂关节是否脱位；由高处坠下致跟骨压缩骨折时，应注意观察是否并发腰椎压缩骨折；胫骨下段骨折移位或成角明显时，应注意观察腓骨上段有无骨折或上、下胫腓骨关节分离；前臂的单一骨折移位或成角明显时，应注意观察肱桡关节或下尺桡关节有无脱位；股骨中段以上骨折出现内收内旋的反常畸形时，应注意观察同侧髋关节有无脱位等。

3. 骨折时间长短的判断

新鲜的骨折周围软组织肿胀，骨折线锐利，邻近骨质密度正常。若骨折线变钝、模糊，或有骨痂出现、邻近骨质疏松等 X 线表现者，为陈旧性骨折。

4. 对骨折整复和手术效果的判断

首先观察骨的排列状况和位线是否良好；对手术复位内固定者，还应观察钢板、螺钉、髓内针等固定物的位置和关系及折端对合是否严密，有无骨折吸收现象等。股

骨颈骨折内固定治疗者，除观察内固定物的位置外，还应注意股骨头的位置、密度及内固定物有否穿破股骨头关节面等。

5. 骨折愈合情况的判断

骨折愈合情况和 X 线表现有以下两方面。

（1）骨质变化：一般骨折固定一段时间后，因制动关系，常有不同程度的疏松现象，时间越久越明显，尤其是功能活动差者。若折端出现吸收、折线增宽，为骨折迟延愈合现象；折端萎缩，甚或硬化、髓腔闭锁，为骨折不愈合的征象。

（2）骨痂情况：一般来说，骨痂生长的多少和快慢是判断骨折愈合情况的重要标志。一般成人骨干骨折 2 ～ 3 周后可有稀疏骨痂出现，如出现时间过晚或很少，则有骨折迟延愈合趋势。有些虽骨痂量不少，但质较差而呈云团状堆集无连续性表现，也是愈合不良的征象。相反有的虽骨痂量不多，但呈板层状连续或折端模糊不清（内骨痂），却是骨折愈合的征兆。关节内或近关节部的松质骨折愈合时多无明显外骨痂，而只要有骨折线模糊即为骨折愈合的征兆。

6. 其他影像表现

骨折并发感染者，局部骨质可出现炎症破坏和反应性新骨及密度相对增高的死骨影像。若为病理性骨折，则可根据骨破坏的 X 线表现，结合临床和其他检查，确定病变的性质。

另外，要注意辨别两骨边缘的重叠和肌肉、脂肪的边缘及肠腔气体与骨骼的重叠影像等。还要注意辨别颅骨和长管状骨的边缘光滑、密度较低的弧状血管、神经沟影像和骨的解剖变异，骨骺线及胶片的污染与骨折线的混淆等。

X 线检查虽有不少优点及重要的使用价值，但由于 X 线检查只能从影像的变化来判断，而不完全是伤病的实质变化情况，因此难以准确判断并做出及时的诊断。此外，X 线投照部位不准或 X 线投照的影像质量不高，X 线片看不清时，常与临床病变情况相差甚远，从而影响临床医生的判断。因此，对 X 线检查不可单纯依赖，它仅是辅助诊断手段之一。

各部位 X 线检查详见各部位检查法。

第二节 CT 检查

CT 是电子计算机横断扫描的简称，它较普通 X 线能更迅速、准确、较早地发现一些骨与软组织病变。虽然，骨伤病的大多数可用普通 X 线检查做出诊断。而 CT 则由于其高空间分辨率和高密度分辨率，且不受骨阴影重叠或肠内容物遮盖的影响等优势，明显优于普通 X 线。CT 可直接显示许多密度近似的、普通 X 线不能显示的器官组织和病变，能从横断面了解脊椎、骨盆、四肢骨关节的病变。椎体本身、椎管侧隐窝、小关节突及骨盆、长骨等处的原发、复发性骨肿瘤和转移性病变等，都可通过 CT 的横断扫描准确显示病变的部位、范围及与周围组织的关系等。目前，CT 在骨伤科方面较多用于检查脊椎、关节和颅脑系统疾患，如 1、2 颈椎骨折，齿状突骨折，部分椎弓根骨折，环枕关节半脱位，棘突及横突骨折，CT 均可明确诊断。对椎间盘的病变、突出等诊断准确率都较高。对椎管狭窄，韧带肥厚、钙化，骨的唇状增生和椎管形态等，能较明确地显示。对脑髓损伤、颅内出血、血肿、肿瘤等，也能较明确地显示。

人体各种组织结构不同，X 线衰减差异较大，形成各种不同的 CT 值，也可以利用 CT 值来鉴别组织的性质。（表 9-1）

表 9-1 正常人体组织的 CT 值（HU）

组织	平扫 CT 值	组织	平扫 CT 值	组织	平扫 CT 值
脑	25～45	脾脏	50～70	骨	150～1000
灰质	35～60	胰腺	40～60	椎间盘	50～110
白质	25～38	肾脏	40～60	子宫	40～80
基底节区	30～45	主动脉	35～50	精囊	30～75
脑室	0～12	肌肉	35～50	水	0
肺	−500～−900	淋巴结	35～55	空气	−1000
甲状腺	90～110	脂肪	−80～−120	静脉血液	50～60
肝脏	40～70	前列腺	30～75	凝固血液	70～90

组织器官产生各种病变，CT 值相应产生变化，然而有时病变与正常组织呈等密度时，可以应用增强扫描来加以区别，为诊断提供重要信息。（表 9-2）

表 9-2 病变的 CT 值（HU）

病变	平扫 CT 值	病变	平扫 CT 值	病变	平扫 CT 值
凝固血液	70～90	鲜血	＞0	囊肿	+15～−15
渗出液	＞18±2	慢性血肿	20～40	肺癌	平均 40
漏出液	＞18±2	炎症包块	0～20	结核灶	60

但 CT 检查也有其缺点和局限性，要注意掌握其适应证。

第三节 MRI 检查

MRI，又叫 MR，是核磁共振的简称。

MRI 是 20 世纪 80 年代起用于临床的一种医学成像方法，是继 CT 后放射学领域的又一重大成就。MRI 是利用人体组织磁性特征，运用磁共振原理测定各组织中运动质子的密度，进行空间定位以获得运动中原子核分布图像的一种检查方法。人体内有大量的氢离子（H$^+$）、H 核（质子），这是目前被选为做 MRI 检查的物质。当这些有磁力的原子核被置于强磁场内时，它们就围绕磁力做旋转运动，各种不同组织的 H$^+$ 浓度不同，经过数据处理，就使组织的 MRI 图像呈现出不同的灰阶。MRI 成像具有参数多、软组织分辨率高，并可随意取得横断面、冠状面、矢状面断层图像，且无辐射损害等优点。在骨伤科疾病诊断中，MRI 能很好地显示肌肉和脂肪组织结构，对肌肉、肌腱的断裂、血肿、肿胀以及血管吻合后通过情况能清晰地显现，并能显示病变部位、形态和范围等，对四肢关节软组织损伤性疾患的诊断亦较精确。MRI 较之 CT 更易获得脊柱的三维结构，可以同时以矢状面、冠状面及横断面观察椎管内外的结构有无改变，如椎管矢径大小、硬膜囊形态、黄韧带厚度、后纵韧带改变、硬膜外脂肪消失、脱出椎间盘轮廓、锥体后缘的骨质增生以及局部有无炎症或肿瘤等。MRI 检查可以早期发现脊髓组织本身的病理及生化改变，这是其他任何诊断技术尚不能取代的。MRI 可明确显示、区分组织结构和组织状态，各种组织信号高低程度依次为脂肪、骨髓、脑及脊髓、内脏、肌肉、韧带及肌腱、血液流动着的血管、密质骨、空气等。

　　MRI 对软组织显像清晰，特别是对肌肉的显像优于普通 X 线和 CT，其主要特点是：

　　（1）优点：①高对比度：CT 只有一个成像参数，即 X 线吸收系数，MRI 至少有 4 个成像"组织参数"，即 T1、T2、N（H）和流速 f（V）。MRI 对比度明显高于 CT，比如能很好地区分脑的灰、白质和脑神经核团，不用造影剂显示心脏房、室和大血管腔。选择适当的脉冲序列，可使关节软骨、肌肉、韧带、椎间盘、半月板等成像而直接显示。②实现了分子生物学和组织学诊断的提高。③提高了心脏、大血管形态和功能的诊断。④无骨伪影：对于像后颅凹 CT 上易于出现骨伪影的部位，MRI 的图像质量和对病变的诊断显著优于 CT。⑤任意方位断层：MRI 扫描在病人体位不变的情况下，通过变换层面选择梯度磁场，可行横、矢、冠或斜位断层。⑥无损伤的安全检查。

　　（2）缺点：①定性诊断困难：尽管 MRI 图像能反映分子生物学和组织学特性，对某些病变的病理组织学改变如脊髓空洞症、多发性硬化、脂肪瘤、亚急性和慢性血肿等，在定性诊断上有所帮助，但仍对于不少病变难以做出定性诊断。②成像速度慢。③运动伪影。④钙化灶：钙化灶在发现病变和定性诊断上都有很大作用，CT 能很好地显示钙化灶的部位、范围及形态。MRI 对钙化不敏感，一般表现为低信号。⑤仍有明确禁忌证：如装有心脏起搏器，疑有眼球内金属异物者，动脉瘤用银夹结扎术后均应严禁做 MRI 检查。⑥MRI 亦有其局限性，不能完全代替 X 线及其他成像技术。

第四节　ECT 检查

放射性核素骨显像又称 ECT（发射型计算机断层仪 Emission Computed Tomography）全身骨扫描，是一种诊断性的影像学检查方法。自 20 世纪 70 年代 ^{99m}Tc 标记的磷（膦）酸盐作为骨显像的示踪剂问世并应用于临床以来，骨显像在核医学领域可谓独树一帜，现已成为许多骨骼疾病，尤其是早期诊断恶性肿瘤是否骨转移的常规检查项目。目前，核素全身骨显像是临床核医学的一项重要内容，它不同于 X 线、CT 和 MRI 检查，不仅可以显示骨骼的大致解剖形态，更能反映骨骼和病变的血流分布、骨盐代谢和成骨细胞活性等，常早于解剖影像发现成骨性骨病变，且无检查禁忌证、价格相对低廉，具有良好的应用价值。骨显像的优点还有一次成像能够全面显示骨骼，判断单骨病变与多骨病变，通过 ECT 断层、SPECT/CT 图像融合等先进技术，与其他影像检查方法优势互补，得到功能和解剖图像，为病人提供最优化的诊断和治疗评估。本节主要介绍 ^{99m}Tc 磷（膦）酸盐骨显像内容。

一、显像原理

骨组织的基本成分有骨细胞、无机盐、有机物和水等化学成分。无机盐主要由钙和磷组成，包括羟基磷灰石晶体及磷酸钙。其中羟基磷灰石晶体类似于离子交换柱，能与体液中可交换的离子或化合物发生离子交换或化学吸附作用。骨显像剂经注射随血流到达全身骨骼，与骨中的羟基磷灰石晶体通过上述作用而分布于骨骼组织，局部骨骼对示踪剂的摄取和局部血流量呈正比。同时未成熟的胶原组织对亲骨性显像剂有较高的亲和力，因而在成骨活跃的部位，显像剂的摄取增多而形成放射性浓聚的"热区"；而在血流量减少和 / 或成骨活性低的部位，则显像剂摄取少而表现为放射性稀疏或缺损的"冷区"。

放射性核素骨显像就是将亲骨性显像剂引入人体内，使其聚集于骨骼内，通过体外 γ 照相机、SPECT 或 PET 显像仪探测显像剂所直接发射的 γ 射线或正电子湮没辐射射线，从而使骨骼显像。放射性核素骨显像剂中以 ^{99m}Tc-MDP 最为常用，它具有骨摄取高且迅速、血液和软组织显示清楚且快的优点，骨显像质量好，临床应用广泛。

二、显像方法

放射性核素骨显像时应根据病人的临床情况及诊断需求选择以下一种或几种方法单独或联合应用。

（一）全身骨显像

常用显像剂为 ^{99m}Tc-MDP，成人剂量为 740 ~ 1110MBq（20 ~ 30mCi），小儿为

9 ～ 11MBq/Kg（250 ～ 300uCi/Kg），发现可疑病变而定位困难时，可加做特殊体位显像。

1. 受检者准备

注射骨显像剂前病人无须特殊准备。静脉注入 ^{99m}Tc–MDP 20 ～ 30mCi，嘱咐病人多饮水或饮料以充分水化，2 小时内应达 500 ～ 1000mL。注射骨显像剂后 2 ～ 4 小时内进行全身骨显像，显像前尽量排空小便，取下病人身上的金属物品。因疼痛不能卧床或不能完成检查者，可先给予注射镇痛药物。

2. 显像条件

病人仰卧位于 SPECT 扫描床上，采集前后位全身骨骼显像，低能高分辨或低能通用型准直器，能峰 140KeV，窗宽 20%，矩阵 256×1024，扫描速度为 10 ～ 20cm/min，Zoom 选择 1。根据全身图像所见结果，必要时加做局部静态显像或侧位、斜位采集，亦可加断层显像。

（二）局部骨、关节静态与断层显像

骨与关节局部平面（包括特殊体位）与断层显像可更加准确地显示解剖结构和病变的形态及病理生理状态，提高图像分辨率，有助于提高诊断的准确性和鉴别诊断能力。采用的显像剂及剂量与全身骨显像相同。

骨与关节平面显像时，根据患者情况或全身骨显像的结果，选择前位、后位、侧位或其他特殊体位，采集矩阵为 128×128 或 256×256，为使获得清晰图像应采集足够的计数。

骨断层显像可改善图像的对比度和分辨率，克服平面显像结果重叠的不足，对于深部病变的探测更为准确和敏感。局部骨断层显像最好以骨平面显像为基础，在静态平面显像后继续做骨断层显像。当病人完成静态平面显像后，让病人再一次排尿，仰卧于检查床上，固定肢体，开始显像。图像采集采用低能通用型准直器或低能高分辨准直器，矩阵 64×64 或 128×128，360°采集，3.0°/ 帧或 6.0°/ 帧，共 120 帧或 60 帧，采集时间 20 ～ 30 秒 / 帧。

（三）三相骨显像

又称骨动态显像，是静脉注入骨显像剂后，于不同时间进行连续动态采集，分别获得局部骨骼及周围组织的血流相、血池相及延迟骨显像的数据和图像，能全面反映各个局部骨骼、关节的血供和代谢状况。该检查无绝对禁忌证，临床应用灵敏度高且价格相对低廉，是对骨骼系统疾病进行诊断和鉴别诊断的常规检查方法之一。具体检查方法如下：

1. 血流相

探头置于病变局部上方，视野包括对侧相应部位，以便于对比分析图像，显像剂与前述骨静态显像相同。采集矩阵为 64×64 或 128×128，"弹丸"式静脉注射显像剂后立即以 2 ～ 3 秒 / 帧的速度对感兴趣区采集系列血流灌注图像，采集 20 ～ 30 帧。血流相主要反映较大血管的通畅和局部动脉灌注情况。

2. 血池相

在注射显像剂后 1 ～ 2 分钟采集，矩阵为 128×128 或 256×256，60 秒 / 帧，采集 1 ～ 5 帧。血池相主要反映骨骼与软组织血液分布情况。

3. 延迟相

在静脉注射骨显像剂后 2 ～ 4 小时内进行，采集条件与局部静态骨显像相同。延迟相主要反映局部骨骼的骨盐代谢活性。

三、检查适应证

1. 骨痛的筛查。

2. 恶性肿瘤患者探查有否骨转移及其转移灶的治疗随访。

3. 评价原发性骨肿瘤病灶侵犯范围及转移与复发。

4. 早期诊断骨髓炎。

5. 股骨头缺血性坏死的早期诊断。

6. 移植骨的血供和存活情况评价。

7. 代谢性骨病的诊断。

8. 解剖影像未能确定的隐匿性骨折。

9. 关节炎的诊断。

10. 人工关节置换术后随访。

11. 骨折愈合评价。

12. 骨活检定位。

13. 骨骼肌损伤程度的评价。

14. 软组织骨化的评价。

四、骨显像的影像分析

（一）静态骨显像

1. 正常影像

在正常成人静态骨显像图像上，全身骨骼呈大致对称性放射性核素聚集，解剖结构显示清楚，不同部位的骨骼由于结构、血液供应和骨盐代谢的差异，其放射性摄取亦有不同程度的差异。扁平骨、松质骨、干骺端及关节因血液供应丰富和代谢旺盛，放射性摄取较多，而密质骨和长骨骨干放射性浓聚较低。较好的全身骨显像图像，能清晰分辨肋骨和脊椎骨，软组织不显影，由于显像剂主要经肾脏排泄，因此可见肾脏和膀胱显影（图 9-1）。

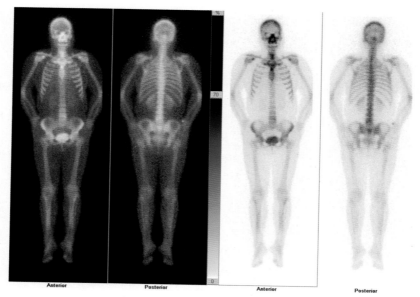

图 9-1　女，44 岁，正常全身骨显像

全身骨骼大致对称，解剖结构显示清楚，扁平骨、松质骨、干骺端及关节放射性摄取较多，

而密质骨和长骨骨干放射性浓聚较低，能清晰分辨肋骨和脊椎骨，软组织不显影，肾脏和膀胱显影

正常儿童和青少年处于骨骼生长发育期，骨骺尚未愈合，骨显像与成人有明显差异，骨骺生长中心处可见明显放射性核素摄取，10 岁以下儿童尤为明显，18 ～ 20 岁以后则应消失，双侧骨骼显像对称，普遍增浓，较成人明显清晰，颅缝可以清楚显示，尤其在年龄较小者更为明显（图 9-2、图 9-3）。

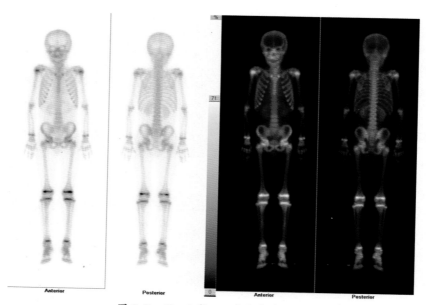

图 9-2　男，9 岁，正常全身骨显像

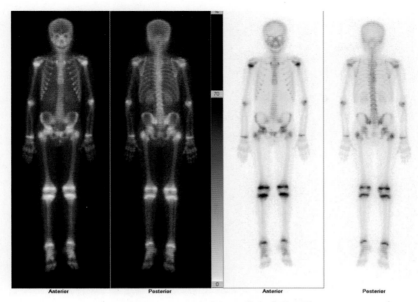

图 9-3　男，15 岁，正常全身骨显像

骨骺生长中心明显放射性核素摄取，双侧骨骼显像对称，普遍增浓，较成人明显清晰，

9 岁儿童显像时颅缝可以清楚显示

2. 异常影像

（1）放射性异常浓聚：局部骨质的病变，如炎症、肿瘤、创伤后修复等，由于骨代谢活跃，血供丰富，放射性核素摄取增加，表现为"热区"。常见于炎症、创伤、骨肿瘤、缺血性骨坏死、关节炎及其他局限性病变等（图 9-4、图 9-5、图 9-6）。

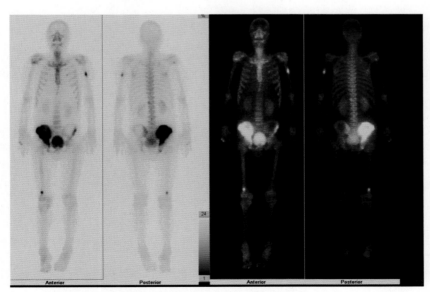

图 9-4　男，67 岁，多发骨转移瘤

左侧肱骨及右侧髂骨、股骨下端多发异常放射性核素浓聚，呈"热区"表现

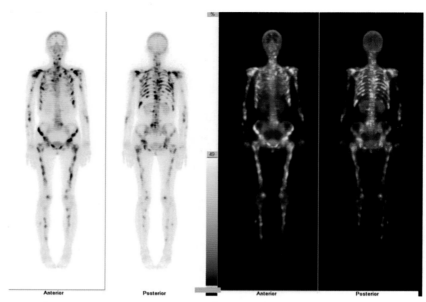

图 9-5　女，73 岁，多发骨转移瘤

全身多处骨骼均呈不规则"热区"表现，分布杂乱无章，形态各异

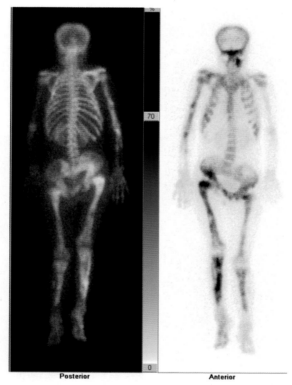

图 9-6　女，40 岁，多发骨纤维异常增殖症

颅骨、颈椎、肋骨、骨盆及右侧肱骨、双侧股骨和胫骨多发骨纤维异常增殖症，

病变区均呈不同程度"热区"表现

（2）放射性缺损：若病变骨质呈溶骨性破坏或血液供应障碍，骨代谢水平较低，表现为放射性核素摄取减少的"冷区"。常见原因有溶骨性破坏为主的骨肿瘤、多发性骨髓瘤、缺血性骨坏死的早期、放射治疗后改变、骨囊肿、手术切除后骨质缺如及体外致密物质遮挡等（图9-7、图9-8）。

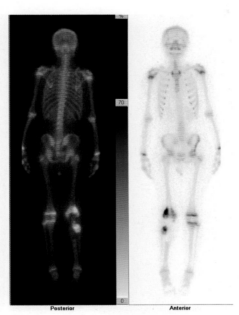

图9-7　男，15岁，右胫骨上端骨肉瘤术后

右胫骨上端局限性放射性核素缺失，符合肿瘤手术切除后改变，股骨下端及腓骨

上端放射性核素浓聚，为骨肿瘤复发侵犯

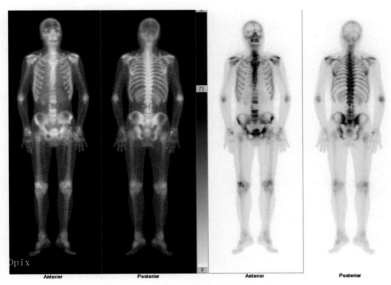

图9-8　男，56岁，L3椎体骨转移瘤

L3椎体骨转移瘤，椎体溶骨性破坏，放射性核素缺失

（3）放射性浓聚＋缺损：部分病变区中央血流障碍、溶骨性破坏，而其周围成骨修复过程活跃、骨代谢增强时，表现为中央呈放射性缺损的"冷区"，而周围呈放射性浓聚环绕的"热区"，形成所谓的"炸面圈"征。常见于溶骨性病变的周围骨修复、缺血性骨坏死及血管病变或局部血肿、脓肿所致的周围骨代谢活跃等病变（图9-9）。

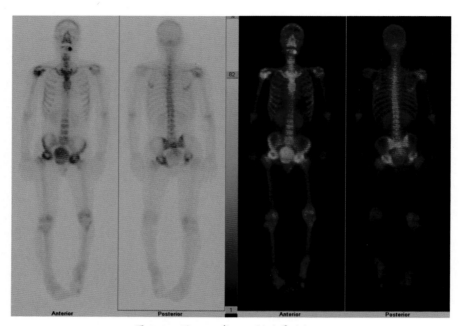

图9-9　男，39岁，双侧股骨头坏死
双侧股骨头中央呈放射性缺损的"冷区"，而周围呈放射性浓聚环绕的"热区"，形成所谓的"炸面圈"征

3. 影像变异和常见伪影

①颅骨显像剂分布有时不均匀，颅缝和枕骨粗隆可显示；②颈椎下段显像剂可摄取增加；③胸骨剑突中心可见类圆形放射性缺损；④中老年肋软骨骨化，肋骨和肋软骨相连处可见多个点状放射性浓聚；⑤两侧胸锁关节显像剂分布可不对称；⑥在运动肌的骨骼附着点处可表现为局限性放射性增加；⑦放疗6个月后的局部区域放射性摄取减低；⑧患者饮水不足，可能造成双肾内显像剂持续聚集；⑨患者体内或体表的致密物品可形成局限性放射性缺损；⑩尿液和显像剂的污染，会表现为突出身体轮廓之外的片状放射性浓聚。

（二）动态骨显像

1. 正常影像

（1）血流相：静脉注射骨显像剂后8～12秒可见局部较大血管显影，随后周围软组织逐渐显示，大血管和周围软组织对称、分布均匀，骨骼部位放射性较软组织低，大血管及周围软组织显影时间及分布浓度基本一致（图9-10）。

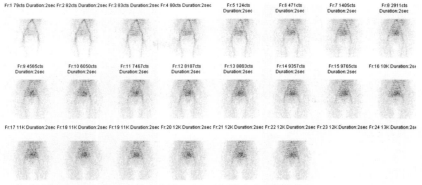

图 9-10　女，45 岁，双髋关节正常血流相

双侧髋关节区大血管显影，随后周围软组织逐渐显示，大血管和周围软组织对称、分布均匀，骨骼部位放射性较软组织低

（2）血池相：大血管持续显示，软组织显影更清晰，骨显像剂呈弥漫性、均匀分布增多，双侧大致对称，骨骼放射性仍较稀疏（图 9-11）。

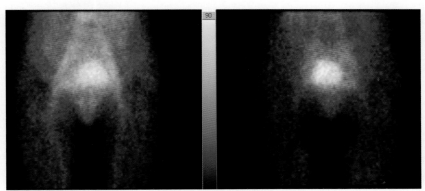

图 9-11　女，45 岁，双髋关节正常血池相

大血管持续显示，软组织显影更清晰，骨显像剂均匀分布，双侧大致对称，骨骼放射性仍较稀疏

（3）延迟相：软组织显像逐渐消失，骨骼显示清楚（图 9-12）。

2. 异常影像

（1）血流相：局部大血管的显影时间、位置和形态发生变化，放射性增高常提示该部位血流灌注增强，见于骨肿瘤和急性骨髓炎等；放射性减低表明动脉血流灌注减少，常见于股骨头缺血性坏死、骨梗死和部分良性骨病（图 9-13）。

（2）血池相：放射性异常增高，提示局部充血状态，常见于急性骨髓炎、蜂窝织炎等；放射性减低提示局部血供减少（图 9-14）。

（3）延迟相：同静态骨显像（图 9-15）。

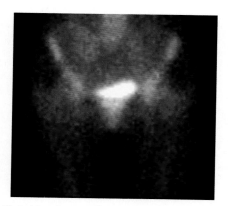

图 9-12　女，45 岁，双髋关节正常延迟相
软组织显影逐渐减淡，骨骼放射性逐渐增加，双侧对称

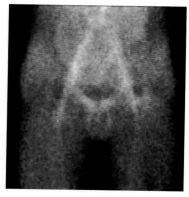

图 9-13　男，42 岁，左侧股骨头坏死血流相
双侧髋关节区大血管显影清晰，左侧股骨头区放射性分布稀疏

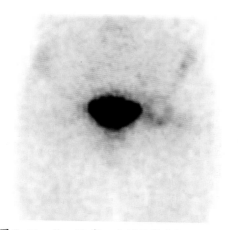

图 9-14　男，42 岁，左侧股骨头坏死血池相
软组织显影增加，骨骼显影渐清楚，左侧股骨头区
放射性核素环形浓聚，呈"炸面圈"征

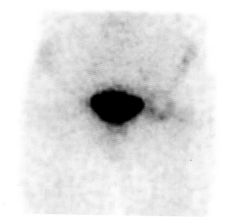

图 9-15　男，42 岁，左侧股骨头坏死延迟静态骨显相
软组织显影模糊，骨骼显像清楚，左侧股骨头区呈典型"炸
面圈"征

五、临床应用

（一）恶性肿瘤骨转移

全身骨显像是诊断恶性肿瘤骨转移最常用而有效的检查方法，早期诊断转移灶的存在与否对于恶性肿瘤的分期及治疗具有重要意义，主要用于各种恶性肿瘤的骨转移病灶早期诊断、骨转移治疗后的随访观察以及原发恶性骨肿瘤的诊断和范围评估。骨显像可较 X 线检查提早 3～6 个月发现骨转移灶。骨转移性肿瘤病灶在骨显像上的表现主要是：多发性放射性浓聚灶，其分布以中轴骨受累较多，以胸腰椎、肋骨、骨盆、四肢骨近端、胸骨、颅骨等常见，四肢骨远端较少受累（图 9-16、图 9-17）。少数病例表现为单发病灶，个别病灶也可能以溶骨性病变为主，呈放射性缺损的"冷区"或"冷区"与"热区"混合改变，应注意鉴别诊断。弥漫性骨转移可表现为"超级影像"。

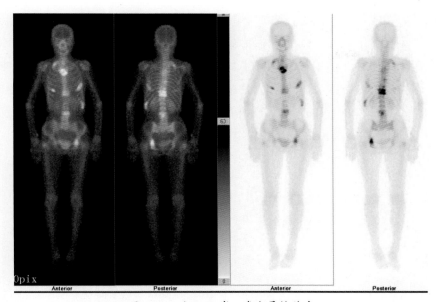

图 9-16　女，68 岁，多发骨转移瘤

胸椎、腰椎及双侧肋骨、左髋臼多发异常放射性核素浓聚，形态不规则、分布杂乱

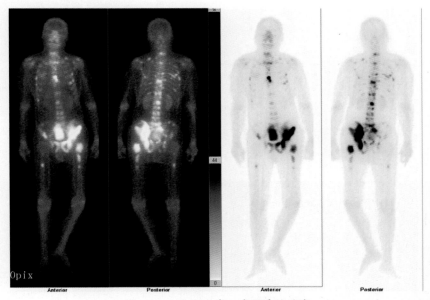

图 9-17　男，79 岁，多发骨转移瘤

胸椎、腰椎、骶椎及双侧肋骨、骨盆、股骨多发异常放射性核素浓聚，形态不规则、分布杂乱

（二）原发性骨肿瘤

原发性骨肿瘤的影像学诊断，X 线检查一直起着重要的作用，CT 和 MRI 检查对确定病变的位置、边界、毗邻关系，明确肿瘤内部结构、周围骨髓腔及软组织侵犯方面具有明显的优势。骨显像对原发性骨肿瘤的诊断价值有限，其意义主要在于：①早

期发现病变；②准确判断原发性骨肿瘤的骨侵犯范围，有助于确定手术范围；③有助于检查转移性病灶；④有助于手术后复发与转移的鉴别诊断；⑤有助于判断原发性骨肿瘤是否具有成骨活性，对肿瘤的定性诊断具有一定价值。常见的原发骨肿瘤在骨显像上多表现为放射性浓聚，有些溶骨性病变的肿瘤可表现为"冷区"或"冷区""热区"混合改变（图9-18、图9-19、图9-20）。动态骨显像对良恶性肿瘤的鉴别诊断有一定帮助，一般恶性肿瘤血供丰富，动态显像时放射性浓聚明显增加。

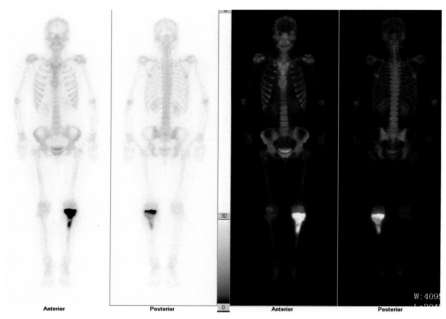

图 9-18　女，22 岁，左胫骨上端骨肉瘤

左胫骨上端局限性异常放射性核素浓聚，提示成骨倾向明显，符合骨肉瘤表现

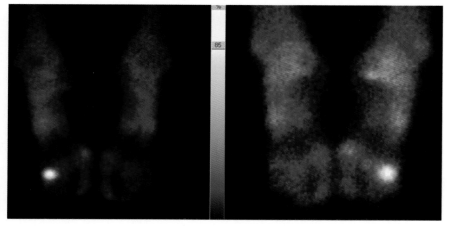

图 9-19　男，33 岁，右足第 4 趾骨骨异常活动骨瘤局部静态骨显像

右足第四趾骨局限性团状异常放射性核素浓聚，提示骨异常活动骨瘤代谢活跃，处于进展期

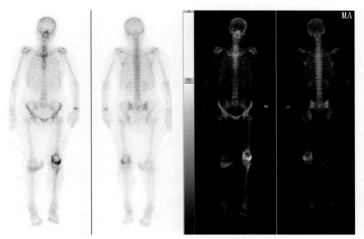

图 9-20　女，59 岁，左股骨下端骨巨细胞瘤

左股骨下端病变区周围呈"热区"，中央呈"冷区"，提示肿瘤中央乏血供或溶骨性破坏，

周围成骨反应明显，符合骨巨细胞瘤表现

（三）骨髓炎

骨髓炎是最常见的骨科感染性疾病，急性骨髓炎是小儿常见的感染性疾病之一。骨显像是急性骨髓炎早期及敏感的诊断方法，在发病后 12～48 小时病变部位即可出现放射性核素浓聚，而 X 线检查发现骨破坏、新骨形成等阳性征象往往要到发病后 2～3 周乃至更长时间，极易延误诊断和治疗。急性骨髓炎常常采用动态骨显像，其表现为：血流相、血池相及延迟相上，骨病变区呈局限性放射性浓聚，尤以延迟相为著，而需与之鉴别的蜂窝织炎病变在软组织、血流相、血池相呈放射性浓聚，而延迟相则放射性浓聚不明显。对于慢性骨髓炎期，骨显像有助于判断骨髓炎病变的活跃程度，病变处于进展期表现为放射性浓聚（图 9-21），病变较稳定时，可能表现为正常骨显像。

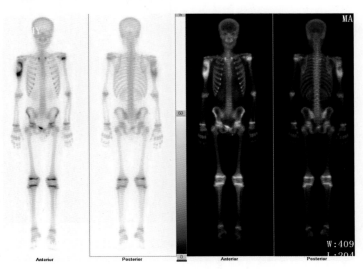

图 9-21　男，14 岁，右肱骨上段慢性骨髓炎

右肱骨上段可见"括号"样放射性浓聚，中央呈"冷区"，提示骨髓炎病变区周围成骨反应明显、中央区死骨形成

（四）骨创伤

骨显像在骨与关节创伤中的应用日益广泛，用 ^{99m}Tc-MDP 作为显像剂的 SPECT 检查观察骨与关节损伤，具有无创、简便和敏感性高的优势，骨显像能在骨折早期检查出 X 线及 CT 不能发现的改变，外伤后 24 小时内骨显像即可呈异常表现，损伤部位对 ^{99m}Tc-MDP 摄取增加，表现为放射性浓聚，诊断清晰、明确，可证实其他方法难以显示的可疑损伤。若骨显像正常，则可除外骨关节损伤，因此，即使骨显像结果呈阴性也有临床意义。

SPECT 对骨与关节损伤的应用价值主要体现在：X 线较难诊断而骨显像多可显示的肋骨和胸骨的急性损伤，手、足等小骨块的隐性骨折，小儿骨折及创伤，足部、肋骨、股骨和胫骨等部位的疲劳骨折，椎弓骨折及椎体滑脱，可鉴别骨骼的近期损伤和陈旧性损伤并指导治疗，骨折迟延愈合或不愈合及其远期愈合可能性的评价，定期或多次骨显像随访可了解骨折端的变化过程和辅助诊断骨折愈合情况，判断骨折后或移植骨的存活性等（图 9-22、图 9-23）。上述骨与关节损伤情况，应用 X 线及 CT 检查均有明显的局限性，部分损伤 X 线及 CT 扫描可能表现为正常，是一种假阴性结果，单纯依靠 X 线及 CT 检查往往延误损伤的早期诊断和治疗。蒲朝煜等认为骨显像可作为运动伤早期诊断的首选方法。

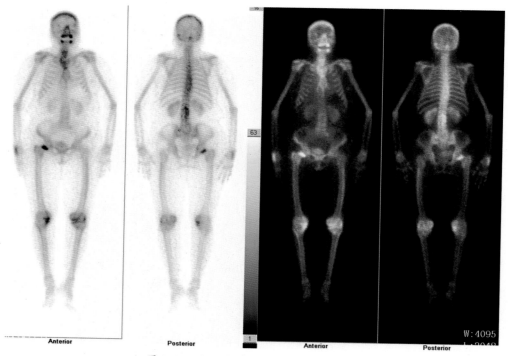

图 9-22 女，62 岁，右股骨颈隐性骨折

右股骨颈区可见与股骨颈长轴垂直的条形放射性核素浓聚，明确了骨折的诊断

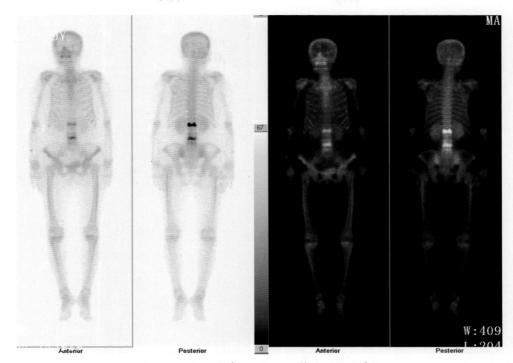

图 9-23　女，62 岁，L1 及 L4 椎体压缩性骨折

L1 及 L4 椎体区呈条形异常放射性核素浓聚，与椎体形态相似，符合良性椎体骨折诊断

（五）缺血性骨坏死

各种原因导致骨组织或骨髓局部血供中断，骨组织代谢出现障碍，即可导致局部骨组织发生缺血性坏死改变。缺血性骨坏死的早期骨显像表现为放射性分布正常或缺损；坏死的骨组织进入修复期，骨扫描表现为坏死组织与正常组织交界处放射性摄取增高，最后形成周围放射性摄取增高围绕中心放射性缺损的典型"炸面圈"样改变（图 9-24），这种表现持续数月，随着修复过程的完成，放射性分布又恢复正常，当出现骨皮质塌陷、关节面退变等骨关节炎改变时表现为病变关节的放射性浓聚（图9-25、图 9-26、图 9-27）。

临床诊断缺血性骨坏死的影像学方法主要有 X 线、CT、MRI 和核医学骨显像等，而这些方法均有一定的局限性，对骨坏死，尤其是早期的骨坏死诊断困难。X 线、CT 及 MRI 可以清晰显示骨形态及密度或信号的改变，但不能显示骨坏死区血供及骨盐代谢等功能信息。文献认为骨显像诊断缺血性骨坏死的优势在于能反映骨骼的局部血流、无机盐代谢及成骨活跃程度等，可发现病变组织形态发生改变前的代谢变化，是早期诊断该疾病的重要方法之一。

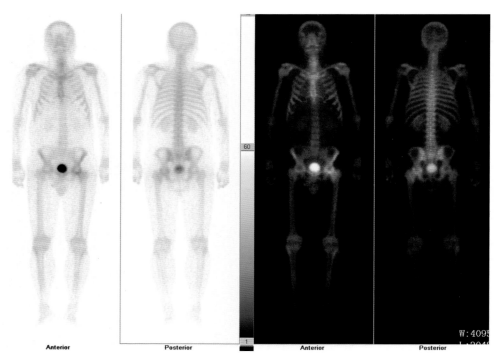

图 9-24　男，40 岁，双侧股骨头坏死

双侧股骨头呈周围放射性摄取增高围绕中心放射性缺损的典型

"炸面圈"样改变，符合股骨头坏死诊断

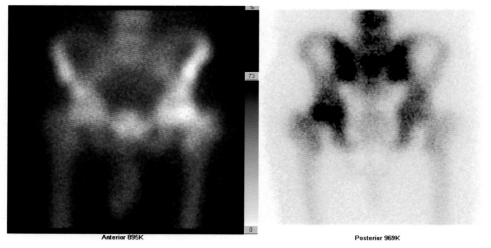

图 9-25　男，39 岁，左侧股骨头坏死

左侧髋关节呈片状放射性摄取增高，符合股骨头坏死并髋关节骨性关节炎表现

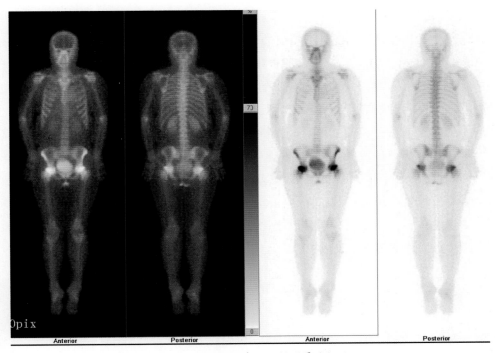

图 9-26　女，24 岁，双侧股骨头坏死

双侧激素性股骨头坏死，双髋关节呈片状放射性摄取增高，符合股骨头坏死并髋关节骨性关节炎表现

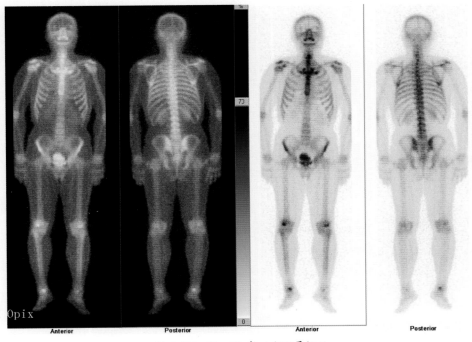

图 9-27　男，57 岁，右距骨坏死

右侧距骨区呈局限性团状异常放射性核素浓聚，符合距骨滑车缺血性坏死改变

（六）代谢性骨病

代谢性骨病是以骨代谢异常为特征的多种疾病，如骨质疏松、甲状旁腺功能亢进、肾性骨病等。代谢性骨病尽管很常见，但凭临床表现和 X 线检查往往诊断困难，骨显像由于具有高灵敏和一次性全身成像的优势，在临床中得到广泛应用。骨显像在代谢性骨病的早期常常仅表现为骨骼对骨显像剂的弥漫性摄取增加，鉴别诊断困难，但随着病变的发展，在骨显像上具有一些特征性的表现，如骨显像上呈广泛弥漫性显像剂摄取增加的"超级显像"，形成肋骨连接处的"串珠征"、胸骨"领带征"和颅骨的"黑颅"等表现，肾脏可不显影或显影较差（图 9-28、图 9-29）。一般来说，骨显像对代谢性骨病不能直接提供病因诊断，需结合临床资料综合分析。骨显像不但可以反映代谢性骨病总体骨代谢情况，还有助于诊断代谢性骨病的局部并发症，如椎体压缩性骨折、假性骨折和骨坏死等改变。

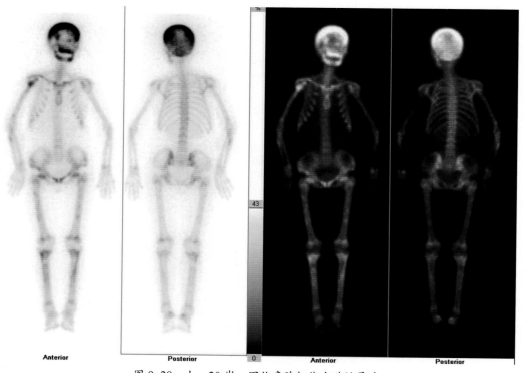

图 9-28　女，20 岁，甲状旁腺机能亢进性骨病

全身骨显像呈广泛弥漫性显像剂摄取增加的"超级显像"，尤以颅骨的"黑颅"表现具有特征性，肾脏不显影，准确反映了总体骨代谢情况，还有助于诊断双侧股骨颈的假性骨折改变

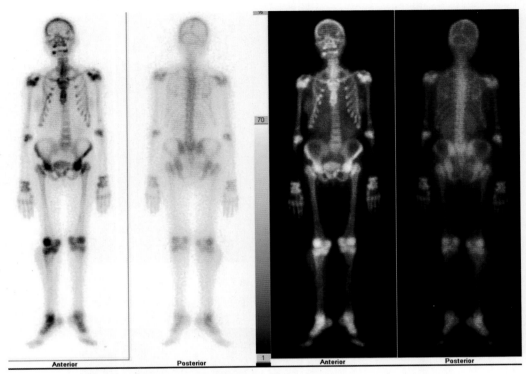

图 9-29　女，34 岁，肾性骨病

全身骨显像呈广泛弥漫性显像剂摄取增加，双侧股骨颈骨折，放射性核素摄取增加，

肾脏显影较差，准确反映了总体骨代谢情况

（七）骨关节疾病

骨关节疾病的种类繁多，包括骨性关节炎、感染性关节炎、类风湿性关节炎、痛风、强直性脊柱炎等。关节炎性病变时，骨显像在滑膜出现炎症而关节软骨和邻近骨质尚未出现明显损害时即可表现为放射性摄取增加，较 X 线更早诊断病变。不同类型的关节病变在骨显像中具有不同的特征，如风湿性疾病多表现为多关节、脊柱、肌腱附着点、骨突、软组织等多部位的异常放射性核素浓聚，尤以骶髂关节及脊柱为著；骨性关节炎则表现为负重关节面和肌肉牵拉部位的局限性放射性核素浓聚；感染性关节炎则表现为关节骨质破坏区周围放射性摄取增加，可累及两侧关节面（图 9-30、图 9-31）。对于关节解剖结构的显示，X 线、CT 和 MRI 具有重要的作用。骨显像的应用价值主要在于：明确病变累及的部位和范围；明确疼痛部位；评价疾病活动状态；与其他骨关节疾病进行鉴别诊断。

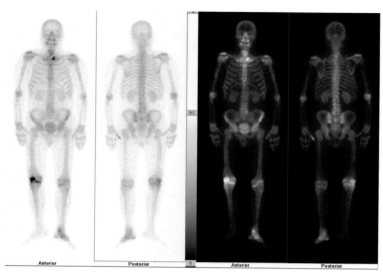

图 9-30　男，63 岁，双膝关节骨性关节炎

双膝关节对称性异常放射性核素浓聚，右膝为著，符合骨性关节炎诊断，右侧病变处于进展期

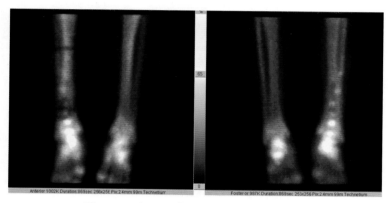

图 9-31　女，55 岁，右踝关节骨性关节炎

右胫骨骨折术后，右踝关节骨性关节炎，关节区放射性核素明显浓聚，左踝关节放射性核素浓聚为应力性表现

（八）人工关节置换术后假体松动

　　人工关节置换术后假体松动是该手术失败的重要原因。假体松动包括无菌性松动和感染性松动，二者在临床治疗方法上有明显的区别，但其鉴别诊断却非常困难，X线平片检查对二者鉴别诊断的敏感性和特异性均较低，而 CT 及 MRI 检查又都不可避免地会受到相关伪影的干扰，影响诊断准确性。

　　放射性核素骨显像在假体松动的诊断及其鉴别诊断中的临床应用价值较高，因为它既反映了假体周围骨骼的功能和代谢变化，又能显示解剖结构的改变，是目前临床比较公认的首选检查方法。文献认为 ^{99m}Tc-MDP 骨显像判断假体松动有很高的灵敏度，单纯 ^{99m}Tc-MDP 静态显像的阴性预测值较好，对术前病情评估有重要价值。应用骨三相显像的方法对关节置换术后患者进行研究，认为利用血流相、血池相及延迟显像进行联合诊断，可提高鉴别无菌性松动及感染性松动的准确率。松动的假体活动时对邻近骨骼产生间断性的撞击，促使骨损，而骨损又使骨骼发生修复反应，导致骨骼成骨活跃，SPECT 能早期、敏感地反映这种改变，另外，骨显像时假体周围骨骼界面出现的异常放射性核素浓聚区具有明显的规律性，即符合假体松动的生物力学原理，这种图像特点有助于对早期假体松动做出准确诊断（图 9-32、图 9-33、图 9-34、图 9-35）。骨显像时假体无菌性松动和感染性松动均表现为假体周围区域的异常放射性浓聚，但其浓聚的部位、程度和范围有明显的差别，文献认为沿着假体周围弥漫性分布的异常放射性浓聚为感染性松动，而假体远端或两端周围骨骼放射性摄取增加为无菌性松动的特征，依此可在一定程度上对二者进行鉴别。

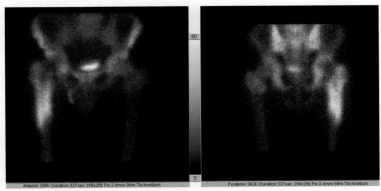

图 9-32　男，54 岁，右髋关节置换术后假体松动

右髋关节假体周围骨骼界面可见沿股骨假体分布的异常放射性核素浓聚，

符合假体松动的生物力学规律，可准确诊断

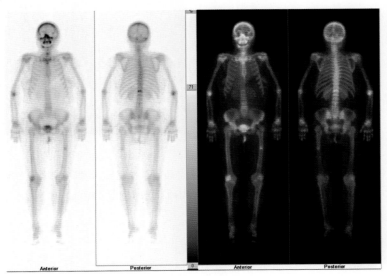

图 9-33　女，59 岁，左髋关节置换术后假体松动

左髋关节假体柄末端可见局限性斑片状异常放射性核素浓聚，符合假体松动的生物力学规律，可准确诊断

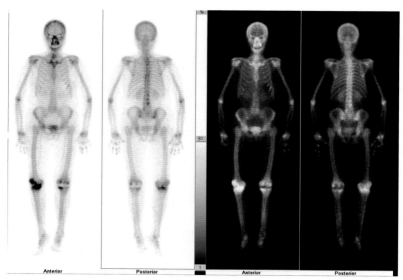

图 9-34 女，63 岁，左膝关节置换术后表面假体松动

左膝关节表面假体周围可见斑片状异常放射性核素浓聚，与假体的应力点相吻合，

符合假体松动的生物力学规律，可准确诊断

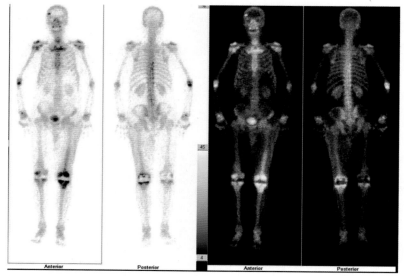

图 9-35 男，71 岁，双膝关节置换术后左侧假体周围感染

双侧膝关节表面假体置换术后，左膝关节假体周围可见弥漫性异常放射性核素浓聚，

与假体的生物力学规律不一致，诊断为假体周围感染性松动

第五节 图像融合

核医学图像是一种功能影像，反映的是示踪剂在体内的功能分布与代谢情况，而

不是组织解剖学形态和密度的变化，虽然核医学影像也可显示其解剖形态学变化，但图像的解剖学分辨率差，信息量小，其影像的清晰度主要由脏器或组织的功能状态决定。CT、MRI 等主要是显示脏器或组织的解剖学变化，分辨率高，具有精细的解剖结构，但缺乏功能信息，尽管有时也显示其功能变化，但仍然是建立在形态学基础之上。将核医学的代谢或血流等有价值的功能信息图像与 CT 等的精确解剖学形态影像进行融合，以弥补核医学影像分辨率及解剖定位能力差和解剖学影像不能显示功能代谢变化的缺点，进而判断病变组织的代谢或血流变化，鉴别病变的性质，即"图像融合"技术。近年，平乐正骨主要基地洛阳正骨医院影像中心在骨及相关系统图像融合方面做了大量的研究与创新，取得了丰富的经验和一批科技成果，在骨科功能影像的发展方面起到了积极的推进作用。随着现代技术的发展，融合成像技术有着越来越广阔的临床应用前景。

一、图像融合技术诊断骨骼系统疾病的原理

放射性核素骨显像诊断骨骼系统疾病一直是核医学的优势，它显示的是放射性示踪剂 ^{99m}Tc-MDP 在人体骨骼系统的代谢与分布情况，其原理是通过化学吸附方式与骨骼中的羟基磷灰石晶体表面结合，通过有机基质结合方式与未成熟的骨胶原结合，用 SPECT 在体外探测，从分子水平反映病变的病理变化，属于分子影像学的范畴。^{99m}Tc-MDP 是一种趋骨性显像剂，它在骨骼中的聚集主要取决于骨质代谢活跃程度和局部血流状况。骨代谢活跃的部位骨显像剂聚集明显增多，而溶骨性病变和骨坏死的部位骨显像剂明显减少；血流量增加 3～4 倍，骨显像剂聚集可增加 30%～40%。SPECT 扫描可灵敏地反映全身骨骼代谢状况，但其解剖分辨率低，常不能对病灶进行准确定位，尤其对脊柱和骨盆等复杂解剖部位精确定位能力较差。另外，^{99m}Tc-MDP 骨显像灵敏度高，但特异性低。X 线、CT 和 MRI 等解剖图像分辨率高，可清晰显示脏器的解剖形态，但不能准确反映功能及代谢情况。图像融合技术将上述功能影像与形态影像有机结合，优势互补，从功能和解剖两个方面揭示了形态与功能影像之间因果、转归等病理学特征，可提高诊断的特异性和准确性。

二、临床应用

（一）骨肿瘤

骨肿瘤分为原发性骨肿瘤和继发性骨肿瘤，依据良恶性又分为良性骨肿瘤和恶性骨肿瘤。原发性骨肿瘤既可单发又可多发，继发性骨肿瘤多为恶性，尤以骨转移瘤常见，是骨骼最常见的恶性肿瘤，约 30%～70% 因恶性肿瘤死亡的患者在尸解时发现有骨转移。在原发性骨肿瘤中，良性占 50%，恶性占 40%，肿瘤样病变占 10%。X 线、CT 及 MRI 等形态影像学对骨肿瘤的诊断与鉴别诊断具有重要价值，SPECT 骨显像可灵敏地发现病灶，在寻找恶性肿瘤骨转移方面具有独特而重要的价值，是骨转移瘤的首选检查方法，但对病灶精确定位能力较差，特异性低，鉴别诊断较困难。融合图像

技术能提高鉴别诊断和准确定位病灶的能力，还可准确区分骨肿瘤的活跃程度及判断骨肿瘤的侵犯范围、是否恶变等，帮助临床制定合理的治疗计划。

　　良恶性骨肿瘤大多可通过形态影像学检查进行准确鉴别，但部分肿瘤单凭形态影像学检查很难进行鉴别；同时对于不明原因骨痛患者，形态影像检查部位局限，不能很好地发现隐匿性病灶，容易漏诊。图像融合技术诊断良恶性骨肿瘤的价值主要是对 SPECT 显像中骨代谢增高的病灶进行准确定位，明确区分是生理性摄取还是病理性摄取；明确形态影像表现异常的病灶是否有功能代谢的变化，为判断肿瘤的生物学行为及进展情况提供帮助；准确区分骨肿瘤的活跃程度及判断骨肿瘤是否恶变，对骨肿瘤的定性诊断提供更多信息，帮助临床制定合理的治疗计划（图 9-36、图 9-37、图 9-38、图 9-39、图9-40）。张斌青等应用 SPECT/CT、SPECT/MRI 及 SPECT/DR 图像融合技术对 86 例骨肿瘤进行研究，显示单独应用 SPECT 对许多放射性核素异常浓聚灶都无法准确定性，进行图像融合之后，综合分析病灶骨质代谢情况及其形态、密度和周围软组织情况，可提高发现病灶与鉴别良恶性肿瘤的能力，并能更精确地显示病灶累及骨骼的范围。

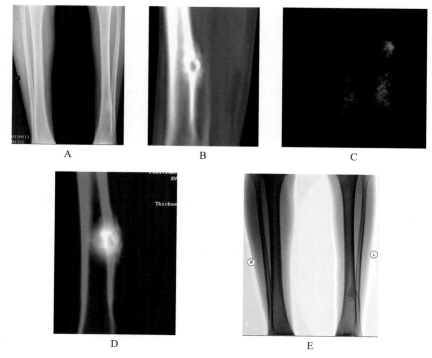

图 9-36　女，39 岁，左胫骨下段骨样骨瘤

A. 为双侧胫腓骨正位片，左胫骨下段外侧骨皮质区片状密度增高影，不能明确诊断。B. 为左胫骨 CT 矢状位图像，外侧骨皮质区可见瘤巢，周围骨质硬化，明确诊断为骨样骨瘤，但不能明确其活跃程度。C. 为双胫骨静态骨显像，左胫骨下段外侧病变区呈局限性放射性核素浓聚，提示病变成骨反应明显，倾向成骨性或有钙化趋势的肿瘤诊断，但定位较差。D. 为 SPECT/CT 融合图像，清晰显示病变区呈局限性团状异常放射性核素浓聚，尤以瘤巢中央区为著，提示病变有明显成骨倾向，符合骨样骨瘤诊断，病变较活跃。E. 为 SPECT/DR 融合图像，清晰显示病变区放射性核素浓聚情况，与 SPECT/CT 融合图像表现一致，亦能准确诊断，且具有更低辐射剂量的优势

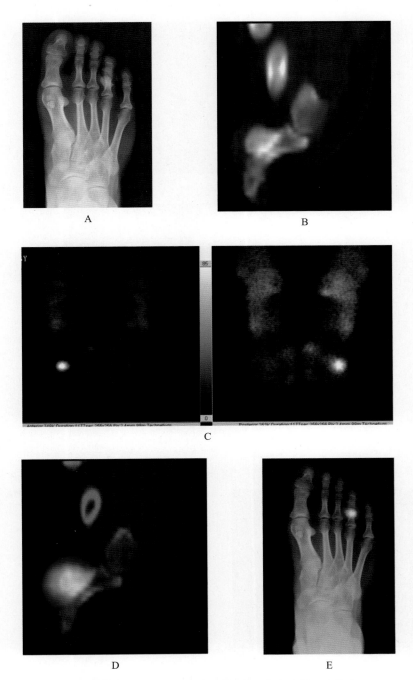

图 9-37　男，33 岁，右足第四趾骨近节骨异常活动骨瘤

A. 为右足正位片，第四趾骨近节骨性突起，边界清楚。B. 为右足第四趾骨 CT 平扫描，背侧骨皮质可见丘形骨性
高突，骨异常活动骨瘤诊断明确，但不能明确其活跃程度。C. 为双足静态骨显像，右足第四趾骨病变区呈局限性
放射性核素浓聚，提示病变骨代谢活跃，但具体解剖定位较差。D. 为 SPECT/CT 融合图像，清晰显示病变区呈局
限性团状异常放射性核素浓聚，提示病变骨代谢活跃。E. 为 SPECT/DR 融合图像，清晰显示病变区放射性核素浓
聚情况，与 SPECT/CT 融合图像表现一致，不仅可准确诊断，且辐射剂量更低

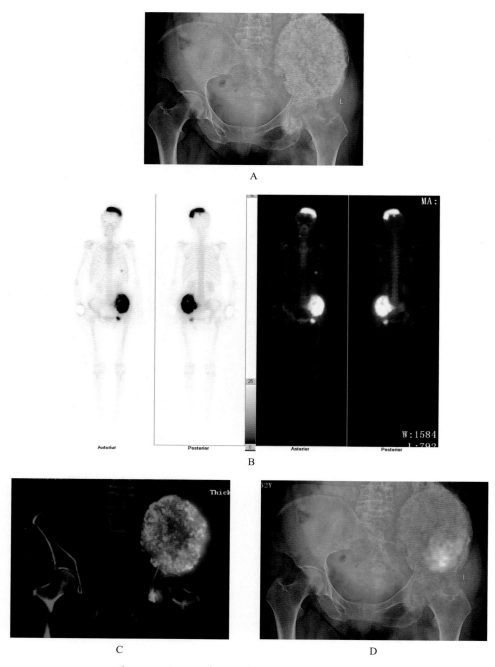

图 9-38 女, 52 岁, 颅骨及左髂骨恶性成骨细胞瘤

A. 为骨盆正位片, 左髂骨及坐骨多发棉团状高密度影, 边界清楚, 诊断为恶性骨肿瘤, 但病变活跃情况无法准确评价。B. 为全身骨显像, 颅骨及左侧髂骨、坐骨团状异常放射性核素浓聚, 提示为多发性病变, 病变区成骨反应较活跃。C. 为 SPECT/CT 融合图像, 左髂骨病变区周围呈环形放射性核素浓聚, 尤以左下部为著, 中央可见片状放射性稀疏区, 符合成骨性骨肿瘤影像表现。D. 为 SPECT/DR 融合图像, 左髂骨病变区呈弥漫性异常放射性核素浓聚, 尤以左下部为著, 符合成骨性骨肿瘤影像表现, 诊断为恶性成骨细胞瘤

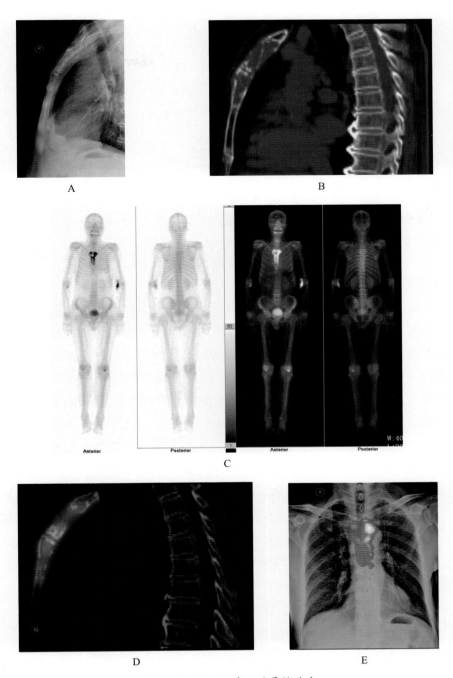

图 9-39　男，66 岁，胸骨转移瘤

A ～ B. 为胸骨侧位片及 CT 平扫描，胸骨柄及体部多发溶骨性骨质破坏，边界不清楚，骨皮质不完整，考虑恶性肿瘤可能，但病变活跃情况无法评价。C. 为全身骨显像，胸骨柄及体部呈不规则环形异常放射性核素浓聚，提示病变区边缘骨代谢活跃，中央为病变坏死区。D. 为 SPECT/CT 融合图像，胸骨柄及体部呈不规则环形异常放射性核素浓聚，病变区边缘骨代谢活跃，中央放射性稀疏，符合多发骨转移瘤影像表现。E. 为 SPECT/DR 融合图像，胸骨柄及体部呈不规则环形异常放射性核素浓聚，与 SPECT/CT 融合图像表现一致

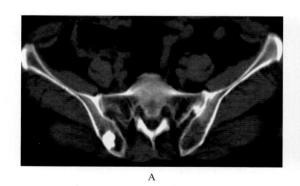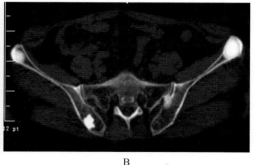

图 9-40　女，48 岁，右髂骨骨岛

A. 为双侧髂骨 CT 平扫描，右侧髂骨体可见团状高密度影，CT 诊断良性病变，但患者有乳腺癌病史，

临床怀疑骨转移，不能明确诊断。B. 为 SPECT/CT 融合图像，病变区未见明显异常放射性核素浓聚，

排除骨转移，支持良性病变，诊断为骨岛

（二）隐匿性骨折

隐匿性骨折是指常规 X 线或 CT 检查未发现而实际存在的骨折，这种骨折靠临床症状不能确诊，是一种假阴性图像。无移位的完全骨折、不完全骨折和隐性骨内骨折均属于隐匿性骨折范畴。隐匿性骨折临床常见，但仅仅依靠解剖影像进行诊断则容易漏诊，使患者错过最佳治疗时机，甚至引起严重并发症，另外骨折部位的确定对法医学等级鉴定也具有重要的临床意义。骨显像对隐匿性骨折诊断的灵敏度几乎接近 100%，文献认为在骨折后 6 ～ 72 小时内便可在血流相、血池相及延迟相中见到放射性浓聚区，受伤后 6 ～ 72 小时内核素扫描，如无放射性浓聚，则在很大程度上可排除骨折。但 SPECT 显像的缺点是特异性差，且无法准确定位和明确放射性核素浓聚区的精细解剖位置，需结合临床和其他资料才能够明确诊断。

将 SPECT 图像和 DR、CT、MRI 等进行融合的图像有助于对 SPECT 难于确诊的骨折进行全面、准确的诊断。图像融合技术实现了功能、代谢图像与解剖图像的对位和融合，既能对病变的功能、代谢情况做出评价，也能观察其细致的解剖结构，从而能够准确地对病变进行定位、定性，达到早期、准确诊断疾病的目的（图 9-41、图 9-42）。张敏等对隐匿性骨折的患者进行了融合图像研究，显示 SPECT/CT 融合图像诊断隐匿性骨折的敏感度和特异性明显高于单纯应用 DR、CT 或 SPECT 扫描，具有更高的准确性，对诊断隐性骨折、特别是隐性骨内骨折方面具有明显的优势。同时 SPECT/CT 图像融合检查对一些解剖结构复杂部位骨折的诊断，如眼眶壁、骨盆、脊柱等部位有着重要的临床应用价值。SPECT/CT 融合显像还可大致判断骨折的时间，年轻人骨折愈合后放射性恢复的时间正常最短为 6 个月，90% 为 1 年，2 年几乎全部恢复正常，但老年人骨折的骨显像异常可保持数年。因此，当外伤或骨质疏松患者有临床症状而 X 线和 CT 等解剖影像检查结果正常，或患者临床症状的范围与 X 线和 CT 不一致时，可以首选图像融合技术进行检查，以便早期定位、定性，明确骨折诊断。

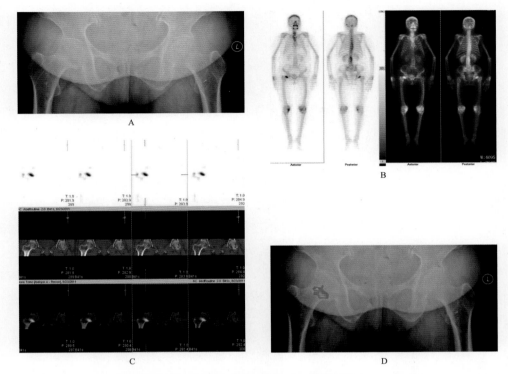

图 9-41　女，62 岁，右股骨颈隐匿性骨折

A. 为双髋关节正位片，右股骨颈似可见线样高密度影，不能确诊是否骨折。B. 为全身骨显像，右股骨颈可见条形异常放射性核素浓聚，与股骨颈长轴垂直，符合骨折影像表现，但定位较差。C. 为 SPECT/CT 融合图像，准确显示右股骨颈内团状异常放射性核素浓聚，明确诊断为右股骨颈隐匿性骨折。D. 为 SPECT/DR 融合图像，与 SPECT/CT 融合图像相似，同样可明确股骨颈骨折，患者所受辐射剂量更低

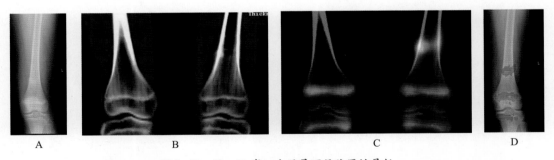

图 9-42　男，11 岁，左股骨下段隐匿性骨折

A ～ B. 为左股骨下段 DR 正位片及 CT 平扫描，左股骨下段可见横形线样高密度影，边缘少量骨膜反应，不能明确诊断是否骨折。C. 为 SPECT/CT 融合图像，左股骨下段横形异常放射性核素浓聚，明确诊断左股骨下段骨折。D. 为 SPECT/DR 融合图像，与 SPECT/CT 融合图像表现相同，同样明确诊断左股骨下段骨折

（三）骨折愈合

　　骨折是指骨的完整性和连续性破坏，是骨骼机械性超负荷的结果。骨折愈合是骨的原始连续性重建，是一个极其复杂的细胞组织学修复过程，愈合时间受多种因素的

影响。随着骨折治疗技术的不断发展，原来评价骨折愈合情况的标准已经远远不能满足临床需要。对骨折愈合的情况进行客观的评价，准确判断骨折是否愈合或有无远期愈合的可能性，对确定患者开始负重的时间、内固定物的取出时间以及是否需要再次手术等至关重要。以往评价骨折愈合的方法，无论是 X 线还是 CT 扫描等解剖影像，依据主要是骨折端有连续的骨痂形成且骨折线消失、骨皮质衔接，才能做出较准确的判断，因而对无骨痂或仅有少量骨痂形成的骨折，判断其是否愈合或能否远期愈合非常困难。

　　应用 SPECT/CT 或 SPECT/DR 图像融合技术对骨折部位进行检查，综合分析放射性核素在骨折端分布的形态、部位及程度，可实现对骨折是否愈合及远期愈合趋势的判断，并为临床诊断骨折迟延愈合与骨不连提供了一种客观评价的方法。张敏等的研究结果认为当放射性核素浓聚区部分或全部通过骨折端时，可判断骨折端处于愈合过程中具有远期愈合的可能（图 9-43）；相反，如果骨折端未见有连续的放射性核素浓聚区通过，则认为骨折未愈合，放射性核素浓聚区越远离骨折端，骨折愈合的可能性就越小（图 9-44）。

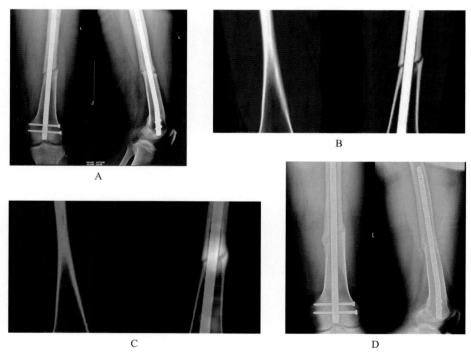

图 9-43　男，32 岁，左股骨下段骨折术后

A～B. 为左股骨下段正侧位 DR 片及 CT 平扫描，左股骨下段骨折髓内钉固定术后 1 年，骨折端未见明显骨痂形成，诊断骨折迟延愈合，但无法判断骨折端远期是否能够愈合。C. 为 SPECT/CT 融合图像，左股骨骨折端可见团状异常放射性核素浓聚，其分布通过骨折线，尤以外侧皮质区明显，判断骨折端处于愈合过程中，具有远期愈合的可能。D. 为一年后随访 DR 片，骨折愈合

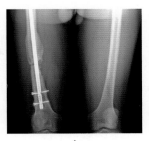

A

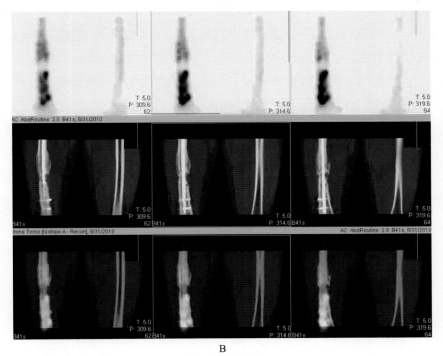

B

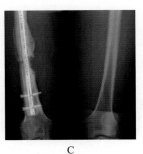

C

图 9-44 男，35 岁，右股骨中段骨折术后 1 年

A. 为双股骨正位片，右股骨下段骨折带锁髓内钉固定术后 1.5 年，骨折端两侧可见不连续的丘形骨痂形成，无法
准确判断骨折愈合情况。B. 为 SPECT 断层图像，骨折端两侧可见未通过骨折端的异常放射性核素浓聚，CT 扫描
骨折端两侧可见明显不连续的骨痂形成，无法准确判断骨折愈合情况，SPECT/CT 融合图像，骨折端两侧可见未
通过骨折线的异常放射性核素浓聚，诊断右股骨中段骨折术后不愈合。C. 为 SPECT/DR 融合图像，右股骨可见未
跨越骨折端的异常放射性核素浓聚，与 SPECT/CT 融合图像表现相同，同样可明确诊断

（四）髋臼唇损伤

髋臼唇是附着在髋臼边缘的纤维软骨环，它使髋臼的容积增加约 1/3，是维持髋关节正常生物力学行为的重要组成部分，但其结构和功能很少为人们所重视。股骨头与髋臼解剖学匹配性的差异是导致股骨头髋臼撞击进而引起髋臼唇损伤的主要原因，根据髋臼解剖形态不同，分为"钳夹型"和"凸轮型"髋臼，前者髋臼包容性增大，髋关节后伸受限，撞击多位于髋臼的后上缘，"凸轮型"髋臼较浅，撞击多发生于髋臼的前上缘。髋臼唇损伤多发生在髋臼的前上缘，约占 80%，影像学多表现为髋臼唇增厚、边缘不规则、髋臼唇缺损、中心退变等，且约 28% 的无症状人群髋臼唇形态有改变。近年来临床上注意到一些患者反复多次髋部疼痛，而 X 线片、CT 甚至 MRI 检查无阳性发现，后证实是由于髋臼唇损伤所致，并认为髋臼唇损伤是导致髋关节骨性关节炎或髋关节撞击综合征的原因之一，但其诊断困难。

在以往的 X 线、CT 及 MRI 等影像学检查方法中，以 MRI 检查价值较大。单纯解剖学影像检查不能解决诊断髋臼唇损伤的假阳性和假阴性问题以及损伤是否处于稳定状态，尤其与发育性髋臼副骨化中心、髋臼边缘小骨等鉴别困难。CT、MRI 或 DR 等解剖影像能清晰显示髋臼唇损伤及髋臼边缘骨质增生、退变等解剖结构的改变，骨显像能从功能影像角度确认损伤是否存在，因此，图像融合技术可对髋臼唇损伤进行早期、及时、准确的诊断，并能有效评价损伤的病程分期及稳定状态（图 9-45、图 9-46）。

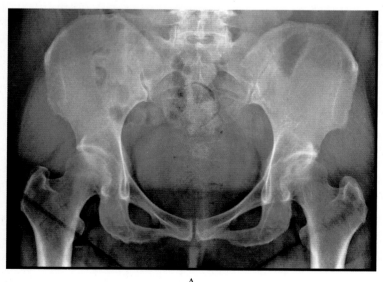

A

图 9-45　女，56 岁，双侧髋臼唇损伤

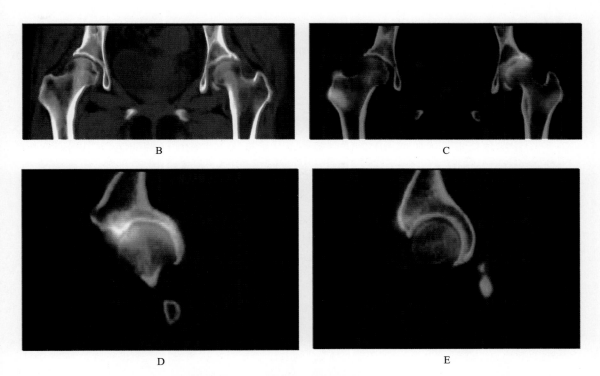

图 9-45　女，56 岁，双侧髋臼唇损伤（续）

A. 为双髋关节正位片，髋臼边缘骨质增生，双髋臼唇可疑损伤，不能明确诊断。B. 为双髋关节 CT 平扫描，双侧髋臼外上缘呈"唇"样骨质增生，左侧可见线样低密度裂隙，明确诊断为双髋臼唇损伤，但不能明确病变活跃情况。C ~ E. 为 SPECT/CT 融合图像，双侧髋臼唇均可准确显示异常放射性核素浓聚，左侧髋臼前外上缘为著，明确诊断为双侧髋臼唇损伤（进展期）

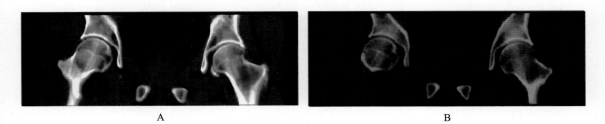

图 9-46　男，50 岁，双侧髋臼唇损伤

A. 为双髋关节正位片，髋臼边缘骨质增生，呈"鸟嘴"样改变，诊断双侧髋臼唇损伤，但无法判断其病程分期。B. 为双髋关节 SPECT/CT 融合图像，双侧髋臼唇骨质增生区均未见异常放射性核素浓聚，确诊双侧髋臼唇损伤（稳定期）

（五）缺血性骨坏死

骨坏死是指由于各种原因导致的骨组织营养中断或者严重不足，相应骨组织代谢出现障碍所导致的局部骨组织的缺血、变性，是骨科的常见病、多发病。缺血性骨坏死的影像学诊断方法主要有 X 线、CT、MRI 和核医学骨显像等，骨显像灵敏度高，但不能明确放射性核素在骨坏死区域分布的具体位置，从而对判断骨坏死或修复性反应

造成困难，不利于临床随访观察坏死区的病程转归，对于不同时期的骨坏死，其表现可能是"热区"亦可能是"冷区"，有时和骨性关节炎等其他原因造成的"热区"和"冷区"无法鉴别，导致假阴性和假阳性，为临床选择最佳的治疗方法造成困难。DR、CT 和 MRI 等检查可以清晰显示骨形态及密度或信号的改变，但不能评价骨坏死区血供及骨盐代谢等功能信息，较难及时判断骨坏死的病程演变。

图像融合技术既可显示清晰的解剖结构，又能准确评价病变区的功能和代谢情况，避免了病灶周围组织重叠的影响，病灶定位更准确，诊断准确性更高。融合图像能明确显示骨坏死区放射性核素的分布状态，尤其对放射性分布稀疏或缺损的病变诊断优势明显，有利于缺血性骨坏死的早期诊断、鉴别诊断及疾病的分期和指导治疗、预测预后等（图 9-47）。如有时双侧股骨头缺血性坏死，解剖图像上的表现几乎完全一致，但融合图像上常常一侧有明显的放射性核素浓聚，而另一侧则表现为放射性核素缺失，提示尽管其解剖影像表现一致，但其病程阶段并不相同，针对两侧股骨头病变的治疗也应该是有区别的，因此，融合图像对确定骨坏死的诊断及病程分期和制定个体化的治疗方案均具有重要的指导作用。

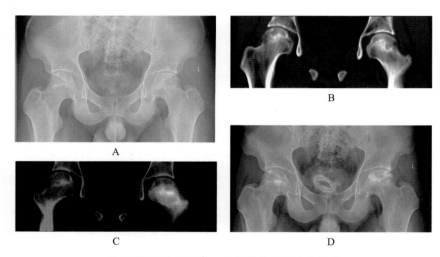

图 9-47　男，27 岁，双侧股骨头缺血性坏死

A～B. 为骨盆正位片及 CT 平扫描，双侧股骨头缺血性坏死，无法判断其病程分期。C. 为双髋关节 SPECT/CT 融合图像，显示左侧股骨头坏死区边缘异常放射性核素浓聚明显较右侧显著，反映双侧股骨头坏死病程分期明显不同。D. 为 SPECT/DR 融合图像，与 SPECT/CT 融合图像表现一致，同样可明确诊断并对病情进行准确评价

（六）骨骼炎症

炎症是骨与关节受到致炎因子作用时局部组织的非特异性反应，分为急性和慢性炎症。骨髓炎是累及骨髓的骨感染，及时、准确地诊断骨髓炎对于愈后及减少并发症非常重要，为了达到早期、准确诊断骨髓炎的目的，仅仅依靠体格检查及实验室检查是远远不够的，紧密结合临床和影像学的特征表现对早期诊断骨髓炎非常必要。骨髓

炎的后期诊断较容易，对于 X 线或 CT 表现为骨质破坏、死骨形成、骨膜反应以及周围软组织肿胀或脓肿形成的典型病例大多可以明确诊断，但此时大多临床治疗效果不佳。

　　骨髓炎的阳性影像学表现往往晚于临床症状 3～5 天甚至 2 周左右出现，X 线平片及 CT 检查对骨髓炎的早期诊断相对不敏感，而 SPECT 骨显像敏感性较高，急性骨髓炎发生 2 天时即可明确诊断，对于早期诊断，SPECT 骨显像具有较大的优势，但其特异性较低，单纯的 SPECT 骨显像无法准确判断放射性核素浓聚的具体解剖位置，对诊断起决定作用的解剖结构可能无法精确显示，表现不典型时诊断困难。图像融合技术既能对病变的功能代谢情况做出评价，又能观察其细致的解剖结构，实现了对病变的准确定位与定性，达到早期准确诊断的目的，并能客观判断骨骼炎症的治愈和复发（图 9-48）。无菌性炎症时骨形态肥大，局部密度增高，软组织肿胀，核素浓聚常不跨关节，浓聚程度与临床疼痛程度呈正相关，治疗后形态影像显示除软组织外其余均无改变，而功能影像显示核素浓聚下降程度与临床疼痛缓解程度相一致。

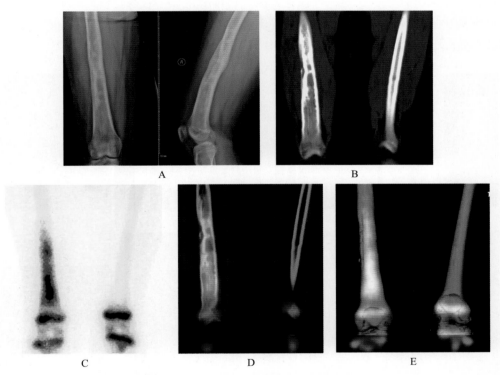

图 9-48　女，15 岁，右股骨中下段慢性骨髓炎

A～B. 为右股骨正侧位片及 CT 平扫描，右股骨中下段骨质密度高低不均匀，形态不规则，明确诊断为慢性骨髓炎，但无法判定病变区活跃程度及骨代谢情况。C. 为双股骨下段局部静态骨显像，显示右股骨下段骨髓腔内沿股骨长轴分布的异常放射性核素浓聚，周围浓聚程度较中央淡，中央放射性核素分布稀疏。D～E. 为 SPECT/CT 融合图像，显示病变区呈不均匀异常放射性核素浓聚，外侧骨皮质区及骨髓腔内囊性区放射性核素稀疏，综合诊断为右股骨下段慢性骨髓炎并死骨形成

（七）代谢性骨病

由多种原因所致的以骨代谢紊乱为主要特征的骨疾病称为代谢性骨病，其发病机制包括骨吸收、骨生长和矿物质沉积三个方面的异常，临床表现为骨痛、畸形和骨折。代谢性骨病种类繁多，影像检查在其诊断与疗效观察中作用显著。大部分代谢性骨病骨显像表现为中轴骨、长骨、颅骨、下颌骨及关节周围核素摄取增加，部分甚至呈"超级骨显像"表现，此时依靠骨显像多可进行诊断，但对于部分病变的非典型骨显像表现、骨吸收时的放射性核素稀疏或缺失及无法确定放射性核素异常分布的准确部位等情况时，骨显像存在较多的假阳性和假阴性结果。

图像融合技术对代谢性骨病的应用价值主要体现在：对形态影像学不能确诊，而骨显像又不具有典型表现的代谢性骨病，明确是否存在阳性显像，相互印证是否存在假阳性与假阴性结果，进行诊断与鉴别诊断；对骨显像中的阳性显像部位进行精确的定位，观察放射性浓聚的具体范围和程度，对骨显像阴性的病变结合 CT 图像表现进行综合分析，为代谢性骨病的诊断和鉴别诊断提供更多的信息，为相应的放射性核素治疗及疗效观察提供客观依据（图 9-49、图 9-50）。在代谢性骨病患者中，常常会有多种影像表现同时存在，仅凭一种检查方法进行诊断误诊率较高，因此我们需要结合患者临床病史、影像表现及实验室检查等多种手段进行综合诊断，而图像融合检查技术则能有效降低误诊误治，提高诊断水平。

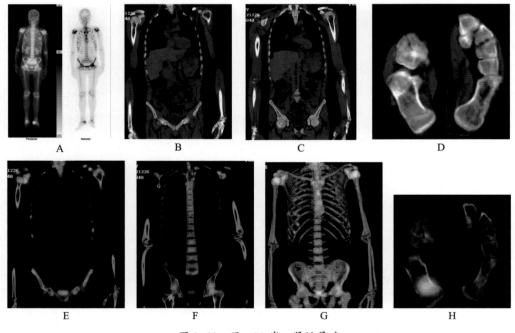

图 9-49 男，32 岁，肾性骨病

A. 全身骨显像 全身骨骼可见多发异常放射性核素浓聚，表现为"超级骨显像"。B ～ D. 为双上肢及双足 CT 平扫描，双侧肱骨上端及右跟骨骨质吸收，可见"假骨折线"。E ～ H. 为双上肢及双足 SPEC/CT 融合图像，双侧肱骨上端、肋骨、胸腰椎、股骨颈及右跟骨多发骨质吸收及"假骨折线"，骨折端明显异常放射性核素浓聚。结合实验室检查综合诊断该患者为肾性骨病

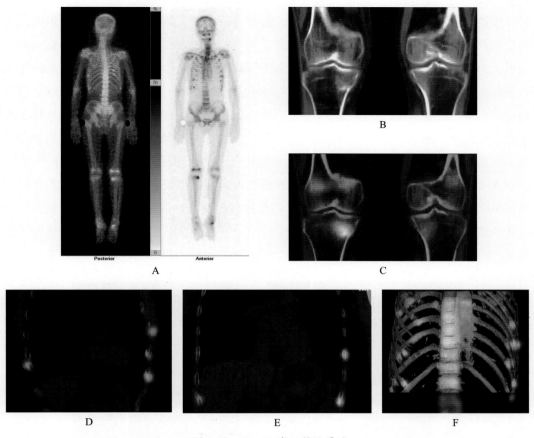

图 9-50　男，56 岁，肾性骨病

A. 为全身骨显像，全身骨骼可见多发异常团状放射性核素浓聚，表现为"超级骨显像"。B. 为双膝关节 CT 平扫描，双侧胫骨内侧平台可见假骨折线影。C ～ F. 为双胫骨内侧平台及肋骨可见多发骨折，并伴有异常放射性核素浓聚。结合实验室检查综合诊断该患者为肾性骨病

（八）强直性脊柱炎

强直性脊柱炎主要累及骶髂关节、脊柱小关节以及周围的韧带和肌腱，四肢关节亦可受累。病变特点是发生在肌腱和韧带附着部位的炎症和钙化，同时可有软骨骨化和滑膜炎症。强直性脊柱炎对肌肉骨骼系统的侵犯，可分为关节炎、肌腱或韧带附着点炎（骨突炎）、骨炎、软组织炎 4 类。强直性脊柱炎自发病到解剖影像发现病变一般约需 6 个月，故对有临床症状而形态影像学检查阴性者难以早期诊断。CT 及 MRI 能更清晰地显示强直性脊柱炎所致的关节炎、肌腱或韧带附着点炎，对关节和骨质的侵蚀破坏显示更为清晰，能较 X 线更早发现病变，解剖定位准确，诊断特异性较高，对病变的显示更为全面，但仍然未能解决早期强直性脊柱炎病变关节和骨骼尚未发生解剖形态改变时的诊断问题。

图像融合技术在强直性脊柱炎诊断中的应用价值主要在于：显示早期病变及其侵犯范围，评价病变关节及肌腱、韧带附着点炎的病变进展情况，为临床制定科学的治疗方案提供客观的依据。当患者具有明显的临床症状又具有特征性的形态影像学征象

时，应用形态影像学检查多能明确诊断，而此时融合图像同样具有特征性的表现，在病变部位可见明显的放射性核素异常浓聚，并对病变的部位、范围和程度的显示更加全面，对于形态影像检查不能显示的病变亦可清楚显示；由于病变部位的形态影像学表现相同时，其病理分期及病变的活跃程度可能不同，此时形态影像无法区分，而融合图像则能准确判断病变部位的病程分期及病变的活动程度；因此，图像融合技术对于形态影像学能够确诊的强直性脊柱炎仍然具有重要的应用价值（图9-51）。当患者具有一定的临床症状，而形态影像学表现不典型或无异常发现时，强直性脊柱炎的影像诊断非常困难，此时，依据融合图像中放射性核素在病变部位的浓聚表现（尤其是当多部位受累时），结合实验室检查大多可以早期做出诊断，同时，融合图像对强直性脊柱炎所致的骨炎和软组织炎也能清晰显示。另外，图像融合技术尚可应用于强直性脊柱炎的疗效评价。

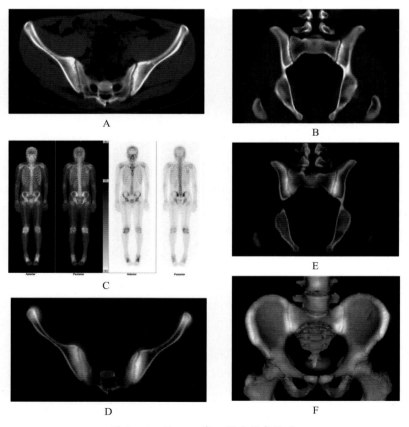

图 9-51　男，43 岁，强直性脊柱炎

A ～ B. 为骶髂关节 CT 平扫描，强直性脊柱炎所致的双侧骶髂关节炎，关节面对称性侵蚀破坏、凹凸不平伴骨质硬化、关节间隙变窄，为典型的强直性脊柱炎表现，诊断明确，但病变的进展情况无法评价。C. 为全身骨显像，骶髂关节呈对称性异常放射性核素浓聚，并可见双侧胸锁关节、髋关节、膝关节、踝关节及椎间关节的异常放射性浓聚，准确定位能力较差。D ～ F. 为 SPECT/CT 融合图像，双侧骶髂关节呈对称性异常放射性核素浓聚，尤以关节下部为著，左侧关节破坏区骨代谢更活跃，符合强直性脊柱炎诊断

（九）骨性关节炎

骨性关节炎是以人体可活动关节软骨退行性改变和关节表面、边缘形成新骨为特征的非炎症性退行性病变，是运动系统的常见病，也是老年人关节疼痛和致残的主要原因。早期诊断和治疗对其病程进展、愈后及维持关节的正常功能意义重大。目前，对于有典型临床症状和放射学解剖形态改变的骨性关节炎多能明确诊断，但对于有一定临床症状但还没有发生明显放射学解剖形态改变的早期骨性关节炎诊断较困难。

典型的骨性关节炎在形态影像上可见关节间隙变窄、软骨下骨硬化，甚或出现关节面下骨囊性变、骨赘形成等特征，此时，依靠形态影像即可明确诊断。形态影像检查中，X线片虽可获得比较精细的形态资料，但在诊断早期骨性关节炎时没有太大意义，CT及MRI扫描能较X线更早发现病变，诊断特异性较高，对病变的评价更为全面，但CT和MRI仍达不到早期诊断，其诊断价值有限。放射性核素骨显像能确切反映骨性关节炎的病理过程，对于骨关节的早期变化比较敏感，但无法准确判断放射性核素浓聚的精确位置，鉴别诊断困难。应用图像融合技术，不但能早期诊断骨性关节炎，并且可以根据放射性核素在病变关节的分布及浓聚情况，评价病变区的病情分期及进展预期，为骨性关节炎的治疗，尤其是放射性核素药物的靶向治疗提供客观依据，还能指导骨关节炎的临床治疗及评价药物疗效（图9-52、图9-53）。

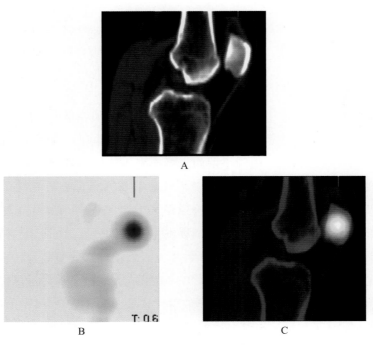

图 9-52　女，56 岁，骨性关节炎

A. 为膝关节矢状位 CT 图像，髌骨关节面下骨质轻度硬化，关节面尚光整，不能准确诊断骨性关节炎。B. 为膝关节局部静态骨显像，髌骨关节面下骨质内可见局限性团状异常放射性核素浓聚，但解剖结构显示不清楚。C. 为SPECT/CT 融合图像，显示髌骨关节面下骨质内局限性异常放射性核素浓聚，明确诊断为膝关节早期骨性关节炎

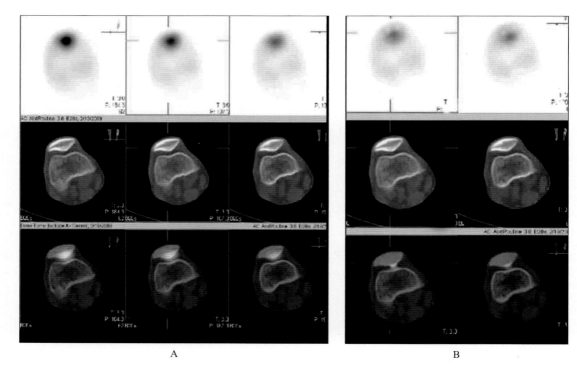

图 9-53 女, 58 岁, 髌股关节骨性关节炎治疗前后

A. 为 SPECT 显示髌股关节区放射性核素团状异常浓聚, CT 显示髌骨关节面骨质硬化、不光整, 髌股关节间隙变窄, SPECT/CT 融合图像显示髌骨关节面及髌骨内放射性核素异常浓聚。B. 为 SPECT/CT 融合图像, 治疗 2 个月后, 髌骨关节面病变的 CT 表现并未改变, 而病变区的放射性核素浓聚的范围和程度则明显减轻, 对治疗疗效做出了客观的评价

（十）人工植入体异常

人工关节置换术后假体松动、内固定钢板及螺钉松动等是人工植入体手术失败的主要原因, 多需再次手术治疗。临床上诊断人工植入体异常主要依据患者症状及 X 线上植入体周围出现的透亮带。由于早期尚未形成植入体周围骨骼结构异常或较细小的透亮带被遮挡等, 常影响诊断的准确性。另外, 植入体多为金属材料, CT 或 MRI 检查存在伪影及禁忌证, 受到限制。文献报道用 SPECT 骨显像观察人工植入体的松动, 其早期受力部位血供、骨盐代谢和成骨过程发生改变, 骨显像即可发生异常。松动的植入体作用于邻近骨界面, 产生一种间断性压力, 促使局部骨质破骨、成骨过程增强、血流及骨盐代谢增加、新骨形成, 这是 ^{99m}Tc-MDP 在人工植入体异常部位浓聚的基础, 根据生物力学的分析, 受力最强处必然是放射性浓聚最明显处。尽管 SPECT 骨显像的灵敏度高于 X 线及 CT 诊断, 但其显示解剖结构能力差, 特异性低。

图像融合技术在人工植入体异常的诊断及其鉴别诊断中的应用价值在于: 既能早期、敏感地反映植入体周围骨骼的功能和代谢变化, 又能清晰地显示其周围骨骼的解剖结构, SPECT 骨显像时植入体周围骨骼界面出现的异常放射性核素浓聚区符合生物力学原理，这种异常浓聚又能在解剖图像上得到准确的定位，更有利于异常放射性浓聚分布区域特征的判断，有效避免了两种影像的不利因素，可早期诊断植入体是否松动等异常，并能鉴别 SPECT 骨显像的假阳性结果，以避免不必要的二次手术（图9-54、图9-55）。刘玉珂等对 29 例人工髋关节置换术后假体松动的患者应用 SPECT/CT 图像融合技术进行诊断，结果显示松动假体周围骨骼界面的异常放射性核素浓聚分布具有明显的生物力学规律，诊断的灵敏度和特异性分别为 90.9% 和 71.4%，准确性达到 86.2%，认为该方法是诊断髋关节置换术后假体松动，尤其是早期假体松动的有效方法。不过应注意和假体周围感染所致的放射性异常浓聚进行鉴别，单纯性假体松动往往具有比较典型的生物力学特征，而假体周围感染所致的放射性异常浓聚往往不具有典型的生物力学特征，其分布范围多无规律，常呈不规则片状、团状分布。

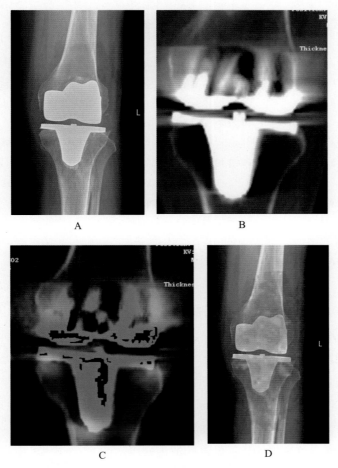

图 9-54　男，67 岁，左膝关节假体置换术后松动

A ~ B. 为左膝关节 DR 正位片及 CT 平扫描，关节假体形态及位置正常，不能确定假体是否松动。

C ~ D. 为 SPECT/CT 及 SPECT/DR 融合图像，准确显示假体应力处斑片状异常放射性核素浓聚，

符合假体松动的力学特征，诊断左膝关节表面假体置换术后假体松动

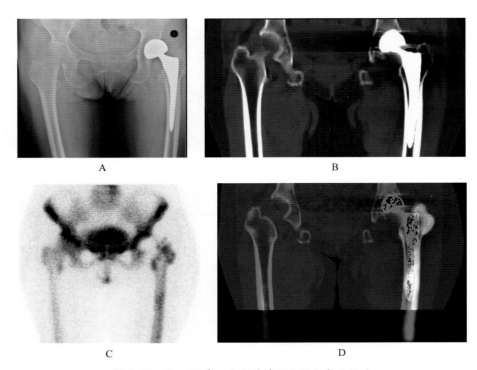

图 9-55　女，74 岁，左髋关节假体置换术后松动

A ~ B. 为双髋关节 DR 图像及 CT 平扫描图像，左髋关节假体置换术后，假体位置、形态及周围骨质结构未见异常，不能明确假体是否松动。C. 为左髋关节 SPECT 静态显像，左侧股骨距及假体柄周围可见斑片状异常放射性核素浓聚，但解剖结构定位较差，股骨头区放射性核素缺失。D. 为双髋关节 SPECT/CT 融合图像，准确显示左股骨距内、外侧区及假体柄末端团状异常放射性核素浓聚，符合假体松动的力学特征，诊断左髋关节置换术后假体柄松动

（十一）骨骺损伤

　　骨骺板位于骨骺与干骺端之间，只存在单向软骨增殖与成骨活动，是生长期骨骼的生长发育部位。骨骺损伤后，有时会出现发育障碍，甚至导致骨骺板软骨提前闭合，出现骨关节畸形。导致骨骺损伤的病因发生越早，畸形会越重，愈后也就越差。目前，各种骨骺早闭畸形肢体均可以进行手术矫正及整形，使肢体功能得到部分恢复和改善，但前提需要准确判断骨骺闭合程度，为临床的下一步治疗方案提供准确的指导依据。目前判断骨骺损伤后闭合主要通过 X 线、CT 和 MRI，依据干骺端骨桥的形成，判断骨骺是否闭合，但临床实际工作中诊断困难。儿童骨骺板骨显像剂生理性高浓聚，当骨骺损伤、骨骺板闭合时正常干骺端的软骨内化骨的生长功能受阻，骨质代谢活跃程度减低、血流减慢，可表现为骨显像剂的浓聚减少。

　　图像融合技术既能反映骨骺区解剖结构的变化，又能了解其血管和代谢的改变，当其表现为骨骺和干骺端的骨显像剂减少或缺失时，提示骨骺发育受损或骨骺提前闭合，尤其对于尚未发生解剖形态改变的骨骺损伤的诊断具有重要的应用价值。融合图像能够通过骨骺和干骺端骨显像剂的分布情况，客观地评价骨骺损伤和发育情况，为

临床及时的治疗提供客观依据。SPECT/CT 同机图像融合采用的是诊断级螺旋 CT，其射线剂量较高，同时检查患者均是儿童，尽量减少辐射剂量是非常必要的，而同一部位的 DR 检查相对 CT 检查的辐射剂量要小得多。因此，SPECT/DR 图像融合技术在儿童骨骺损伤的诊断和病情评价中的应用优势更加明显（图 9-56）。

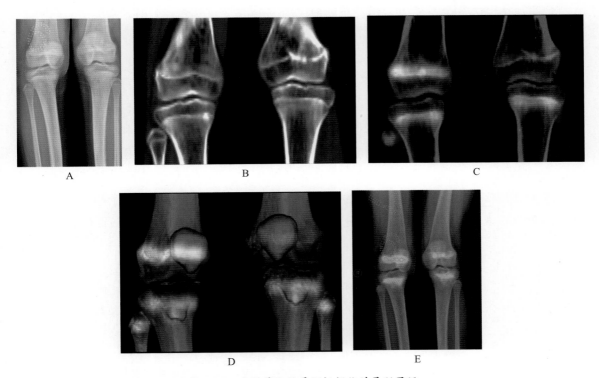

图 9-56　左股骨远端骨骺板损伤并骨骺早闭

A. 为双膝关节 DR 正位片，左膝关节外翻变形，股骨远端骨骺板密度增高，不能明确诊断骨骺板发育情况。

B. 为双膝关节冠状位图像，左股骨远端骨骺板外侧部分致密硬化，但较难准确评价骨骺早闭情况。

C ～ D. 为 SPECT/CT 融合图像，左股骨远侧骨骺板区显像剂浓聚较对侧明显减少，提示骨骺早闭，骨代谢
水平较低。E. 为 SPECT/DR 融合图像，与 SPECT/CT 融合图像表现一致，但显著降低了患者的辐射剂量

（十二）评价肌肉骨骼系统疾病的药物疗效

药物治疗是目前治疗肌肉骨骼系统疾病的一种重要手段。近年来，随着分子生物学和基因药理学的不断发展以及放疗设备使用理念的不断创新，肌肉骨骼系统疾病的综合治疗、分子靶向及个体化治疗已成为研究热点。用于治疗肌肉骨骼系统疾病的药物种类繁多，疗效各有不同，如何早期、准确地评价这些药物的疗效具有重要的临床意义。以往评价肌肉骨骼系统疾病治疗药物的疗效，多以病人的症状、体征及相关实验室、影像学检查结果作为标准。其中，对于病人临床症状和体征变化的观察，往往依靠病人的主观感觉判断，缺乏客观指标；对于以形态影像结果作为药物疗效评价标准者，往往是经过药物治疗使病变部位发生解剖学改变时才能观察到该药物的疗效，

存在时间滞后的问题，往往延误了临床后续治疗方案的调整及对预后的判断，在评价靶向药物疗效时尤为明显。治疗药物作用于骨骼的病变部位后，若引起病变部位血供、骨盐代谢和成骨过程发生改变，骨显像即可显示异常，其敏感性高，但骨显像分辨率较差，而肌肉骨骼系统的疾病又千变万化，解剖结构复杂，即使同一病变区内亦可能有不同的组织成分混合存在，因此单纯地应用 SPECT 观察药物疗效时，常无法对药物疗效做出准确的判断。

　　近年来，SPECT/CT、SPECT/DR 及 SPECT/MRI、PET/CT 等图像融合技术在肌肉骨骼系统疾病诊断中的应用日益广泛，它实现了功能、代谢图像与解剖图像的对位和融合，既能对病变的功能、代谢情况做出评价，也能观察其细致的解剖结构，从而能够准确地对病变进行定位、定性，达到早期、准确诊断疾病，监测药物疗效和预测疾病预后的目的，为肌肉骨骼系统疾病药物疗效的评价提供了一个新的思路，同样也为临床选择治疗药物及疗效监测提供了一种客观的依据（图 9-57、图 9-58）。刘玉珂等对 12 例肌肉骨骼系统疾病患者分别应用不同的药物进行治疗后经图像融合技术检查，根据治疗前后放射性核素分布范围和程度的改变，对所有病例均做出了准确的药物疗效评价。

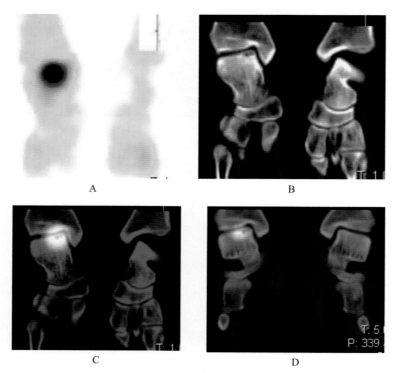

图 9-57　男，50 岁，右侧距骨滑车内上角缺血性坏死治疗前后疗效评价

A. 为双足 SPECT 静态骨显像，右距骨滑车内上角局限性团状异常放射性核素浓聚，符合骨坏死影像诊断。

B. 为双踝关节 CT 冠状位图像，右距骨滑车内上角局限性囊性变，关节面不光整。

C～D. 为治疗前后 SPECT/CT 融合图像，病变区呈团状放射性核素异常浓聚，

治疗半年后放射性核素异常浓聚程度减轻、范围减小，但其解剖形态并未发生明显变化

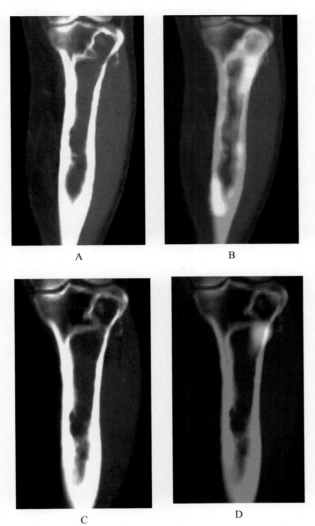

图 9-58　男，42 岁，左胫骨中上段骨纤维异常增殖症治疗前后疗效评价

A ～ B. 为治疗前 CT 图像及 SPECT/CT 融合图像，CT 显示胫骨中上段膨胀性囊状骨质破坏，边缘骨质硬化，边界清楚；SPECT/CT 融合图像显示病变区边缘可见部分明显异常放射性核素浓聚区，破坏区内呈放射性缺失改变。

C ～ D. 为治疗后 CT 图像及 SPECT/CT 融合图像，CT 表现与治疗前并未发生改变，但 SPECT/CT 融合图像上放射性核素异常浓聚的程度明显减轻，范围明显缩小，该方法对治疗前后的疗效做出了准确的评价

第六节　红外线检查

一、基本原理

物理上任何温度大于绝对零度的物体都要向外辐射红外线，在光谱分析上根据波长将红外光线分为近红外线（0.75 ～ 3μm）、中红外线（3 ～ 6μm）和远红外线

（6～15μm）。生物体所辐射电磁波的波长主要是在远红外区域，所以称为远红外线（大家习惯统称为红外线）。远红外线的波长范围为4～14μm，峰值为9.34μm。所以我们利用波长8～14μm的红外线探测器就可以方便检测到生物体辐射的红外线。

人是恒温动物，身体温度的自动调节机制可使产热与散热保持着生理平衡，当散热和血液供应不一致时便会出现一定的皮肤温度差异，皮肤摩擦、内在挤压、环境温度、空气流动、人精神状态或汗腺分泌活动也会影响局部温度。随着科学的发展，医用热成像技术已经广泛用于临床各专科辅助诊断，成为影像诊断的技术之一，通过敏感反映人体温度的改变及其分布特点可客观反映人体内的许多病变。红外热像仪是通过非接触探测红外辐射，并将其转换为电信号，进而在显示器上生成热图像和温度值，并可以对温度值进行计算的一种检测设备，属于功能影像学。

二、红外热成像检查技术

（一）系统参数

（1）红外线传感器：室温型微辐射热侦测器。

（2）红外线波段：7～14μm。

（3）最小解析温差：0.05℃。

（4）影像扫描频率：60Hz。

（5）影像分辨率：320×240 pixels。

（6）温度测量范围：10～40℃。

（7）准确度：＜＋0.3℃（经认证测试通过）。

（8）稳定度：＜＋0.3℃（经认证测试通过）。

（9）镜头视角：20°（水平），15°（垂直）。

（二）对患者检查的常规要求

（1）入室静息，如有汗应擦干净，30分钟后方可检查。

（2）在等待检查的休息时间，应根据检测部位的不同，脱帽、脱衣，解开胸罩、领带等。

（3）尽可能撤去患者身上的纱布、膏药、饰物。

（4）休息待检及检查期间不得按压抓挠待检部位。

（5）检查前应该按照要求做好检查准备，如检查前一天避免饮酒、熬夜以及服用影响检测结果的药物等；检查前应空腹等。

（三）正确诊断措施

（1）熟悉生理热图、干扰热图及病理热图的规律。

（2）严格按照主诉、热图、体征（按热图提示，检查核实体征）的诊断操作程序操作。结合临床，任何非临床的影像学检查都必须结合临床，医用红外线热成像仪的热图诊断也不例外。

（3）根据病人情况，详细询问病史，并做好记录，应特别提醒注意：在摄像前不能在检查部位按压、揉搓等，以免影响局部热图结果。检查病人体表是否存在影响诊断的因素，并做记录。

（4）对数据不完整、疑难或罕见病例，要深入了解情况，以期做出正确诊断。

三、红外热成像读片

1. 医生应熟悉患者的疾病、病因及病理

医生应该熟悉检查部位的局部解剖，尤其要对血管分布情况有充分的认识，熟悉各部位的正常高温区形态，如腋窝、乳下、脐孔、腰带部腹股沟等。调整测量温度对比，热图形态，目标温区与周围组织的温差，仔细观察血管形态、温差；双侧性病变者更应该多检查高温区与周围组织的温差。图像不明显的病例，应更换温窗，以求显示清晰图像。所提供的临床扫描图像，应能清晰显示与患者主要症状有关部位的温度，并通过温度改变提示异常状态，尽量做到一目了然。

2. 红外热图的一般诊断方法

①统一特定温度条件：20℃；②对称部位比较；③全身综合分析；④生理解剖系统分析；⑤结合主述、病史、查体、特殊检查综合判定；⑥自身相比较、与他人相比。

3. 红外热图的诊断标准

正常人体的解剖结构和生理功能使体表的热分布有着一定的规律，当人体细胞、组织或器官处于不同状态时，新陈代谢活动及所产生的热辐射不一样。红外热像图以红色为高温、蓝色为低温。健康人的热像图则是头面部温度较高，躯干部次之，四肢末端最低，这是由于脑的血供丰富，躯干在近心端，温度高于四肢。原则上双侧对称，脂肪、骨髓或肌肉的温度较低，血管表浅、血流丰富的部位如锁骨上、腋窝、腹股沟和腘窝等部位的温度稍高，背部左右两侧且躯干左右侧的温度对称性较好，腰部多为均匀冷区，大腿温度较小腿温度稍高，膝关节前侧髌骨区域温度最低。局部代谢亢进或血流加快可使温度异常升高，红外热像图颜色增强，如癌症、肿瘤、神经卡压、血管扩张等。

在检测过程中，医师应尽量使相关条件控制在齐同水平，以确保能够得到较为客观的数据。红外线接收器通过接受人体辐射的远红外线而成图像，对医患双方不接触，是种无创伤、无痛苦和无污染的检查技术。可对患者进行反复多次、连续、动态的跟踪检查和客观记录，对医师观察病情的进展趋势尤其是肿瘤或体内炎症病灶非常有利，在监测药物或疗效上提供科学依据。

（1）正常热图：人体组织双侧对比温度基本相等，温差小于0.2℃，血管影像清晰，双侧对称（图9-59）。

（2）异常热图：指病变部位与对称相应部位正常组织比较，温差范围在 0.8～1.2℃之间，患侧血管影像明显增粗、增多，但仍对称。若该热图怀疑恶变，应嘱咐病人随诊（图9-60）。

（3）恶性热图：指病变部位与对侧相应部位正常组织比较，温差大于1.2℃以上，血管影像增粗、中断、成团或扭曲等，双侧明显不对称（图9-61）。

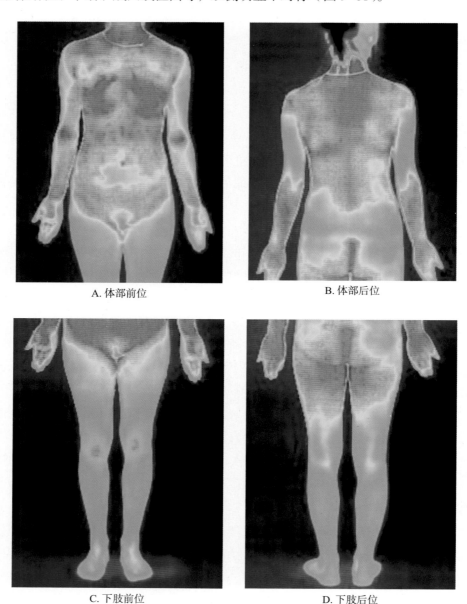

A. 体部前位　　　　　　　　　　　　　　B. 体部后位

C. 下肢前位　　　　　　　　　　　　　　D. 下肢后位

图 9-59　女，30岁，正常热像图

人体组织双侧对称，对比温度基本相等，温差小于0.2℃，血管影像清晰，未见明显异常高温及低温区

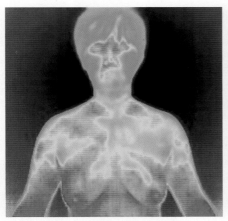
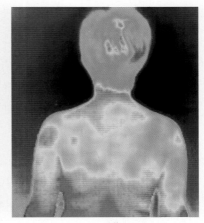

A. 前位　　　　　　　　　　　　　　　B. 后位

图 9-60　女，50 岁，左侧肩周炎

左肩关节较对侧温度降低，双侧解剖结构对称，结合临床符合肩周炎诊断

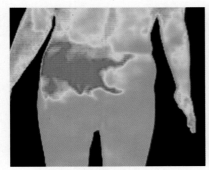
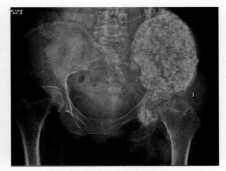

A. 骨盆红外热像图后位　　　　　　　B. 骨盆 DR 正位片

图 9-61　女，52 岁，左髂骨恶性成骨细胞瘤

A. 为骨盆红外热像图，左髂骨区可见大片状异常高温区，温差大于 1.2℃，血管增粗、扭曲，并跨越中线向右侧延伸，符合恶性热像图表现。B. 为 DR 图像，左侧髂骨及坐骨大片状骨质破坏，其内可见大量棉团状高密度影，边界不清楚。综合诊断为恶性成骨细胞瘤

四、红外热成像的临床应用

红外热像仪是一种接收装置，具有无辐射、可重复、高灵敏度、高分辨率的优点。1933 年，哥本哈根大学国家医院的哈克塞森首先把红外摄影技术用于皮肤病学的研究，此后人们就把这一方法广泛地应用于医学实践。我们在临床上将其用于骨与关节疾病的诊断与病情评价。

（一）针灸、中医疗效及理论评价

中医学是我国人民长期与疾病斗争时创立的一门学科。为了继承和发扬中医学，人们用现代高科技手段对其加以研究。如胡翔龙等用热像仪研究了人体体表经络红外辐射轨迹的主要特征和显现规律，阐述了在完全无外加因素干扰的"自然"情况下将

十四经脉的循行路线直观地显示出来，说明体表的经脉循行路线是人体所固有的。研究认为，波长不同的辐射可能作为信息载体，是生物信息传递的一种形式。并指出经络确是人体所固有的某种"组织"和功能，它在"外周"必然有其相应的物质基础。生命过程中的物质能量和信息的转化和传递已经成为现代生命科学研究中日益突出的问题，经络研究将有可能在这方面为现代生命科学的发展做出新贡献。

（二）痹证的准确、早期诊断

痹证（纤维肌炎、风湿性关节炎、腰肌劳损、坐骨神经痛、肩周炎、类风湿关节炎）是临床常见病症。目前，对痹证的诊断尚无可靠的客观指标及辅助检查。李焯等用红外热像仪对146例痹证及23例健康人做了对照检查，发现健康人肢体红外热图两侧呈均匀对称分布，为淡红或绿色，两侧皮肤温度无明显差异。痹证患者红外热图颜色：寒痹患者呈绿色或蓝色热图；热痹患者呈红色或深红色热图；风、湿痹患者多呈淡红色或绿色热图。在不同病种中，寒痹皮肤温度较健康人低3～4℃；热痹则高出健康人3～4℃；风痹和湿痹皮肤温度接近健康人（图9-62）。

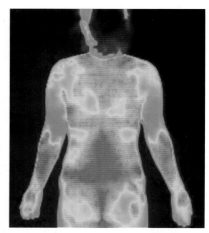

图9-62　女，43岁，双侧腰肌劳损后位热像图
双侧腰大肌区呈对称性异常高温，边界清楚，与腰大肌形态相似，其余部位未见异常温度改变

（三）植骨、皮的存活判断

植骨、皮如有血液通过，有活性，理论上温度应该是一种上升趋势，并且随着植皮和植骨的成活过程，其体表温度逐渐上升，植入物成活并完全恢复成正常组织后，体表温度亦与正常人体部位无异。

（四）椎间盘退行性变的诊断

椎间盘出现疾病时的红外热像图有其特点，即病变的脊柱相应部位异常高温，相应神经支配的上臂或下肢皮肤分布区则发生异常低温，分析椎间盘突出的解剖学和病理生理学变化，红外热像图上的脊柱部位异常高温的原因可能是椎间盘纤维环破裂、髓核突出物刺激使椎骨周围肌筋膜和神经炎性物质浸润、组织微血管扩张和血流速度增快的缘故。脊柱局部热区的范围越广和温度越高，反映椎间盘、神经根或椎体病变越重。当然不同原因、不同病程椎间盘病变所反映的温度变化规律不同。

（五）神经症状及与解剖的关系

红外热像图的特征性改变与患者主诉、临床症状、体征以及与MRI、CT等检查诊断的符合率均很高，可客观地提示疼痛的具体部位、范围大小和疼痛的程度。医师经过分析红外热像图上特有的异常热源的形态、走势及温差值，可判断患者的疼痛部位、原因和健康状况并制定全面的诊疗方案。医生根据红外热像图针对性地询问和检查患者，帮助医生较快地判断神经病变的位置与性质，为临床及时治疗提供了客观依据（图 9-63、图 9-64）。

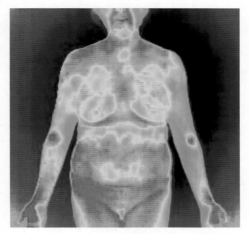

图 9-63　女，40 岁，颈椎病双上肢前位热像图

为颈椎病，左上肢较对侧明显降低，其低温区分布与左上肢神经支配区吻合，符合颈椎病诊断

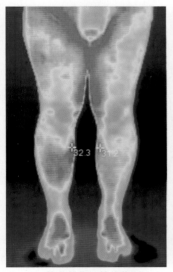 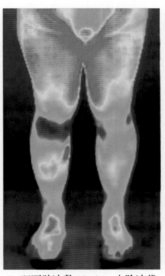 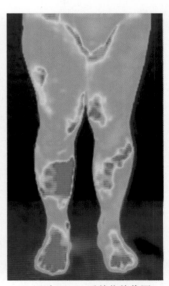

| A. 静态前位红外热像图 | B. 双下肢冰敷 10min，去除冰袋 10min 后前位热像图 | C. 运动 30min 后前位热像图 |

图 9-64　男，30 岁，双侧腓总神经损害

双侧腓总神经损害，左侧尤其显著，双下肢腓总神经支配区温度相差约 1.1℃，双下肢冰敷 10 分钟，去除冰袋 10 分钟后，左下肢腓总神经支配区温度恢复较对侧明显减慢，运动 30 分钟后，左下肢腓总神经支配区温度升高区的范围明显较对侧小。结合临床综合诊断符合腓总神经损害

五、红外图像融合

红外热成像具有高灵敏度、高特异度的优点，但缺乏精确的解剖定位能力，并对病变部位的神经、淋巴结及血管等支配区域不能进行准确匹配。同时，红外热成像对观察到的皮肤温度变化区域的准确判断存在局限性。因此，将红外热像图与可见光或数字人有机结合，使正常和异常部位的人体热像图在可见光图像或数字人上得到准确定位，根据其与血供、神经等分布区的配准情况，可对异常热像图进行更准确的分析，可为研究疾病的发生机制及其精确诊断提供更有价值的信息，同时可为中医的辨证施治和疗效评价提供客观依据（图9-65、图9-66）。

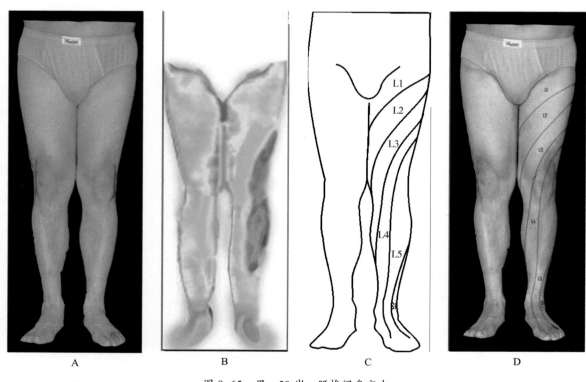

图 9-65　男，50 岁，腰椎间盘突出

A ～ B. 分别是患者下肢的可见光和红外热成像图，左下肢外侧部分温度升高，但缺乏直观准确定位。C. 为左下肢数字人模型，明确显示各个神经支配区情况。D. 为患者下肢可见光、红外及数字人融合图像，从图像中观察到基于红外的图像融合技术可对患者的温度变化区进行准确定位，并结合数字人可对患者病变部位的神经支配区域匹配，明确诊断该患者为 L5 神经支配区病变

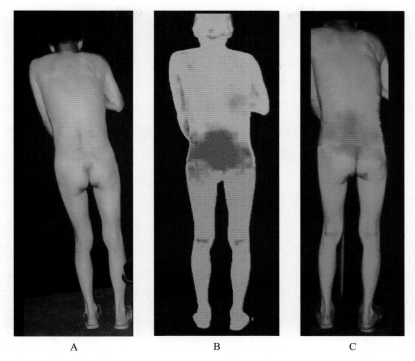

图 9-66 男，56 岁，腰椎管狭窄

A. 为可见光图像，患者不能直立，需借助拐杖行走，腰部僵硬不能下弯。B. 为红外热像图，腰骶部可见大片状异常高温区，解剖定位较差。C. 为可见光及数字人融合图像，从图像中观察到基于红外的图像融合技术可对患者的温度变化区进行准确定位，异常高温区为腰椎管狭窄所致腰部肌肉劳损改变

第七节 超声检查

一、概述

自 1942 年奥地利 K．T．Dussik 用超声穿透法来探测颅脑疾病，并于 1949 年用此方法获得了头部（包括脑室）的图像，超声从此开始用于医学诊断。超声诊断成像原理是利用超声波在人体不同组织中传播的特性和差异，通过静态和动态图像的显示来进行疾病的诊断。

我国从 1958 年开始应用超声诊断，近年来超声技术发展迅猛，仪器不断改进，超声的应用范围也日益广泛。目前超声诊断已成为现代临床医学中不可缺少的诊断方法之一。

超声诊断在肌肉 - 骨骼系统的应用已有 40 多年的历史，由于超声新技术、高频探头、高分辨率超声仪的开发和应用，使得肌 - 骨系统超声图像质量和诊断作用得到了很大提升。用 9-13MHz 探头轴向分辨率可达到 200 ～ 450μm，切面厚度达到

0.5～1.0mm，能清晰显示皮肤、皮下组织、肌肉、肌腱、韧带、筋膜、腱膜、腱鞘、滑囊、外周神经、血管以及它们周围的脂肪组织和结缔组织间隙等软组织结构，对软组织病变的显示能力，与 MRI 相似，故可成为影像学诊断的初选方法。此外，由于超声束能穿过软骨，经过骨间隙进入关节，所以能对关节的透明软骨进行观测；声束穿透椎间盘和椎板间隙的韧带，可得到相应部位椎管内结构及其病变的声像图（特别是婴幼儿）。临床实践证明，超声对许多肌肉－骨骼系统疾病的诊断是有明确价值的，是 CT、MRI 和 X 线等检查方法的重要补充，在我国已成为常规的影像检查方法之一。超声检查与其他影像学方法相比，具有以下优势：①超声仪（特别是便携式的）可到床旁、手术室、急诊室及灾害现场检查，应用广泛。②无需特殊准备，不受病人状态限制，小儿不需要镇静药，操作简便，检查时间短，能迅速获得结果。③易于进行两侧对比及围绕肢体多方向探测；可根据病人主诉直接对靶区或靶点（如最大的疼痛点和压痛点、肿胀部位）定点探测；并可随意从一个部位向另一个部位、快捷地从纵切面向横切面转换。④实时动态扫查，在检查中配合被动和自主肌肉舒、缩或关节运动，观察软组织及关节内解剖结构以及相关病变的动态变化，有助于发现和观测只有在运动或特殊体位时才出现的异常或病变（如肌腱和神经脱位、不完全性肌肉和肌腱撕裂伤等）。⑤ CDFI 和 PDI 可在不用造影剂的条件下，实时观测和诊断软组织充血、血管性肿瘤、肿瘤内新生血管及血流参数的变化，发现病灶（包括肿瘤）毗邻血管的改变，诊断四肢大血管的病变（如动脉瘤、动静脉瘘、静脉血栓）等。⑥能准确地引导病灶定位穿刺，采取检验标本，进行介入治疗等。⑦检查费用相对低廉、无痛苦，易被患者所接受；因无辐射损害，操作简便，重复性强，是理想的初选和随访手段（特别是小儿）；对体内有心脏起搏器和金属移植物者检查不受限制。

二、超声检查在骨伤科领域的应用

（一）骨折

　　X 线检查是骨折（fracture）诊断的首选方法，但是对于投照角度不佳的特殊部位及一些细微骨折，X 线片往往呈阴性。对于这些隐匿骨折，超声常可敏感地发现。最常见的例子是肩袖的超声检查，在发现肩袖损伤的同时，超声可以发现肱骨头的 Hill Sachs 压缩骨折，此类骨折 X 线检查很难发现。长骨的隐匿骨折，探头在患者肢体最疼痛处采用长轴与短轴仔细扫查骨皮质，多可发现局部骨皮质强回声线连续性中断（图 9-67）。如能发现局部骨膜下血肿，则诊断更为明确（图 9-68）。青少年患者，干骺端尚未完全骨化，骺分离骨折 X 线检查有时很困难。超声则能够清晰地显示骺软骨，双侧对比检查，通过准确地测量骨骺骨化中心与干骺端的距离诊断骺分离骨折。另外，超声还可以观察骨折愈合过程中骨痂形成（图 9-69）。骨痂的超声观察还可用于肢体延长术和治疗性截骨术后。

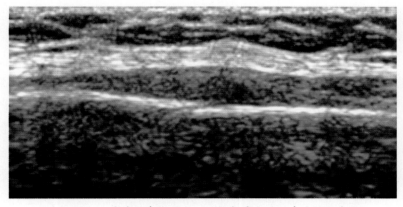

图 9-67　肋骨骨折声像图，显示局部骨皮质回声连续性中断

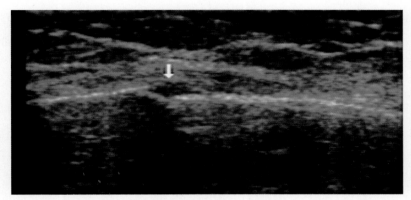

图 9-68　肋骨骨折声像图，显示骨皮质回声中断处局部骨膜下血肿

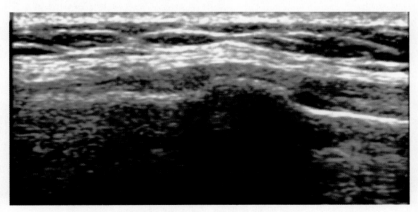

图 9-69　肋骨骨折后第 15 天，声像图显示骨折端骨痂形成

（二）化脓性骨髓炎

化脓性骨髓炎（suppurative osteomyelitis）是由化脓性细菌感染而引起的骨髓、骨质和骨膜炎症。

超声检查主要用于急性血源性骨髓炎的协助诊断。虽然超声不能直接显示骨髓异常，但可发现骨膜下和（或）骨周软组织内脓肿病灶和定位，是早期诊断急性化脓性骨髓炎的重要诊断依据。对怀疑有急性骨髓炎的病人，一旦超声探测到骨膜增厚和抬起、骨膜下或骨周脓肿无回声区，彩色多普勒显示局部血流信号增多，并有局部和全身急性炎症表现，即可做出定性诊断。能及时正确定位引导诊断性和治疗性脓肿穿刺或切开引流。

急性骨髓炎早期，受累肢体软组织弥漫性肿胀、回声减低。最易探到的具有诊断价值的超声征象，是出现骨膜下脓肿带状无回声区，骨膜被掀起呈拱形抬高并增厚（一般＞2mm），或在骨周出现脓肿无回声区（约63％病人），这种改变比X线出现骨内破坏早7～10天，最早可在症状出现后24小时内出现。当出现骨质破坏时（约2周后），声像图上在病灶部可见骨皮质回声中断，骨的正常结构消失，有时骨质中可见边缘不清低回声区，并夹杂较强的回声（图9-70）。进展期软组织及骨膜炎症肿胀、软组织充血；CDFI和PDI：血流信号增多（图9-71）。有时软组织内也可探到脓肿无回声区。约60％邻近关节可发生积液。

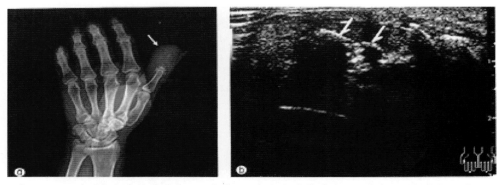

图9-70　a.左手拇指急性骨髓炎，X线片显示拇指指骨骨质破坏、消失，周围软组织肿胀；
b.左手拇指急性骨髓炎声像图，箭头示残存的拇指指骨

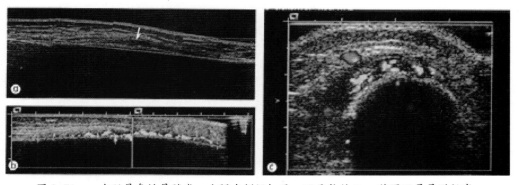

图9-71　a.左胫骨急性骨髓炎，小腿内侧纵切面，可见长约8cm范围胫骨骨膜抬高，
箭头示骨膜下积脓；b.彩色多普勒血流显像显示胫骨骨膜下病灶周围丰富血流信号；
c.小腿内侧横断面，显示胫骨骨膜下病灶周围丰富血流信号

急性骨髓炎有典型病史、症状和声像图改变，不难诊断。只是在早期仅有软组织肿胀时，应与急性蜂窝织炎和单纯软组织炎症鉴别，后者声像图表现只有软组织厚度增加，而无骨膜增厚及骨膜下或骨周脓肿存在。

（三）关节疾病

1. 关节积液

关节积液是关节疾病的预示指标。超声对关节积液甚至少量积液的早期诊断极有价值，并能准确地引导诊断性和治疗性穿刺，方法简便快捷（仅需 15 分钟左右），优于其他影像学方法。但对关节疾病种类的诊断并不具特异性，病因的诊断须根据多项声像改变，结合临床病史、临床表现和关节液检查综合判定。

大量关节积液，关节囊扩张外凸，关节腔明显增宽，如果液体为单纯浆液性者，呈无回声、关节软骨线明显，当探头加压时，无回声的液体随之从加压区散开。关节出血引起的血性积液，出现密集的漂浮细点状回声，静息状态下可出现液 – 液平面回声（血清与血细胞分层），血凝块形成时，液体内出现块状高回声。关节内骨折引起的脂血性积液（含脂肪的积血），静置不动数分钟后，可出现脂肪 – 血液平面回声，上层为脂肪高回声，下层为低回声血液；再静置＞ 10 分钟，则出现脂肪 – 血清 – 血细胞双平面回声（三层）；上层高回声为脂肪，中层无回声为血清，下层低或中等回声为血细胞，一旦出现双平面回声，对诊断关节内骨折有重要意义（与 CT 和 MRI 相似）。少量积液只在关节隐窝处出现无回声，在扫查时，关节进行主动或被动活动，可使液体重新分布，有助于液体进入超声视野。关节积液内 CDFI 和 PDI 无血流信号，当周围滑膜组织和关节囊有炎症充血或炎性增生时，可显现较丰富的血流信号。有脂肪垫的关节积液如肘、膝关节可见脂肪垫移位。（图 9–72、图 9–73）

关节积液诊断标准（液体厚度）：膝关节＞ 3mm；髋关节＞ 5mm，＞对侧 2mm，术后＞ 10mm；肩盂肱关节外展 90°在腋下测定，≥ 3.5mm，或＞对侧 1mm，踝前胫距关节＞ 3mm。

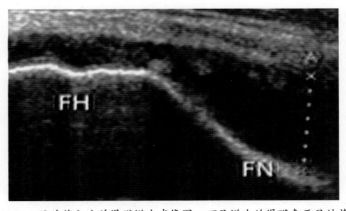

图 9–72　髋关节积液并滑膜增生声像图，可见增生的滑膜表面呈结节状

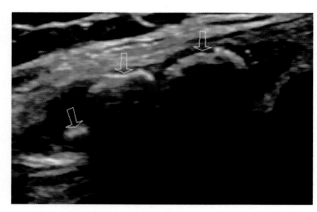

图 9-73　膝关节髌上囊积液并游离体形成（箭头标示为多个游离体）

2. 化脓性关节炎

　　超声检查对化脓性关节炎引起的，尤其是深部大关节的关节积液、滑膜及关节囊厚度，关节外软组织炎症改变等的判定敏感可靠，能准确引导，定位穿刺排液和注药。但对病原的诊断须靠关节液的检验和培养。与其他影像方法结合，特别是 MRI 则能更进一步全面地了解有关骨和软骨的改变情况。

　　关节积液，关节囊扩张外凸，关节腔间隙增宽，滑膜增厚，积液一般为带状低回声，其内可见间隔及混有较多的点状高回声（图 9-74），仅少数显示为无回声。约 0.5% 的病人发病开始可无积液，因此如有持续关节疼痛和发热，应反复检查。此外，均可见关节囊及滑膜增厚回声增强，内壁不光滑；关节周围软组织肿胀、厚度增加，探头加压有明显压痛。CDFI 和 PDI：急性炎症期，关节囊、滑膜及周围软组织充血，血流信号增多（图 9-75）。但单据此来鉴别化脓性与非化脓性是不可靠的。此外，可有区域性淋巴结肿大。严重的病例可继发关节软骨和软骨下骨皮质破坏，显示软骨面凹凸不平或局部断裂、缺损，软骨下骨皮质回声缺损凹陷。坏死的软骨、骨碎片进入关节腔，显示为点片状高回声。邻近关节的滑囊被波及时，多同时有积液并扩张、囊壁增厚。

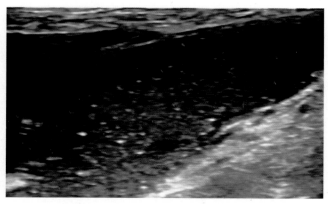

图 9-74　化脓性膝关节炎声像图，膝关节腔大量积液，积液内可见碎屑回声

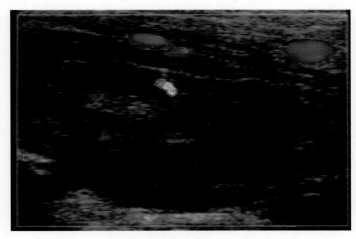

图 9-75　化脓性髋关节炎声像图，关节囊增厚，
血流信号增多，关节腔内可见大量稠厚脓液

3. 骨关节炎

超声虽不能诊断早期骨关节炎，但出现上述阳性超声改变，可为本病诊断及鉴别诊断提供依据。由于很多骨关节病及风湿病的早期在 X 线检查阴性时就有软骨破坏，所以超声检查软骨具有重要提示意义。

以膝关节为例，轻者关节软骨表面不光滑，凹凸不平，局限性变薄，尤以负重较大的股骨内髁和髌股关节明显；重者局部软骨断裂缺损，软骨下骨质外露硬化回声增强并突出，胫骨平台和（或）股骨髁关节边缘处骨赘形成，呈唇样隆起（图 9-76）。病程长者，可有关节及髌上滑囊滑膜增厚，最常见于髌上髁间窝区和邻近髌下脂肪垫部，并有少量积液，也可并发腘窝囊肿。关节游离体形成时，关节腔内可见点、片状强回声，并随关节活动而移位（图 9-77）。

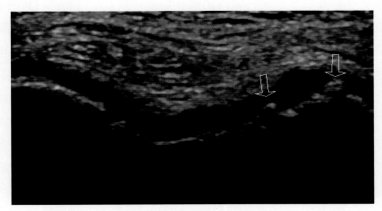

图 9-76　膝关节软骨病变声像图，髁间软骨厚度不均匀，
股骨内侧髁可见骨赘形成

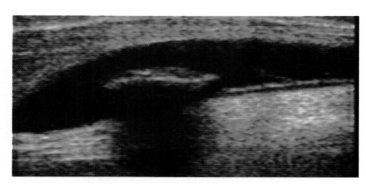

图 9-77　腘窝囊肿并游离体形成

4. 发育性髋关节脱位

发育性髋关节脱位（developmental dislocation of the hip）又称发育性髋关节发育不良（developmental dysplasia of the hip，DDH），过去称先天性髋关节脱位（congenital dislocation of the hip，CDH）。是小儿最常见的髋关节疾病，也是超声首先在骨科成功应用的疾病之一。包括发育不良性关节不稳定、半脱位和全脱位。女孩较多，我国男：女为 1：4.75，左侧比右侧多。主要病理改变为髋臼缘发育不良变浅，朝向异常。不能完全覆盖股骨头，髋臼的盂唇肥厚向内翻入关节，臼内纤维脂肪组织增多，圆韧带肥厚，关节囊松弛，股骨头呈半脱位或全脱位状态，并在髋臼后上方髂骨翼处形成假臼。

由于超声易于显示非骨化的股骨头、髋臼骨缘、髋臼盂唇，准确测量股骨头覆盖深度、髋臼顶的斜度、髋臼深度和股骨头位置，所以是新生儿和婴儿髋关节异常特别是不完全脱位早期诊断的有效方法和治疗随访手段。特别是在骨化中心出现前（生后 4～6 个月）更有价值，具有不受体位影响、无 X 线辐射伤害、不需镇静药、方法简单、可重复和动态观察等优点。对有危险因素和 DDH 可疑症状的婴幼儿，应尽早进行超声检查，以便早期发现病人，早期治疗，提高治愈率。

新生儿及婴儿期髋关节探测，取真正冠状切面，按 Graf 方法，患儿侧卧在泡沫塑料垫上，屈髋 90°，内旋 10°，探头置于大转子上，平行人体长轴，使大转子、股骨颈和髋臼盂唇在同一平面上，扫查时探头不应倾斜，一旦探头方向向前或向后倾斜，即可使髋臼分别出现人为的变浅或加深。从图像上判定标准冠状切面是：髂骨回声平直并与探头平行，并使 "Y" 形软骨、股骨头、髋臼顶及高回声的髋臼盂唇尖，均能在同一切面上清楚显示出来。如果髂骨回声弯曲呈弧形、髋臼深面看不到 "Y" 形软骨回声，则不是正确的冠状切面。冠状切面髋关节声像图所显示出的软骨性股骨头（骺）、大转子及 "Y" 形软骨为低回声或近似无回声；髂骨、骨性髋臼顶、关节囊、坐骨、股骨颈及干，显示为高或强回声，软骨盂唇为中等或高回声。其中主要解剖标志点为盂唇、软骨髋臼顶、髂骨下缘及骨性髋臼凸。沿髂骨回声到骨性髋臼凸，画一垂直线，称基线；从骨性髋臼凸至盂唇并通过它的纤维软骨末端连线，称软骨顶线或髋臼盂唇线，与基线间相交夹角称为软骨顶角（β 角），正常 β 角 < 55°，此角代表髋臼唇的

位置及软骨性髋臼顶覆盖股骨头的程度，增大说明股骨头向外侧移位。髋臼窝内的髂骨下缘与骨性髋臼凸外侧缘连线，称骨顶线，与基线间相交夹角为骨顶角（α角），代表髋臼的斜度，用来判断骨性髋臼的深度和形态，骨性髋臼覆盖股骨头的程度，α角正常＞60°，此角变小，表示骨性髋臼发育不良和变浅。

另外，按 Morin 法：沿髂骨侧缘画一直线（与 Graf 的基线相同）；再沿股骨头最内侧和最外侧各画一条垂直平行切线，并使之与髂骨侧缘线平行，股骨头的两平行切线间的距离设为 D；内侧切线与髂骨外侧缘线间距设为 d 时，d/D×100%，称股骨头覆盖率（HCR），代表骨性髋臼顶覆盖股骨头的程度和股骨头向外移位程度，正常应＞52%（Morin，MacEwen，1985）（图 9-78）。

（1）完全脱位（Graf Ⅳ型）：股骨头与髋臼完全分离，股骨头向后或后上方移位，可位于髋臼水平、髋臼外上缘或髂骨翼软组织内，髋臼内空虚且变浅或模糊不清。骨性髋臼顶内缘多平坦，软骨顶插入到股骨头与髋臼之间。HCR＜10%（Terjesen，1989）（图 9-79）。

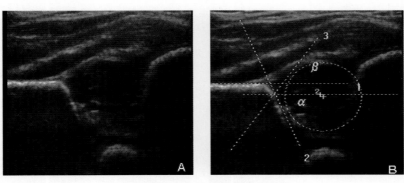

图 9-78　正常婴儿髋关节声像图

A. 婴儿髋关节标准切面；B. 测量结果为：α角 =67°，β角 =55°，HCR=53%

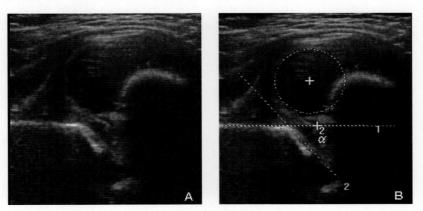

图 9-79　Ⅳ型髋关节声像图

A. 骨性髋臼发育差，软骨顶被挤向下方，股骨头与髋臼完全分离；B. 测量结果为：α角 =49°，HCR= −39%

（2）半脱位（Graf Ⅲ型）：骨性髋臼及股骨头发育不良，股骨头不断地从髋臼向外移位，但股骨头未完全脱出髋臼，与髋臼间出现较宽的间隙，头与臼不能完全嵌合，由于股骨头向外上方移位，骨性髋臼凸受压变扁平形。软骨顶的盂唇向上偏离，HCR为 10%～39%。α 角＜ 43°，屈曲位动态扫查，可直接看到股骨头被部分推出髋臼外，外展位又回位到髋臼内（图 9-80）。

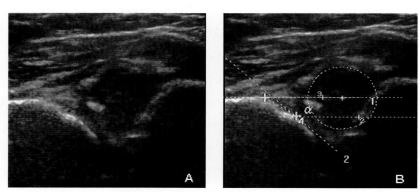

图 9-80　Ⅲ型髋关节声像图

A. 骨性髋臼发育差，股骨头发育不良，软骨顶被挤向上方，股骨头尚未完全脱出髋臼；

B. 测量结果为：α 角 =43°，HCR= 19%

（3）骨性髋臼发育不良（Graf Ⅱ c 型）：骨性髋臼凸变圆或扁平，α 角 43°～ 49°，HCR 40%～ 49%，屈曲位双切面动态扫查，股骨头沿坐骨向外移动，内侧软组织回声增强，股骨头与髋臼间隙增宽（图 9-81）。

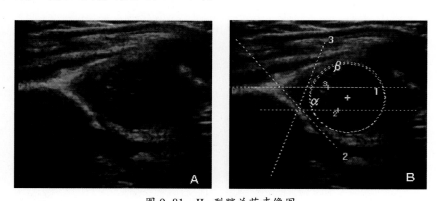

图 9-81　Ⅱc 型髋关节声像图

A. 骨性髋臼严重发育不良，软骨顶仍覆盖股骨头；B. 测量结果为：α 角 =49°，β 角 =70°

（四）肌肉病变

1. 肌肉损伤性 / 外伤性病变

（1）肌肉拉伤：肌肉拉伤是常见的运动性损伤。多发生于横过两个关节的肌肉。最常发生在长收肌、股直肌和腓肠肌内侧头，其次为肱二头肌远端，半膜、半腱肌近端。急性肌肉拉伤程度可分轻度（一度）、部分性（二度）和完全性（三度）拉伤。

①一度拉伤：属于肌肉微小损伤，撕裂尺寸小于肌肉体积的5%，断面直径0.2～1cm，合并的血肿＜1cm。受伤肢体活动范围不受限制或轻度受限（功能损失＜5%），短时间（通常5～7天）可恢复。声像图表现为肌肉回声可正常或损伤部位肌肉肿胀，回声减低，无或仅有微小回声中断，损伤出血部位肌纹理回声失常，出现不规则低或无回声区，肌膜周围可见线状无回声。在肌肉实质内的拉伤（间质部拉伤），出现肌肉肿胀，无回声中断，只在肌肉中间劈裂，可见大小不一的血肿高或低回声。

②二度拉伤（部分性断裂）：部分肌肉断裂中断，部分肌肉仍保持连续性。临床表现为肢体活动受限，但保留一定功能。声像图表现为受损部肌肉出现回声中断，损伤区出现出血－血肿是其重要表现（图9-82）。血肿开始呈高回声，或高低混合性回声，24小时后回声减低或呈相对无回声，接着发生血肿机化显示为高回声。此等改变可持续6～8周。较重的拉伤合并肌肉、筋膜和肌外膜撕裂时，出血沿筋膜扩散，在肌肉内、筋膜和肌腹间，可见到低或无回声血肿。较大的断裂，损伤部肌肉的断端周围被血肿包绕。动态观察，随着肌肉的收缩或探头加压断端间可被分开。同时可探测到保持回声连续的未断裂肌肉，是二度拉伤的重要表征。

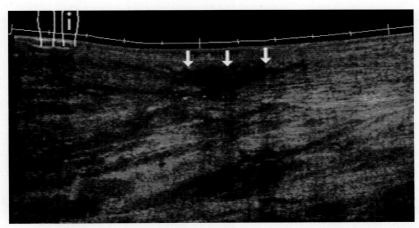

图9-82　左胫前肌撕裂宽景声像图。肌肉回声部分中断，部分仍保持连续性；肌肉断端处出现血肿

③三度拉伤（完全性断裂）：整块肌肉完全断裂并伴有回缩，断裂口出现较大的血肿（多＞3cm）。临床表现肢体功能完全丧失，偶尔可触及肌腹断裂处凹陷。声像图表现为整个肌肉回声完全中断，上下端分离，被出血－血肿充填，肌肉断端呈较高回声，被周围血肿低或无回声包绕（图9-83）。动态扫查，肢体运动时，肌肉断端可见异常活动，探头压放试验可见断端间的液体（出血），经过断裂的肌肉－筋膜沿肌外膜和神经－血管束扩散。

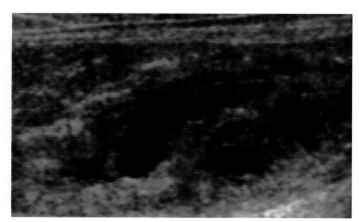

图 9-83　肌肉三度拉伤声像图。肌肉断端回缩，裂口处出现血肿，
可见断端碎片延伸至血肿内，探头加压可见碎片漂浮

（2）肌－腱连接部撕裂（肌肉腱膜撕脱）：这种撕裂属肌肉边缘病变，包括覆盖的筋膜、腱膜或肌肉肌腱结合处的撕脱性损伤，通常由肌肉的急性偏向性牵拉所致，可不伴肌肉撕裂，"网球腿"（tennis leg）是临床最常见的损伤。

超声检查较易诊断肌－腱连接部撕脱伤。典型超声表现为肌肉－腱膜连接部出现条带样裂隙，内部血肿积聚，断裂的肌纤维回缩（图 9-84）。

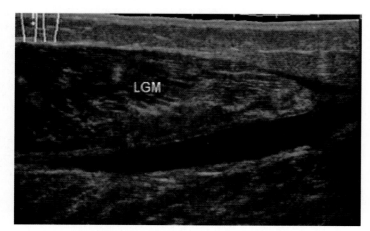

图 9-84　网球腿宽景声像图。左腓肠肌内侧头肌肉腱膜连接处撕裂，
肌肉断端回缩，局部出现血肿。LGM：左腓肠肌内侧头

2. 肌肉血肿

肌肉血肿见于各种外伤，是肌肉损伤的共同表现。也可因血管破裂，产生肌肉内、肌肉间及周围软组织血肿。

超声对肌肉断裂及血肿的诊断简单可靠，结合 CDFI 可观察与邻近血管的关系，对大的已液化的血肿可引导穿刺治疗、观察治疗过程，可为康复计划的选择和实施提供依据，在这方面超声优于 MRI。

声像图表现决定于血肿的部位、大小和时期及有无肌肉破裂。小的局限性血肿呈圆形或卵圆形，长轴平行于肌束。位于肌腹之间者，血肿使筋膜平面分离，则多呈纺锤形。肌腹周围的血肿，无回声区则包绕肌肉。血肿的内部回声表现决定于损伤的部位和时间，刚发生的新鲜血肿，数小时内，呈实质性高或高 - 低混合性回声，数小时后开始溶解，数天后血块破碎，出现液 - 实混合型回声，可有不规则高回声壁，数周后整个血肿完全溶解液化，变为无回声区。血肿边界较清楚或稍不规则，一般无明显包膜。合并肌肉断裂时，肌肉的连续性部分或完全中断，后者肌肉回缩断端呈强回声被血肿包绕。小部分肌肉撕裂合并出血，肌肉回声失常，局部出现不规则低回声或无回声区。较大的血肿可呈肿块样改变（图 9-85）。

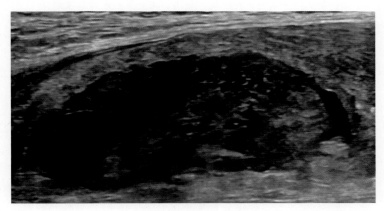

图 9-85　股四头肌内血肿宽景声像图。肌间大血肿，呈肿块样表现

3. 局限性骨化性肌炎

局限性骨化性肌炎（localized myositis ossificans）是发生在肌肉内、局限性非肿瘤性异位骨形成性疾病。60％的病例与损伤有关，常发生在有较大血肿的肌肉损伤或挫伤之后。

超声显像对骨化性肌炎、肿块周围钙化和骨化的显示早于 X 线或 MRI。便于观察病灶的演变过程，预防病变进展与早期治疗。

早期，声像图无特异性，与机化血肿相似，受累肌肉肿胀，肿块呈均匀或不均匀低回声，边界较清楚，但不光滑；中期（假肿瘤期），肿块中心区大部仍为低回声，可见散在点状高回声（图 9-86），外层周边部，出现具有特征意义的、凹凸不平薄层骨化强回声带或环，后部伴有声影，肿块边缘回声不清；成熟期，肿块完全骨化，呈不规则多层密集强回声团，其后有明显声影（图 9-87）。以上声像图改变，如能连续观察，三个阶段是渐进性发展过程，随时间推移体积可逐渐缩小。在早期病灶周围可有血流信号显现。

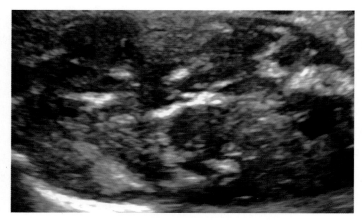

图 9-86　骨化性肌炎声像图。患者股四头肌损伤后 3 个月，
损伤的肌肉组织内出现低回声肿块，内见散在点片状强回声

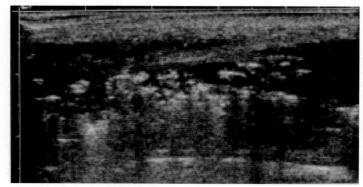

图 9-87　骨化性肌炎声像图。患者股四头肌撕裂损伤后 2 个月，
损伤的肌肉组织内出现大量粒状强回声后伴声影

（五）肌腱、韧带、筋膜疾病

1. 肩袖撕裂

肩袖撕裂（rotator cuff tear）最好发于冈上肌腱前部，接近大结节附着处（图 9-88）。严重的可向后波及冈下肌腱和小圆肌腱（后两者很少单独发生撕裂）。肩胛下肌腱损伤不常见，可单独发生，但多成为巨大肩袖撕裂伤或复发性肩关节前脱位的一部分。肩袖撕裂的共同超声表现是肌腱内出现低回声区，该低回声区通过调整探头入射角度不能消除（非各向异性伪像所致）。增加肌腱应力时，裂口可见增大。根据撕裂累及的厚度可分为部分撕裂和全层撕裂。部分撕裂可发生在肌腱的滑囊面、关节面或腱体内，此时三角肌下滑囊与关节腔没有发生交通；全层撕裂裂口深度贯穿肌腱全层，三角肌下滑囊与盂肱关节腔交通。

肩袖撕裂声像图表现复杂，有原发和继发征象两类，超声诊断主要依据原发征象，继发征象对超声诊断起支持和补充作用。

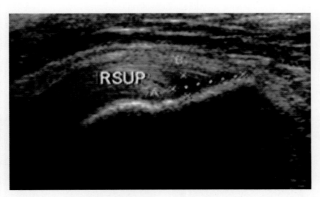

图 9-88　肩袖撕裂声像图，右肩冈上肌肌腱大结节附着
处发生撕裂，裂口处可见积液

（1）部分撕裂：主要累及冈上肌腱。在肩袖损伤中，部分撕裂发生率远高于全层撕裂，但超声检查部分撕裂的敏感性较全层撕裂低，主要是关节面或滑囊面的一些浅撕裂在声像图显示往往不满意。

在声像图上，滑囊面部分撕裂可表现为肌腱局部缺损或滑囊面出现局灶性低回声。关节面部分撕裂表现为关节面出现局灶性低回声或混合性回声，并伴有纤维连续性中断（图 9-89），部分患者二头肌腱鞘内可有少量积液。腱内撕裂时腱内出现局灶性低回声或混合性回声，滑囊面及关节面完整。发生层裂时，腱内出现条状无回声，冈上肌分成两层，层裂范围较大时裂口可延伸至滑囊面或关节面。

部分撕裂的继发征象包括大结节表面骨皮质不规则，可见缺损或骨质增生改变。

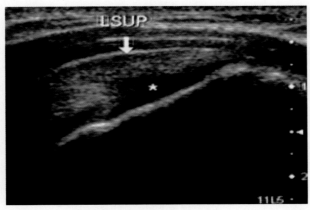

图 9-89　左肩袖关节面部分撕裂声像图，左冈上肌腱关节面肌腱
连续性中断，裂口内可见积液（☆）

（2）全层撕裂：全层撕裂通常根据裂口的前后径分为小撕裂、大撕裂和巨大撕裂。声像图上全层撕裂的原发征象包括：肩袖不显示、肩袖部分缺损、肩袖不连续、肩袖局部回声异常。

肩袖全层撕裂的继发征象与部分撕裂的继发征象类似，也表现为大结节表面骨皮质不规则、软骨回声增强、三角肌下滑囊炎和盂肱关节积液。全层撕裂时，冈上肌肌腱完全消失，三角肌直接覆盖于大结节表面（图9-90）。有时可见积液充填，显示为低或无回声。

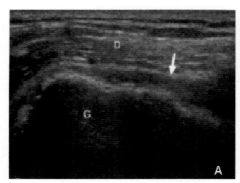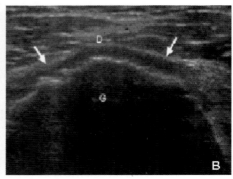

图9-90　肩袖全层撕裂声像图。箭头处冈上肌腱完全消失，
三角肌（D）直接覆盖于大结节（G）表面。A为纵断面扫查，B为横断面扫查

2. 跟腱撕裂

跟腱撕裂最常见部位为跟骨附着点上方2～6cm处，因为此部位血供相对较少。超声对临床上不易诊断的部分性跟腱断裂常可做出明确诊断。部分跟腱撕裂既可发生于肌腱内部，声像图表现为跟腱内部出现部分纤维中断或低回声区；也可延伸至肌腱表面并伴有腱旁组织炎及腱旁积液。完全性跟腱断裂声像图上表现为呈纤维状结构的跟腱组织完全性中断和血肿（图9-91），并常伴有Kager脂肪垫疝入断裂部位的现象。在急性期，断裂部位为血肿组织所填充，其回声低于跟腱且回声不均匀，随时间推移，此部位逐渐为强回声的肉芽组织替代。

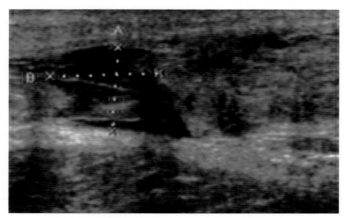

图9-91　跟腱撕裂声像图。跟腱回声完全性中断，
断端回缩，出现裂隙，其内可见血肿充填

超声对跟腱撕裂程度和部位的准确描述对临床医师决定是否对患者进行手术治疗，具有非常重要的指导意义。一般如发现有 1/3 以上的跟腱未受损伤，则不需要手术治疗。而对于完全性撕裂的患者，在跖屈状态下测量断端间距离有助于临床决定手术或保守治疗。

3. 髌腱断裂

本病可见于篮球、举重、体操和足球运动员。大多数事先有慢性微小损伤引起的肌腱病或肌腱炎，老年人多发生在有糖尿病、痛风、结缔组织疾病或其他全身疾病时。部分性断裂多见，多发生在近端髌骨下极，超声显示肌腱增厚，回声减低，部分腱纤维结构回声中断。完全性撕裂少见，可见腱回声完全中断分离，髌骨向上移位。慢性撕裂肌腱增厚，回声增强，常有腱周滑囊积液。

4. 股四头肌腱断裂

股四头肌腱损伤部位常在腱与髌骨连接区，距髌骨上极约 2cm 处，或腱 – 肌连接部。多继发于痛风、类风湿、糖尿病、慢性肾衰竭、长期服用皮质类固醇和自身免疫性疾病，多为不完全性断裂，常只涉及股直肌腱。急性期完全断裂：声像显示断端分离、腱回声中断，因断端回缩出现低或无回声裂隙，或被较大血肿淹埋而看不到腱的回声。轻轻向下牵拉髌骨，可使断端距离增大或有异常活动。断端间的出血 / 渗出液可沿腱周扩展，而出现带状或线状无回声。部分性断裂：声像显示仅见部分腱的纤维断裂回声中断，出现小的线状或不规则灶状低或无回声裂隙（＞5mm），仍有部分完整连续的腱纤维存在，损伤部腱结构回声失常，回声减低，呈梭形肿大，厚度增加，有时可达 1.2 ～ 1.5cm（正常＜ 6mm），腱周的一侧或两侧可见少量积液（线状无或低回声）。毗邻的关节和相关滑囊可同时出现积液。急性损伤病区的 CDFI 和 PDI：血流信号增多。慢性陈旧性损伤，腱损伤区回声增高，厚度变薄。

5. 膝内侧副韧带（MCL）损伤

本病是关节外韧带损伤中最多见的一种，常发生在股骨髁水平，超声检查可做出快速诊断，能准确判断损伤的程度（深度、厚度）和范围（长度）。

声像图表现：急性部分断裂，可发生在韧带的浅层或深层，尤以深层更为常见，韧带无明显回声中断，仅显示为韧带整体肿胀增厚，回声减低，边界及内部回声模糊不清（图 9-92），有时该韧带滑囊积液在 MCL 内出现大小、形状不一的低或无回声区。急性全层（完全性）断裂，韧带的深、浅两层回声完全中断，断端回缩较小呈锯齿形，之间出现不规则裂隙，有血肿和炎性渗出液所充填时呈无或低回声，局部肿胀增厚。进行外展应力试验时，见断端距离增宽，并有剧烈疼痛。CDFI 和 PDI 损伤区血流信号增多。慢性部分断裂，韧带的纤维状结构回声消失，无回声中断，仅出现局限性或弥漫性低或高回声。

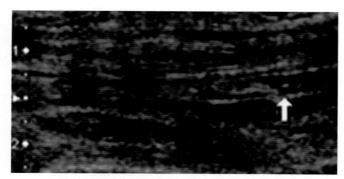

图 9-92　膝内侧副韧带损伤声像图。膝内侧副韧带肿胀、
增厚，回声不均，纤维结构回声可见中断

6. 肱骨上髁炎（humeral epicondylitis）

本病包括外上髁炎及内上髁炎两种。声像图表现：正常伸肌或屈肌总腱为纤维带状回声起于肱骨的外或内上髁，回声连续均匀一致，屈肌总腱比伸肌总腱短且厚，髁部骨表面光整。肱骨上髁炎的急性期在外（内）上髁伸（屈）肌总腱起始部的深部纤维，出现局限性回声减低区，重叠在正常肌腱中（肌腱局部变性），腱周积液。弥漫性腱病期，总肌腱则肿胀增厚，弥漫性回声减低，内部正常的纤维结构回声消失，腱周特别是深面出现低或无回声区（腱周积液）。发生肌腱断裂时，腱回声不连续，可出现局限性线状或灶状低回声区，探头加压引起疼痛。PDI 在低回声区内可见较多血流信号。慢性期肌腱或筋膜内可出现钙化灶，肌腱附着处的骨皮质增厚或回声不规则，有时有新骨（刺）形成。

（六）滑膜、滑囊疾病

1. 腘窝囊肿

腘窝囊肿（popliteal）亦称贝克（Baker）囊肿，是膝部最常见的滑膜囊肿之一。任何引起膝关节积液的疾病，都可能发生腘窝囊肿。囊肿有完整囊壁，内衬有滑膜，腔内充满滑液，多与关节相通。囊肿破裂可突然引起小腿急性疼痛和肿胀，类似深静脉血栓和肌肉损伤。

超声诊断此病准确可靠，其诊断敏感性及特异性极高。并可引导穿刺治疗和观察疗效。较关节造影简便、安全、快速，可反复检查。自从 McDonald（1972）首先应用超声诊断此病以来，已成其首选诊断方法。

囊肿位于腘窝区后内方，一般位于腓肠肌和半膜肌腱的后内缘，股骨内髁的后上部，边缘清楚光滑，囊肿多呈圆形、椭圆形或不定形无回声结构。无搏动。当有炎症、感染、出血、游离体或晶体沉积时，囊壁增厚，囊肿内可见细密点状（出血）、多发性碎屑样回声，骨、软骨游离体呈斑点状高或强回声伴声影（图 9-93），并有随重性。囊肿较大时，可伸延至腓肠肌内侧头和半膜肌深面，并可延伸至小腿上部。囊肿出血在下垂部位可见液平面回声。囊肿破裂时，囊肿下部的圆形边缘消失，而向下逐渐变细，囊液向下流注，出现在腓肠肌与深筋膜或腓肠肌与比目鱼肌之间，或进入腓肠肌内侧头内，偶尔向上破入股内侧肌内，并有剧烈压痛（图9-94）。

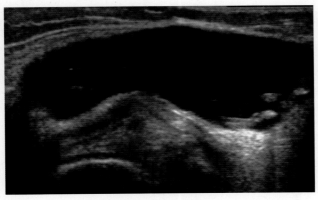

图 9-93　腘窝囊肿并游离体声像图。囊肿内可见斑点状强回声后伴声影，动态观察可见移动

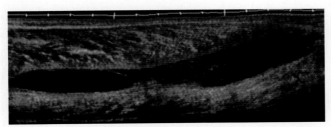

图 9-94　腘窝囊肿破入腓肠肌声像图。囊肿向下破入腓肠肌，在腓肠肌与比目鱼肌之间出现流注性血肿，上方与腘窝囊肿相连

应与膝腘窝区的骨及软组织肿瘤鉴别，囊肿破裂时需与下肢血栓性静脉炎、肌肉拉伤和深静脉血栓鉴别。前者均为实质性，且位置较深，后者由于软组织水肿，只出现各层结构平行回声间距增加，而无局限性无回声肿物，深静脉内可见血栓回声，血栓部位 CDFI 血流信号变细或消失。

2. 髋关节暂时性滑膜炎

髋关节暂时性滑膜炎（transient synovitis of hip，TSH）又称一过性或单纯性髋关节滑膜炎、应激髋（irritable hip）。是一种自限性非创伤关节炎症。多发于 5 ～ 8 岁儿童，男女比为 2.5 ∶ 1。原因不明，起病较急，70% 的患者表现为急性患侧髋关节疼痛，不能负重，活动受限，常取被动屈曲、内收和内旋位，旋转关节或过度伸髋时疼痛加剧，行走时出现疼痛性跛行。但全身症状较轻，有时可发热和血白细胞轻度增高。

超声是早期诊断此病的重要方法，具高度敏感性，可以探测出 < 1mm 的积液，并易于观察积液的吸收情况和引导穿刺。在儿童发生髋部疼痛，X 线片又无异常改变时，

应首先选用超声检查。

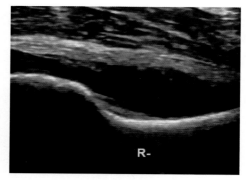

图9-95　小儿髋关节暂时性滑膜炎声像图。右髋关节间隙增宽，内可见积液，并延续至股骨头前方

　　本病有70％～75％发生髋关节积液，关节囊外凸，关节间隙增宽，呈低或无回声，股骨颈骨皮质强回声带与关节囊回声带间距＞5mm（≥10mm特异性更高），或大于健侧2mm，探头加压有压痛。积液较多时，无回声带并可延续到股骨头前方（图9-95）。有的主要出现滑膜炎症增厚，而无积液，仅表现为关节前隐窝增宽，此时CDFI和PDI检查有助于与积液鉴别，如有血流信号显示，可肯定为单纯滑膜增厚而无积液。本病绝无股骨头及股骨颈骨皮质和周围软组织回声异常。

3. 腱鞘炎

　　腱鞘炎又称腱周炎。可由外伤、局部感染、邻近的关节炎（如RA）、邻近骨异常（如骨折、骨赘），异物、晶体沉着（如痛风）以及手和腕长期反复超负荷劳作引起。多见于腕、足、指、趾有腱鞘和滑膜鞘的肌腱，如肱二头肌长头腱、拇展长肌及拇短伸肌腱、尺侧腕屈肌腱、指屈肌腱及拇屈肌腱等腱鞘。超声表现：急性腱鞘炎，腱鞘内液体增多、增宽，显示为无回声；腱滑膜鞘增厚呈低回声，有时肌腱也肿大。在横切面上肌腱的周围出现环形低或无回声。彩超可见：腱鞘周围可有较多血流信号显示（图9-96）。

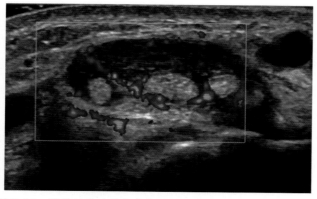

图9-96　指伸肌腱腱鞘炎声像图。右手第4、5腔室指伸肌腱腱鞘明显增厚呈低回声，血流信号增多，肌腱肿大、增粗

（七）四肢周围神经疾病

1. 腕管综合征

　　腕管综合征（carpal tunnel syndrome）是正中神经在腕管内受压而表现出的一组

症状和体征，是周围神经卡压综合征中最常见的一种。发病率女性为男性的 2～5 倍。一般为单侧，临床表现为：腕部及正中神经支配区疼痛、腕部压痛、腕部叩击痛（Tinel 征阳性）。桡侧三个半手指掌侧麻木，皮肤感觉迟钝，由于疼痛活动受限，有时拇指外展及对指无力，可有大鱼际肌萎缩及肌电图异常。引起腕管综合征的病因见表 9-3。

表 9-3 引起腕管综合征的病因分类

分类	病症
创伤	慢性累积性损伤、严重的 Colles 骨折
局部占位病变	腱鞘囊肿、脂肪瘤、异常肌束、骨质增生、异物
系统性疾病	各种原因所致腱鞘炎、淀粉样变性、狼疮、肢端肥大症、痛风
正中神经病变	出血、肿瘤
特发性	

超声是评价腕管解剖结构有无异常的有效方法。横切面显像最为有用。可直接用于正中神经定位，判定正中神经及其周围组织结构的异常，明确本病的局部病因，帮助神经定位引导穿刺，又可用于手术后随诊。

超声诊断本病的直接证据是正中神经在豌豆骨水平肿胀、增粗，回声减低，内部束状回声显示不清，在屈肌支持带近端的横断面积增大，$> 10 ～ 15mm^2$ 有诊断意义。正中神经在钩骨钩或桡骨末端水平变扁，变形，宽径增大 $> 4.9mm$，扁平指数 > 3（宽径/前后径）（图 9-97）。有时在屈肌支持带最厚处，可见神经被压扁或出现切迹。严重的病例神经内可有血流信号显示。

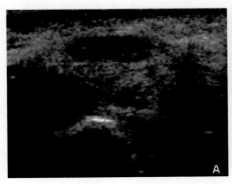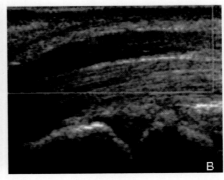

图 9-97 腕管综合征声像图。腕管处正中神经变扁、增宽，
回声减低，束状结构模糊，彩色血流增加
A 为横断面扫查，B 为纵断面扫查

由于病因不同，腕管内可出现引起正中神经受压移位的病变，如急性屈肌腱鞘滑

膜炎（最常见），腱周滑膜增厚，横切面在肌腱周围出现低回声环。在活动期，增厚的滑膜内，彩超显示有较多血流信号。腱鞘囊肿亦常见，显示为局限性无回声肿物。外伤出血者，可见局限性低或无回声灶。源于正中神经肿瘤者，则显示为与神经干相连的椭圆形或梭形实质性肿块。慢性卡压大鱼际肌可出现去神经性萎缩。

2. 肘管综合征

肘管综合征（cubital tunnel syndrome）是尺神经在肘管内受压所引起的神经病症，肘管狭窄，容积减少，内压增高，以及尺神经反复被牵拉等因素均可导致，而出现肘内侧疼痛、尺神经刺激和瘫痪症状。

声像图表现：正常尺神经横切面呈卵圆形或斑点状，呈较低回声。肘管综合征时，肘管横切面积减小。屈肘时，肱三头肌内侧头膨出，肘管突然变窄和变形，使肘管内尺神经变扁移位。邻近结构由于病因不同可有不同的发现：肘管区实质性肿瘤压迫，腱鞘囊肿、血肿、滑囊炎压迫显示为无回声病灶，毗邻的肌腱、韧带、纤维带异常引起者，这些结构可见肿大增厚及回声异常以及异常肘肌或骨刺回声。尺神经近端肿大，直径 $> 0.25mm$（Beekman，2004），横断面积 $> 0.075cm^2$（Chiou HJ，1998）或 $\geqslant 0.1cm^2$（Ethan，2006），回声减低，内部的正常线状回声消失（图9-98）；受压部位变扁。发生卡压性神经病时，小鱼际肌出现失神经性萎缩。由类风湿关节炎引起者，可见关节滑膜增厚和关节积液。本病应与肱骨内上髁炎鉴别。

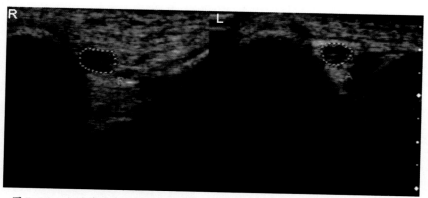

图9-98　右肘管综合征声像图。左肘管内正常尺神经，横截面积为 $0.06cm^2$；
右肘管内增粗的尺神经，回声减低，内部线状回声消失；横截面积为 $0.08cm^2$

3. 神经鞘瘤

神经鞘瘤（neurilemoma）是较常见的一种外周神经鞘膜肿瘤。可发生于任何有神经的部位，但更多见于四肢屈侧较大的神经干，上肢多于下肢，肿瘤多沿神经干的一侧偏心生长，大小不一，直径多 $< 5cm$，肿瘤生长缓慢有包膜，可长期无症状，当长大到足以压迫神经时，可出现受累神经所供应区的感觉异常或疼痛，并向该神经的末梢区放射。

神经鞘瘤的典型声像图特点为椭圆形肿物、边界清晰光滑，内部为低回声（部分可伴有囊性变）、后方回声增强，彩超显示：瘤内可见血流信号。这些表现并不具有特征性，只有在肿物一端或两端发现与神经相连时，方能与其他软组织肿瘤相鉴别（图9-99）。

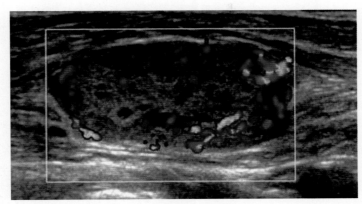

图9-99 神经鞘瘤声像图。边界清晰的低回声肿物，两端均可见与神经相连

4. 神经纤维瘤

神经纤维瘤（neurofibroma）是起源于神经膜的良性局限性或弥漫性增生所形成的肿瘤。可分为单发和多发性两种，前者表现为孤立性结节。后者多分布于身体各部位，常与NF-1型神经纤维瘤病共存，又有丛状型及弥漫型之分。

声像图表现：单发结节型，与神经鞘瘤相似，多呈梭形、卵圆形或分叶状，边界回声清晰，一般无包膜，与之相连的神经，从肿瘤中心穿过。肿瘤呈均匀或不均匀低回声；回声不均匀者可见不规则线条状高回声，肿瘤内也可有环状或不规则高回声。CDFI肿瘤内仅有少量低速低阻血流信号显示。肿瘤的后部回声不减弱或轻度增强。多发丛状型，肿瘤多位于皮内或皮下，可沿一条神经发生多个，或在全身散在发生，由皮肤长出，呈结节形、椭圆形、梭形或多结节形相连的肿块，肿瘤柔软，探头加压容易变形。弥漫型，肿瘤所在的皮下组织层明显增厚，回声较强呈不规则网状或梳状，内可见条状或小团块状低回声区，CDFI弥漫型肿瘤内可有较丰富血流信号。单发结节型应与神经鞘瘤、脂肪瘤、脂肪肉瘤、淋巴结等鉴别。

5. 创伤性神经瘤

为最常见的创伤性神经病变，一般可分为两大类：一类为梭形神经瘤，多由慢性摩擦或刺激神经干的某一部位而导致的神经局部梭形增大；另一类为截断性神经瘤，为神经断裂、被截断或部分撕脱等导致的神经近端断面处的瘤样改变（图9-100）。创伤性神经瘤的主要临床症状为局部疼痛及软组织包块。高频超声表现为边界清晰的低回声结节。如发生于较大的神经干，可发现神经自瘤体近端穿入。密切结合外伤病史有助于做出正确诊断。

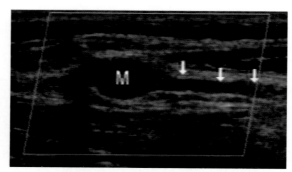

图 9-100　创伤性神经瘤声像图。桡神经（↓）断裂后，
残端呈瘤样改变（M）

（八）软组织肿瘤及骨肿瘤

1. 脂肪瘤

脂肪瘤（Lipoma）是最常见的软组织良性肿瘤，可发生于任何有脂肪存在的部位。脂肪瘤多见于中年以上的人，高发年龄 40～70 岁，大多数为单发。

声像图表现：位于皮下的脂肪瘤，常为椭圆形或扁盘形，大小不等，长轴与皮肤表面平行，长径大于厚径，肿瘤较柔软，探头加压易变形；肿瘤内部回声表现多样，呈不均匀低或高回声，一般高于邻近的脂肪组织的回声，并含有与皮肤平行的短条纹状高回声（图 9-101）。深部脂肪瘤多沿肌肉间生长，其形状不定而与周围组织结构特点有关，可呈分叶状、梭形或椭圆形，长轴与肌肉平行。内部回声一般是恒定的，多为均匀高回声，并高于邻近的肌肉组织。不论是深部还是浅部的，CDFI 肿瘤内通常无血流信号显示。大的脂肪瘤有时可以继发坏死，年久的脂肪瘤可发生钙化，瘤内出现伴有声影的强回声。

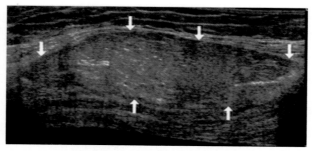

图 9-101　脂肪瘤声像图。右大腿皮下脂肪层内梭形高回声肿块，
边界清楚，部分有包膜

2. 血管瘤

血管瘤（hemangioma）是也最常见的软组织良性肿瘤之一。可能是胚胎期少数血

母细胞与发育中的血管网分离所致，所以属先天性。其中最多见的是海绵状血管瘤和毛细血管瘤。发生于四肢的少数血管瘤呈藤蔓状生长，成为蔓状血管瘤。此类血管瘤血管壁厚，内径相对较大，扭曲蜿蜒。

　　血管瘤若发生于肌肉组织内呈侵袭性生长，称为肌肉内血管瘤。肌肉内血管瘤可以是海绵状血管瘤、毛细血管瘤、蔓状血管瘤或呈混合型。声像图表现为肌肉内低回声团块，部分可呈强回声，质软，边界可清楚，也可不清楚，无包膜，内部回声不均匀，其间可见不规则的小无回声区（图9-102、图9-103），可出现钙化强回声斑。探头加压时，体积缩小。位于下肢的血管瘤站立位时明显增大，位于上肢的血管瘤抬高上肢明显缩小，此为很有效的鉴别方法。

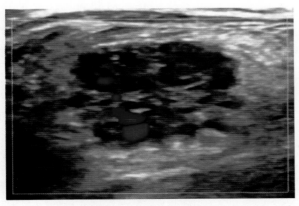

图9-102　小腿比目鱼肌内血管瘤，边界尚清，内呈不规则的小无回声区，CDFI：瘤内可见血流信号

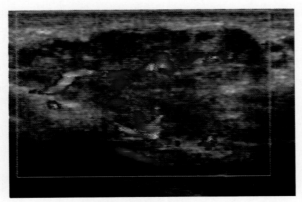

图9-103　手掌部指屈肌腱旁血管瘤，形态欠规整，内部呈不规则的小无回声区，CDFI：瘤体内血流信号丰富

3. 成骨肉瘤

　　成骨肉瘤（osteogenic sarcoma）是临床最常见的原发恶性骨肿瘤，约占所有原发恶性骨肿瘤的25%，多见于儿童和青少年。好发于长骨干骺端，最多见于股骨下段、

胫骨及腓骨上段。

  超声显像可显示骨肉瘤早期骨皮质微小破损，粗糙不光滑，继而可见骨膜线状增厚、抬高与骨皮质分离，形成三角形结构，与放射学描述的 Codman 三角完全符合（图 9-104、图 9-105）。随病程进展骨质破坏的深度和范围增大，肿瘤突破骨屏障侵犯软组织，局部可出现包绕骨皮质的软组织肿块，肿块回声可呈低回声、强回声及混合回声。肿块内可见大量垂直于骨皮质方向，放射状排列的强回声针状瘤骨，与放射学描述的"日射"征完全符合。尤其是 CDFI 显示肿瘤内血供丰富，新生血管走行紊乱，迂曲扩张的血管互相交通，具有独特诊断价值。可连接成片状，并可探及瘤体内沿针状瘤骨分布的丰富血流信号。

  对于成骨肉瘤，超声检查的重要作用在于对肿瘤化疗效果的评价和随访：①化疗后肿瘤骨的破坏范围缩小。②化疗后肿瘤体积缩小。③化疗后肿瘤骨的包壳形成。④肿瘤内血供明显减少。化疗后，若肿瘤内仍血流丰富，则提示肿瘤灭活程度不满意。

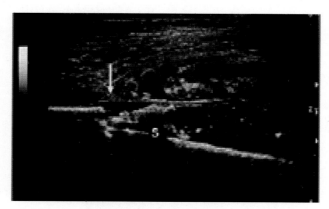

图 9-104　左股骨下段骨肉瘤声像图。图中可见骨膜抬高及抬高的
骨膜与骨皮质形成 Codman 三角（↓），不规则瘤骨后方可见声影（S）

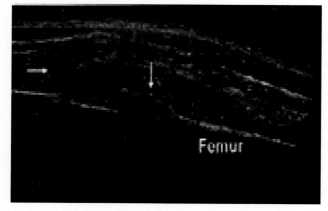

图 9-105　左股骨下段骨肉瘤声像图。箭头示骨膜抬高及抬高的
骨膜与骨皮质形成 Codman 三角（→）、瘤骨（↓）。Femur：股骨

第八节　病理检查

病理检查系通过对获得的病变组织进行涂片、切片、染色，显微镜下观察细胞、组织形态、成分及功能变化做出病变性质诊断的一种检查方法，还可以对获取组织进行染色体、基因变异分析得出分子水平诊断，在骨科疾病的诊断上有很重要的意义，对骨肿瘤而言意义更为重大。骨肿瘤的诊断历来强调临床、影像、病理三结合，由于肿瘤分类基于组织学分类，因而病理诊断在骨肿瘤的确诊中有举足轻重的地位。

病理检查分两个阶段：第一阶段一般由临床医师完成，即获得有诊断价值的病理标本；第二阶段由专业的病理科医师完成，对获得的标本进行处理、切片、观察。在活体获得检查标本的方法称活检，尸体解剖获得标本的方法称尸检，尸检一般由经过训练的病理医师完成。

临床医师重点应掌握活检技术与方法，可分为两类：经皮穿刺活检与切开活检。切开活检必须通过手术切口进行，除非病灶部位表浅，否则小切口难以清晰显露，对于位置深在的病灶，切开活检是一项复杂的手术，最重要的是切开活检不可避免地严重破坏了病灶所在解剖间室，切口内病变组织细胞的污染几乎不可避免，对保肢治疗及病人预后会构成严重不良影响。切开活检一度被认为是术前活检最准确、最可靠的方法，但在保肢技术迅速发展的今天，为求得最佳预后，应谨慎使用，不适宜作为首选的活检方法。切开活检的另一种形式——切除活检，适用于非重要部位，影像检查显示界限清晰、无明显侵袭性改变，可以完整彻底切除的瘤体较小的良性肿瘤及瘤样病变，对合适的病材，不失为一种治疗、活检合一的好方法。切除活检应严格限制在那些可确定为良性肿瘤的病例，对有恶性可能的肿瘤任何情况下都不适宜，否则可能造成肿瘤残留、扩散，甚至不必要截肢。相对于切开活检，经皮穿刺活检因其操作简单、安全，对后续治疗影响小、引发伤口感染机会小而受到重视。细针穿刺活检虽也有报道，但往往因获得组织太少造成病理医师诊断困难而较少应用。从病理诊断的角度考虑，对肿瘤的诊断不但要看细胞形态，组织的结构、间质成分的性质对决定肿瘤的类型也非常重要，组织太少确实不易获得明确诊断，而单纯良恶性的诊断对术前治疗的指导意义有限，纤细的穿刺针强度有限，对成骨丰富、质地较硬的肿块或局限在皮质以内的肿瘤，成功进入病灶就很困难，所以细针穿刺活检难以达到活检目的。经皮套管针活检，一般采用带有锯齿边缘的内径 2～3mm 的套管及带有锥形尖端的针心的套管针，锥状针心可以突破软组织及骨质，进入病灶后旋转套管，锯齿状切割缘旋转前进，可以取得和套管内径一致的柱状组织，既可以获得诊断价值较高的组织块又避免了切开活检可能带来不良影响，是一种值得倡导的骨肿瘤活检方法。

一、穿刺活体检查

穿刺活体检查是一项简便安全的方法，可以重复穿刺，穿刺标本经涂片及切片染色后可迅速得出结果，临床应用较广。但此法取材较少，有时不易确诊，活检的准确率为 66%～95%。

1. 术前准备

穿刺前检查血常规、凝血4项、肝肾功能、心电图，结合临床体检，对异常情况进行必要的纠正，对糖尿病、高血压、心肌缺血要进行必要的药物治疗。病人入院一般都有影像检查资料，对近期无影像检查资料者，应根据情况补充检查，了解病变现状。术前充分研究影像检查资料，结合临床情况，对病变性质、范围、与重要血管神经的关系做出评估，初步确定可能采取的手术治疗方案。确定穿刺进针点应位于今后手术切口上。对年龄偏大、体质较差、预计对手术耐受性较差者，做好抢救药品准备。术前与病人交流，取得病人配合。备好穿刺活检针。

2. 穿刺手术

手术在无菌条件下进行，术前对照影像资料，反复测量标记确定进针点，对进针角度，进针后行进方向、深度做到心中有数，常规消毒铺巾后，进针点局部麻醉，深部浸润麻醉至骨面或肿块包膜外，皮肤切口约1cm，穿刺针带针心按预定角度、方向进入，达骨面或包膜后旋转用力使针尖进入骨质或包膜，维持穿刺针位置不变退出针心，接20mL注射器负压抽吸下套管旋转进入，抽吸出组织及液体置入肝素盐水中，纱布过滤，收取组织块及血凝块放入10%福尔马林中固定送病理检查。为准确获取病变组织，对病灶较小、位置较深，通过体表标志不能准确定位、不能保证准确获取病变组织而不伤及临近重要结构者在CT引导下进行。富细胞肿瘤一般多能抽出大量组织块，肿瘤质地较软，允许穿刺针在肿瘤内多次改变方向，可再退针至骨壳或包膜下改变方向，反复抽吸2～3次。内部压力较大的肿瘤，允许顺穿刺针溢出适量血液或液体，但要及时收集溢出液体中组织块。囊性肿瘤要穿刺至对侧囊壁，切取对侧囊壁组织。对病灶较大、质硬者，穿刺针不易在骨壳内改变方向，可退针至皮质改变方向再次进针。收集穿出组织经肉眼鉴定属病变组织，足够用于病理检验时，结束手术，退针后穿刺眼压迫止血至出血停止，无菌包扎。

3. 注意事项

（1）穿刺者必需是该患者的有临床经验、影像及病理知识的主治医师，必须具备肉眼辨认肿瘤组织的能力，术前必需详细研究病人临床检查资料，初步认定肿瘤性质，对穿刺进针部位、方向、深度做出计划，并征得治疗小组同意或修改，进针点原则应选择在治疗性手术的术后切口上，以便手术时能切除进针通道。

（2）术前准备足够锋利的穿刺针，不够锋利的穿刺针，不但费力，而且为取得组织过度用力可能引发病理骨折，同时可能造成组织挤压、细胞变形，造成病理诊断困难，一次性的带有环锯边缘的套管针值得推荐。

（3）肿瘤内多点取材，获取足够的标本，为病理诊断提供方便。

（4）针尖突破包膜或骨壳或即将进入肿瘤浸润边缘时退出针芯，旋转并负压抽吸下进针获得肿瘤边缘至中心的组织条，对肿瘤诊断更有帮助。

（5）空腔肿瘤穿到对侧骨壁获得囊壁组织；实质肿瘤，尤其质硬肿瘤，穿刺到一定深度适当摇晃穿刺针，使组织条断裂，更易取出；病理骨折者避开骨折线取材。

（6）收获从穿刺针取出的全部组织，包括血块，切不可舍弃部分自认为无价值标本，血块中可能包含有组织碎块或肿瘤细胞，具有诊断价值，笔者曾多次在血块中发现有诊断价值的组织或细胞。

（7）获得标本立即送检或10%福尔马林固定备检，固定液足量，以防标本固定不良影响病理制片诊断。

（8）必要的影像设备实时监测进针方向、深度、位置，可以提高取材准确性，对避免穿刺过深、方向偏斜可能造成的不良损害有重要意义。

（9）收获标本应轻、准、稳，避免强力夹持引起组织细胞变形破坏而影响诊断。

（10）影响活检准确性的因素还包括病理标本切片质量、病理诊断医师的诊断水平，标本获得后送有检验经验的病理实验室是明智的选择。（图9-106）

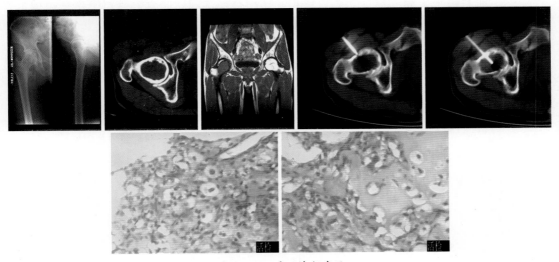

图9-106　病理诊断步骤

上图依次为术前CR片、CT片、MRI片、CT引导穿刺片及穿刺活检病理图片、术后病理图片（HE×400），
穿刺活检可以获得有价值的标本，术前术后诊断一致

二、切取活体组织

切取活体组织检查，是从病变部位切取小块组织做病理检查，应用于范围较大的

病变，特别是需要根据准确的病理诊断以决定是否并且是可能施行截肢或大关节离断的病例。

1. 器械准备和手术方法

按常规骨科手术准备。手术方法需依据其部位不同而定。

2. 注意事项

（1）取材前要仔细研究 X 线片，选择病变骨质最薄处进入，这样取材较易，并可做冰冻切片，快速诊断。

（2）手术时严格无菌操作，层次清楚，认真止血，不可用力挤压病变部位，以减少血行播散或局部移植的机会。

（3）获取组织宜用利刀切取，勿用钳夹的方法取材，否则可能造成组织细胞变形，给病理诊断带来困难或误导。

（4）伴有病理骨折的病例，取材时必须注意避开骨折部位，以免将增生活跃的骨痂送检，导致"骨性肉瘤"的误诊；或取出骨痂而遗漏病理组织，错误地得出"正常组织"的结论。

（5）离体标本尽快用充足固定液固定，以保持最接近活体时的状态。

（6）离体标本放置于广口容器，避免挤压变形。

（7）恰当标记获取组织块的部位来源。

（8）所有标本送同一病理实验室检查，切勿分送不同实验室，避免因病灶表现不均一造成病理诊断混乱。

参考文献

［1］周永昌，郭万学．超声医学．6版．北京：人民军医出版社，2012

［2］王金瑞，刘吉斌．肌肉骨骼系统超声影像学．北京：科学技术文献出版社，2007

［3］王月香．髋关节超声检查——婴儿发育性髋脱位的诊断与治疗．北京：人民军医出版社，2011

［4］党静霞．肌电图诊断与临床应用．北京：人民卫生出版社，2005

［5］黄友歧．神经病学．2版．北京：人民卫生出版社，1989

［6］汤晓芙．临床肌电图学．北京：北京医科大学中国协和医科大学联合出版社，1995

［7］中华神经精神科杂志编委会．格林－巴利综合征诊断标准．中华神经精神科杂志，1994

［8］卢祖能．实用肌电图学．北京．人民卫生出版社，2000

［9］沈定国．肌肉疾病的肌电图诊断∥许月娥，沈定国．内科讲座．北京：人民卫生出版社，1983

［10］郭维淮．洛阳平乐正骨．北京：人民卫生出版社，2008